Morgan and Mikhail's Clinical Anesthesiology Cases

摩根临床麻醉学病例精选

U0197399

声　明

医学是一门不断发展的科学。新的研究与临床经验正在不断扩展我们的知识，我们需要在治疗方法和药物使用方面进行更新。本书的作者及出版者已对引用来源的可靠性进行了检查，并努力提供了完整的、大体上符合出版时可接受标准的资料。但是由于存在人为错误及医学知识的变更，作者、出版商以及参与本书筹备或出版的任何人员均无法保证本书中包含的信息完全准确且完整，并且不对任何错误、遗漏或因使用书中信息而产生的结果承担任何责任。建议读者通过其他信息来源进行核对，以确认本书提供的信息，尤其建议读者查阅计划使用的每种药物的包装中附带的产品说明书，以确保本书中涉及的内容准确无误，并且未改变推荐剂量或用药禁忌。这对于新药或不常使用的药物尤其重要。

Morgan and Mikhail's Clinical Anesthesiology Cases

摩根临床麻醉学病例精选

原著主编 JOHN F. BUTTERWORTH IV，MD
DAVID C. MACKEY，MD
JOHN D. WASNICK，MD，MPH

主　　译 王天龙　刘　进　熊利泽

主译助理 肖　玮　谭灵灿　杨谦梓

北京大学医学出版社

MOGEN LINCHUANG MAZUIXUE BINGLI JINGXUAN

图书在版编目（CIP）数据

摩根临床麻醉学病例精选 /（美）约翰 · 巴特沃斯（John F. Butterworth）等原著；王天龙，刘进，熊利泽主译．—北京：北京大学医学出版社，2022.4（2024.6 重印）

书名原文：Morgan and Mikhail's Clinical Anesthesiology Cases

ISBN 978-7-5659-2609-9

Ⅰ. ①摩… Ⅱ. ①约… ②王… ③刘… ④熊… Ⅲ. ①麻醉学 – 病案 Ⅳ. ① R614

中国版本图书馆 CIP 数据核字（2022）第 039568 号

北京市版权局著作权合同登记号：图字：01-2021-6456

John F. Butterworth IV, David C. Mackey, John D. Wasnick

Morgan and Mikhail's Clinical Anesthesiology Cases

978-0-07-183612-8

Copyright © 2020 by McGraw-Hill Education.

All Rights reserved. No part of this publication may be reproduced or transmitted in any form or by any means, electronic or mechanical, including without limitation photocopying, recording, taping, or any database, information or retrieval system, without the prior written permission of the publisher.

This authorized Chinese translation edition is jointly published by McGraw-Hill Education and Peking University Medical Press. This edition is authorized for sale in the People's Republic of China only, excluding Hong Kong, Macao SAR and Taiwan.

Copyright © 2022 by McGraw-Hill Education and Peking University Medical Press.

版权所有。未经出版人事先书面许可，对本出版物的任何部分不得以任何方式或途径复制或传播，包括但不限于复印、录制、录音，或通过任何数据库、信息或可检索的系统。

本授权中文简体字翻译版由麦格劳-希尔（亚洲）教育出版公司和北京大学医学出版社合作出版。此版本经授权仅限在中华人民共和国境内（不包括香港特别行政区、澳门特别行政区和台湾）销售。

版权 ©2022 由麦格劳-希尔（亚洲）教育出版公司与北京大学医学出版社所有。

本书封面贴有 McGraw-Hill Education 公司防伪标签，无标签者不得销售。

摩根临床麻醉学病例精选

主　　译： 王天龙　刘　进　熊利泽
出版发行： 北京大学医学出版社
地　　址：（100191）北京市海淀区学院路 38 号　北京大学医学部院内
电　　话： 发行部 010-82802230；图书邮购 010-82802495
网　　址： http://www.pumpress.com.cn
E-mail： booksale@bjmu.edu.cn
印　　刷： 北京信彩瑞禾印刷厂
经　　销： 新华书店
责任编辑： 王智敏　**责任校对：** 靳新强　**责任印制：** 李　啸
开　　本： 880 mm×1230 mm　1/32　**印张：** 14.875　**字数：** 610 千字
版　　次： 2022 年 4 月第 1 版　2024 年 6 月第 2 次印刷
书　　号： ISBN 978-7-5659-2609-9
定　　价： 89.00 元

版权所有，违者必究

（凡属质量问题请与本社发行部联系退换）

译者名单

（按章节顺序）

王　蕊（首都医科大学宣武医院）
安　奕（首都医科大学宣武医院）
冯　帅（首都医科大学宣武医院）
杨舒怡（首都医科大学宣武医院）
田　甜（首都医科大学宣武医院）
仲崇琳（首都医科大学宣武医院）
魏晶晶（首都医科大学宣武医院）
金　笛（首都医科大学宣武医院）
马黎娜（空军军医大学西京医院）
陈　芳（同济大学附属上海市第四人民医院）
吴　玮（同济大学附属上海市第四人民医院）
秦艳丽（同济大学附属上海市第四人民医院）
张晓晶（同济大学附属上海市第四人民医院）
曾丽琼（同济大学附属上海市第四人民医院）
顾士杰（同济大学附属上海市第四人民医院）
吴　倩（同济大学附属上海市第四人民医院）
俞　泳（同济大学附属上海市第四人民医院）
李　真（同济大学附属上海市第四人民医院）
黄　成（同济大学附属上海市第四人民医院）
秦文东（同济大学附属上海市第四人民医院）
张慧星（同济大学附属上海市第四人民医院）
华毛措（同济大学附属上海市第四人民医院）
费苗苗（同济大学附属上海市第四人民医院）
苏少娟（同济大学附属上海市第四人民医院）
徐继红（同济大学附属上海市第四人民医院）
夏应慧（同济大学附属上海市第四人民医院）

谭晶晶（同济大学附属上海市第四人民医院）
欧丹丹（同济大学附属上海市第四人民医院）
郭慕真（同济大学附属上海市第四人民医院）
蒋　烨（同济大学附属上海市第四人民医院）
徐丁滔（同济大学附属上海市第四人民医院）
曹晓筱（同济大学附属上海市第四人民医院）
唐舒恒（同济大学附属上海市第四人民医院）
何雪梅（四川大学华西医院）
岳建明（四川大学华西医院）
谭灵灿（四川大学华西医院）
叶　茂（四川大学华西医院）
徐　波（四川大学华西医院）
王　琦（四川大学华西医院）
李　军（四川大学华西医院）
李妍宏（四川大学华西医院）
徐　艳（四川大学华西医院）
周红玉（四川大学华西医院）
陈红舟（四川大学华西医院）
刘海贝（四川大学华西医院）
陈泓羊（四川大学华西医院）
孙佩佩（四川大学华西医院）

审校者名单

（按章节顺序）

金　笛（首都医科大学宣武医院）
肖　玮（首都医科大学宣武医院）
王天龙（首都医科大学宣武医院）
熊利泽（同济大学附属上海市第四人民医院）
杨谦梓（上海交通大学医学院附属瑞金医院）
白　刚（同济大学附属上海市第四人民医院）
李　成（同济大学附属上海市第四人民医院）
史琪清（同济大学附属上海市第四人民医院）
赵　艳（同济大学附属上海市第四人民医院）
邱维吉（同济大学附属上海市第四人民医院）
刘　进（四川大学华西医院）
郑剑桥（四川大学华西医院）
罗　贞（四川大学华西医院）
陈　婵（四川大学华西医院）
华玉思（四川大学华西医院）
叶　菱（四川大学华西医院）
吕小兰（四川大学华西医院）
蔡晶晶（四川大学华西医院）
江盈盈（四川大学华西医院）
周　莉（四川大学华西医院）
刘　飞（四川大学华西医院）
基　鹏（四川大学华西医院）
王儒蓉（四川大学华西医院）

原著编者

SALAHADIN ABDI, MD, PhD
Professor and Chair
Department of Pain Medicine
University of Texas MD Anderson Cancer Center
Houston, Texas

CLAYTON ADAMS, MD
Former Resident
Department of Anesthesiology
Texas Tech University Health Sciences Center
Lubbock, Texas

SHADY ADIB, MD
Assistant Professor
Department of Anesthesiology
University of Missouri-Columbia
Columbia, Missouri

SARAH ARMOUR, MD
Assistant Professor
Department of Anesthesiology
Mayo Clinic
Rochester, Minnesota

BENJAMIN ARNOLD, MD
Associate Professor
Department of Anesthesiology and Perioperative Medicine
University of Texas MD Anderson Cancer Center
Houston, Texas

ARPITA D. BADAMI, MD
Attending Anesthesiologist
Downeast Surgery Center
Bangor, Maine

RON BANISTER, MD
Associate Professor of Anesthesiology
Texas Tech University Health Sciences Center
Lubbock, Texas

SHREYAS BHAVSAR, MD
Associate Professor
Department of Anesthesiology and Perioperative Medicine
University of Texas MD Anderson Cancer Center
Houston, Texas

JOHN F. BUTTERWORTH IV, MD
Professor and Chairman
Department of Anesthesiology
Virginia Commonwealth University School of Medicine
VCU Health System
Richmond, Virginia

MATTHEW T. CHAROUS, MD
Attending Anesthesiologist
Midwest Anesthesia Partners, LLC
Chicago, Illinois

KALLOL CHAUDHURI, MD, PhD
Professor and Vice Chair
Department of Anesthesiology
Texas Tech University Health Sciences Center
Lubbock, Texas

SWAPNA CHAUDHURI, MD, PhD
Professor and Vice Chair
Department of Anesthesiology
Texas Tech University Health Sciences Center
Lubbock, Texas

CHASE CLANTON, MD
Former Resident
Department of Anesthesiology
Texas Tech University Health Sciences Center
Lubbock, Texas

LYDIA CONLAY, MD, PhD, MBA
Former Professor
Department of Anesthesiology
Texas Tech University Health Sciences Center
Lubbock, Texas

CHARLES E. COWLES, JR., MD, MBA, FASA
Associate Professor/Assistant Clinical Director
Department of Anesthesiology and Perioperative Medicine
Divisional Safety Officer
Division of Anesthesiology, Critical Care, and Pain Medicine
University of Texas MD Anderson Cancer Center

LORI A. DANGLER, MD, MBA
Associate Professor
Department of Anesthesiology and Perioperative Medicine
University of Texas MD Anderson Cancer Center
Houston, Texas

RYAN DERBY, MD, MPH
Clinical Assistant Professor
Department of Anesthesiology, Perioperative, and Pain Medicine
Stanford University School of Medicine
Palo Alto, California

JOHANNES DERIESE, MD
Former Assistant Professor
Department of Anesthesiology
Texas Tech University Health Sciences Center
Lubbock, Texas

ANISH I. DOSHI, MD
Attending Anesthesiologist
Rancocas Anesthesiology PA
Jefferson Health–New Jersey
Mount Laurel, New Jersey

LARRY C. DRIVER, MD
Professor
Department of Pain Medicine
The University of Texas MD Anderson Cancer Center
Houston, Texas

ASHRAF N. FARAG, MD
Associate Professor
Department of Anesthesiology
Texas Tech University Health Sciences Center
Lubbock, Texas

JOEL FEINSTEIN, MD
Assistant Professor
Department of Anesthesiology and Perioperative Medicine
University of Alabama at Birmingham
Birmingham, Alabama

MICHAEL A. FRÖLICH, MD, MS
Professor and Associate Vice Chair for Clinical Research
Department of Anesthesiology
The University of Alabama at Birmingham
Birmingham, Alabama

NISCHAL K. GAUTAM, MD
Associate Professor
Department of Anesthesiology
McGovern Medical School | UT Health Houston
Houston, Texas

MARINA GITMAN, MD
Assistant Professor
Department of Anesthesia
University of Illinois
Champaign, Illinois

DAN S. GOMBOS, MD, FACS
Professor and Section Chief
Section of Ophthalmology
Department of Head and Neck Surgery
Division of Surgery
University of Texas MD Anderson Cancer Center
Clinical Co-Director
The Retinoblastoma Center of Houston
MD Anderson Cancer Center, Texas Children's Hospital, Houston Methodist Hospital & Baylor College of Medicine
Houston, Texas

JAGTAR SINGH HEIR, DO
Professor
Department of Anesthesiology and Perioperative Medicine
University of Texas MD Anderson Cancer Center
Houston, Texas

BRIAN HIRSCH, MD
Former Resident
Department of Anesthesiology
Texas Tech University Health Sciences Center
Lubbock, Texas

DENNIS HO, DO
Former Assistant Professor
Department of Anesthesiology
Texas Tech University Health Sciences Center
Lubbock, Texas

ERIK HUSTAK, MD
Assistant Professor
Department of Anesthesiology
University of Texas Medical Branch
Galveston, Texas

BRIAN M. ILFELD, MD, MS
Professor in Residence
Department of Anesthesiology
Division of Regional Anesthesia and Acute Pain Medicine
University of California San Diego
San Diego, California

CARRIE JOHNSON, MD
Attending Anesthesiologist
Carolinas Pain Institute
Winston-Salem, North Carolina

ROBERT JOHNSTON, MD
Associate Professor
Department of Anesthesiology
Texas Tech University Health Sciences Center
Lubbock, Texas

RAVISH KAPOOR, MD
Assistant Professor
Department of Anesthesiology and Perioperative Medicine
University of Texas MD Anderson Cancer Center
Houston, Texas

SABRY KHALIL, MD
Former Assistant Professor
Department of Anesthesiology
Texas Tech University Health Sciences Center
Lubbock, Texas

BAHAREH KHATIBI, MD
Associate Clinical Professor
Department of Anesthesiology
Division of Regional Anesthesia and Acute Pain Medicine
University of California San Diego
San Diego, California

CHRISTIN KIM, MD
Assistant Professor
Department of Anesthesiology
Virginia Commonwealth University
Richmond, Virginia

KATRINA VON KRIEGENBERGH, MD
Former Resident
Department of Anesthesiology
Texas Tech University Health Sciences Center
Lubbock, Texas

JAVIER LASALA, MD
Associate Professor
Department of Anesthesiology and Perioperative Medicine
University of Texas MD Anderson Cancer Center
Houston, Texas

DAVID C. MACKEY, MD
Professor
Department of Anesthesiology and Perioperative Medicine
University of Texas MD Anderson Cancer Center
Houston, Texas

TONI MANOUGIAN, MD
Assistant Professor
Department of Anesthesiology
New York Medical College
Valhala, New York

EDWARD R. MARIANO, MD, MAS (CLINICAL RESEARCH)
Chief
Anesthesiology and Perioperative Care Service
Associate Chief of Staff for Inpatient Surgical Services
VA Palo Alto Health Care System
Professor of Anesthesiology, Perioperative, and Pain Medicine
Stanford University School of Medicine
Palo Alto, California

BRIAN McCLURE, DO
Former Resident
Department of Anesthesiology
Texas Tech University Health Sciences Center
Lubbock, Texas

THOMAS McHUGH, MD
Former Resident
Department of Anesthesiology
Texas Tech University Health Sciences Center
Lubbock, Texas

GLORIMAR MEDINA-RIVERA, MD, MBA
Executive Vice President/Administrator for Ambulatory Care Services
Harris Health Systems
Houston, Texas

MONICA RICE MURPHY, MD
Attending Anesthesiologist
North American Partners in Anesthesiology
Affiliate Faculty
Virginia Commonwealth University Department of Anesthesiology
Richmond, Virginia

LINH T. NGUYEN, MD
Associate Professor
Department of Anesthesiology and Perioperative Medicine
University of Texas MD Anderson Cancer Center
Houston, Texas

JASON NOBLE, MD
Assistant Professor
Department of Anesthesiology
Virginia Commonwealth University
Richmond, Virginia

SUZANNE NORTHCUTT, MD
Assistant Professor
Department of Anesthesiology
Texas Tech University Health Sciences Center
Lubbock, Texas

PASCAL OWUSU-AGYEMANG, MD
Associate Professor
Department of Anesthesiology and Perioperative Medicine
University of Texas MD Anderson Cancer Center
Houston, Texas

NITIN PARIKH, MD
Assistant Professor
Department of Anesthesiology
Texas Tech University Health Sciences Center
Lubbock, Texas

COOPER W. PHILLIPS, MD
Assistant Professor
Department of Anesthesiology
Texas Tech University Health Sciences Center
Lubbock, Texas

MARK POWELL, MD
Associate Professor
Department of Anesthesiology and Perioperative Medicine
University of Alabama at Birmingham
Birmingham, Alabama

MICHAEL RAMSAY, MD, FRCA
Chairman
Department of Anesthesiology
Baylor University Medical Center
Dallas, Texas

ELIZABETH REBELLO, MD
Associate Professor
Department of Anesthesiology and Perioperative Medicine
University of Texas MD Anderson Cancer Center
Houston, Texas

ANGELO RICCIONE, DO
Resident
Department of Anesthesiology
Texas Tech University Health Sciences Center
Lubbock, Texas

ELIZABETH R. RIVAS, MD
Assistant Professor
Department of Anesthesiology
Texas Tech University Health Sciences Center
Lubbock, Texas

MADHUMANI RUPASINGHE, MBBS, FRCA
Associate Professor
Department of Anesthesiology
The University Health Science Center at Houston
Houston, Texas

BETTINA SCHMITZ, MD
Assistant Professor
Department of Anesthesiology
Texas Tech University Health Sciences Center
Lubbock, Texas

SPENCER THOMAS, MD
Former Resident
Department of Anesthesiology
Texas Tech University Health Sciences Center
Lubbock, Texas

CHRISTIANE VOGT HARENKAMP, MD, PhD
Assistant Professor
Department of Anesthesiology
Texas Tech University Health Sciences Center
Lubbock, Texas

MUKESH WADHWA, DO
Former Assistant Professor
Department of Anesthesiology
Texas Tech University Health Sciences Center
Lubbock, Texas

CHARLOTTE WALTER, MD
Former Resident
Department of Anesthesiology
Texas Tech University Health Sciences Center
Lubbock, Texas

JOHN D. WASNICK, MD, MPH
Steven L. Berk Endowed Chair for Excellence in Medicine
Professor and Chair
Department of Anesthesia
Texas Tech University Health Sciences Center
School of Medicine
Lubbock, Texas

GARY WELCH, MD
Former Assistant Professor
Department of Anesthesiology
Texas Tech University Health Sciences Center
Lubbock, Texas

JOHN WELKER, MD
Former Resident
Department of Anesthesiology
Texas Tech University Health Sciences Center
Lubbock, Texas

JENNIFER WU, MD, MBA
Associate Professor
Department of Anesthesiology
McGovern Medical School at UT Houston Science Center
Houston, Texas

SHIRAZ YAZDANI, MD
Assistant Professor
Department of Pain Medicine and Anesthesiology
Texas Tech University Health Sciences Center
Lubbock, Texas

GANG ZHENG, MD
Associate Professor
Department of Anesthesiology and Perioperative Medicine
University of Texas MD Anderson Cancer Center
Houston, Texas

译者前言

《摩根临床麻醉学》作为美国麻醉学住院医师规范化培训教材，从第 4 版至第 6 版的中文版均由北京大学医学出版社引进翻译，并被中华医学会麻醉学分会推荐为国内麻醉学住院医师规范化培训教材。此书的规范性、学术性和实用性均得到国内广大麻醉科医师的认可，并在推动中国麻醉学住院医师规范化培训中发挥了其应有的作用和价值。

麻醉学与其他临床学科一样，“三基”（基本理论、基本知识和基本技能）培训是住院医师规范化培训的核心任务，但如何把“三基”转化为临床麻醉管理过程中的临床思维、诊断与鉴别诊断以及快速救治的能力，并有益于患者术后的快速康复，仍然缺乏有效的培训方法。正是出于这样的考虑，基于《摩根临床麻醉学》（第 6 版）教材的核心内容，从临床实战病例出发，以“三基”为导向、以临床思维能力提升为目标的《摩根临床麻醉学病例精选》适时出版，并由《摩根临床麻醉学》（第 5 版，第 6 版）的三位主译团队翻译，旨在推动中国麻醉学住院医师临床思维能力的不断提高。

《摩根临床麻醉学病例精选》具有以下几大特点：①临床麻醉病例的**实战性**，让大家感觉到这些病例就是我们每天面对的麻醉手术患者；②对《摩根临床麻醉学》“三基”内容的**掌握性**，从临床问题去寻找麻醉学的理论依据；③提升临床思维能力的**全面性**，全面考察对麻醉学知识的灵活运用能力；④病例的**可读性**，以切近中文的麻醉学专业术语方便中国麻醉科医师的理解和掌握。相信此书会给大家带来不一样的感受和收获。

由于病例精选为美国实战病例，所涉及的药物、适应证，甚至临床用法用量等方面可能与中国所使用的药物推荐和说明存在一定差别，请广大读者在阅读和临床应用过程中加以关注和甄别，以避免可能对我们的患者带来的潜在不良影响。

此书翻译过程正值COVID-19世界大流行之际，参与翻译团队的每位成员均付出了巨大努力，但难免存在翻译不准确的地方，请读者给予指正并反馈。再次感谢各位麻醉同道对《摩根临床麻醉学》(第6版)以及《摩根临床麻醉学病例精选》的关注与支持。

王天龙　刘　进　熊利泽

2022.02.10

原著前言

成年的学习者有许多方法来获取新知识，并且从未有过像如今这样多种多样的学习模式。例如，有多少我们的读者会使用播客、YouTube 视频或在线资源作为跟进医学进展的主要方式？尽管“50 分钟的讲座”这种保守的教学方式是传授新知识效率最低的方式之一，但它在正规的本科、研究生和继续医学教育中仍然占据主要地位。

有些人声称书籍已经过时了。我们同意在医学院时经常推荐学生使用的由多位作者著成的 4 kg 重的“庞然大物”即将被淘汰。但另一方面，我们相信刻意写得浅显但有趣的入门书籍对学习者总是有价值的。研究一致表明，成年人更有可能记住与他们每天所做的事情直接相关的新知识。因此，我们推出了这本临床案例精选，以配合我们的入门书籍《摩根临床麻醉学》(第 6 版)。在这两本书中，我们都试图强调在麻醉实践中面临的常见医学问题，而不是深奥难懂的问题。在这本教科书中，我们也试图展示临床医师如何在医疗决策中运用批判性思维。我们希望有经验的临床医师能够相对容易、直接地做出大部分临床决策。如果能达成这个目标，那么我们的任务就完成了！

与编写标准化考试题的人不同，我们认为医师无须记住三羧酸循环或常用麻醉药物 MAC 的确切值。但是，临床医师必须知道与代谢性酸中毒相关的有氧代谢和无氧代谢之间的区别，以及挥发性药物的相对效能。考虑到这一点，我们呈现了一些案例，试图解决“大局”而不是细节问题。如果我们深入探讨并给出一些看似晦涩难懂的因素或指标，那是因为我们相信它们说明了重要的“大局”概念。

我们希望读者会认同我们的价值观。非常感谢那些深思熟虑、目光敏锐的读者在过去帮助我们指出了错误。如果您发现本文中有印刷错误或其他错误，请发送电子邮件至 mm6ed@gmail.com。也请您对我们下一版的主题和病例提出建议。

John F. Butterworth IV，MD
David C. Mackey，MD
John D. Wasnick，MD，MPH

目 录

第 1 章
麻醉学实践

王蕊 译 金笛 肖玮 校

病例 1 手术室内的责任和权限

Jason Noble，MD

1. 一位患者因腺癌拟行择期腹腔镜结肠切除术。患者既往有高血压病史并使用药物控制，吸烟史 40 年，每天一包烟。术中出现意外出血，现在已经得到了控制。初始血红蛋白为 11.5 g/dl。麻醉期间生命体征保持稳定。外科医师要求立即输注 2 单位浓缩红细胞。最好的回应是：
   A. 按照外科医师的要求去做，因为外科医师是手术室里的“船长”，必须服从他 / 她的命令
   B. 告诉外科医师管好他 / 她自己的事情，你会管好你负责的事情
   C. 抽取新的血样测量血红蛋白，然后根据证据与外科医师一起考虑并作决定
   D. 告诉外科医师取到血后你会立即输血，但等到你认为时机合适再输血

正确答案：C。外科医师作为“船长（captain of the ship）”这一法律论点于 1949 年被首次引入美国的医疗事故法，正如船长对船上所有人员完全负责一样，手术室内的外科医师也被认为要统领在场的所有医护人员，因此要对他们以及他 / 她自己的行为负责并

承担法律责任。这一概念随着时间有了很大的改变。目前在（美国）大多数司法管辖区，除非外科医师明确地操控了麻醉的实施，否则他 / 她并不对麻醉并发症负法律责任。相反，外科医师有责任（也被认为应当）根据麻醉医师的专业知识做出判断。

在本题的情况中，问题是外科医师是否具有指挥麻醉医师的权力。当前，当麻醉医师在场时这一概念已不再成立，因为麻醉医师应被视为专家同行而非受外科医师直接指挥。相反，外科医师和麻醉医师应该作为一个有效的团队共同应对，并建立清晰的沟通渠道。最佳答案是选项 C。

2. 尽管如此，你还是决定避免与外科医师发生冲突。你认为外科医师无论如何都会在麻醉恢复室输血，因此你输注了 2 个单位的浓缩红细胞。患者随后出现输血相关性急性肺损伤（transfusion-related acute lung injury，TRALI），并因此于计划外长时间入住 ICU。以下哪一项说法最准确？
   A. 由于血制品是应外科医师的要求输注的，麻醉医师不承担责任
   B. 由于血制品是应外科医师的要求输注的，因此外科医师和麻醉医师都有责任
   C. 即使血制品是应外科医师的要求输注的，麻醉医师仍需承担责任
   D. 如果患者签署了输血知情同意书，则医师均不承担任何责任

正确答案：C。如今，除非有证据证明外科医师主动控制实施麻醉，否则他 / 她不对麻醉事故承担责任。必须证实外科医师有实际的操控手段，而不只是影响了最终结果。如果没有任何证据证明有输血指征，麻醉医师作为独立专家需对其并发症负责。TRALI 是输血相关死亡的原因之一，在这种情况下，可能被认为是不必要输血引起的非必要并发症。最正确的回答是选项 C。

3. 由于某种原因，你得到了“重新来过”的机会。你一直等到复查血红蛋白为 9.3 g/dl。患者情况稳定，生命体征没有变化，动脉血气分析显示没有代谢性酸中毒、乳酸升高或任何其他组织灌注

不足的迹象。因为血红蛋白低于 10 g/dl，外科医师要求你立即给患者输血。外科医师强调这是她的患者，因此她有权命令你输血。以下哪项说法是最正确的?

A. 由于目前是外科医师在治疗患者，你不负有责任，给予输血

B. 由于这种冲突变得难以应对，你给予输血

C. 尽管这是外科医师负责的患者，但你是一名独立专科医师，应当推迟到你认为合适的时机再输血

D. 由于你不能再忍受这种侮辱，你要求另一位麻醉医师负责这个病例

正确答案：C。尽管在手术室中发生冲突很没必要且无用，但有时是不可避免的。但你也是为患者提供最佳麻醉质量的工作者。如果现有证据表明不需要输血，则不应进行输血。以前，血红蛋白＜ 10 g/dl 被认为是输血的指征，但现在已不再认为其合理。尽管外科医师声称对患者有“所有权”，但作为一名独立的专科医师，输入任何血液制品的决定都应该基于最佳的医学证据。最佳的答案是选项 C。

应知应会

- 麻醉医师的法律和职业义务。
- “船长”原则。

推荐阅读

American Board of Anesthesiology Primary Certification Policy Book (Booklet of Information), 2017. http://www.theaba.org/ABOUT/Policies-BOI. Accessed January 19, 2018.

Bacon DR. The promise of one great anesthesia society. The 1939–1940 proposed merger of the American Society of Anesthetists and the International Anesthesia Research Society. *Anesthesiology*. 1994;80:929.

Bergman N. *The Genesis of Surgical Anesthesia*. Schaumberg, IL: Wood Library-Museum of Anesthesiology; 1998.

Butterworth IV JF, Mackey DC, Wasnick JD, eds. The practice of anesthesiology. In: *Morgan & Mikhail's Clinical Anesthesiology*. 6th ed. New York, NY: McGraw-Hill Education; 2018:1-8.

Eger EI II, Saidman L, Westhorpe R, eds. *The Wondrous Story of Anesthesia*. New York, NY: Springer; 2014.
Keys TE. *The History of Surgical Anesthesia*. Tulsa, OK: Schuman Publishing; 1945.
Reves JG, Greene NM. Anesthesiology and the academic medical center: Place and promise at the start of the new millennium. *Int Anesthesiol Clin*. 2000;38:iii.
Shepherd D. *From Craft to Specialty: A Medical and Social History of Anesthesia and Its Changing Role in Health Care*. Bloomington, IN: Xlibris Corporation; 2009.
Sykes K, Bunker J. *Anaesthesia and the Practice of Medicine: Historical Perspectives*. London, United Kingdom: Royal Society of Medicine Press; 2007.

第 1 部分

麻醉设备和监测

第 2 章
手术室环境

王蕊　译　金笛　肖玮　校

病例 1　手术室内失火

Charles E. Cowles，MD，MBA，FASA

你在门诊手术中心为一名 66 岁的男子进行麻醉。外科提交的手术申请为在监护麻醉（monitored anesthesia care，MAC）下使用 Nd：YAG 激光切除面颊外侧的痣。患者身高 180 cm（5′ 11″），体重 122 kg（270 lb），体重指数（body mass index，BMI）为 37.7 kg/m^2。该患者表示他晚上经常打鼾，医师建议他使用持续气道正压通气（continuous positive airway pressure，CPAP）装置，但他因为不喜欢噪声且不适应面罩而很少这样做。患者承认偶有白天嗜睡。

1. 最佳情况下，应在何时何地安排此例手术？
   A. 当天早些时候，仅应在综合医院的中心手术室
   B. 当天早些时候，可在门诊或中心手术室
   C. 当天晚些时候，仅在综合医院的中心手术室
   D. 当天晚些时候，可在门诊或中心手术室

正确答案：B。如果阻塞性睡眠呼吸暂停（obstructive sleep apnea，OSA）患者在门诊进行局部麻醉下手术，则无须特殊计划。但是，当此类患者接受镇静或全身麻醉时，门诊手术室应具有立即

可用的困难气道管理及呼吸管理设备，以及放射和临床实验室设施。出院前，应在恢复区域观察患者至无低氧血症或气道阻塞的发生。大多数专家认为OSA患者的恢复时间比无OSA患者平均长3 h。应持续监护直至患者7 h内未发生气道阻塞或在呼吸空气时脉搏血氧饱和度降低。在有上述支持系统的情况下，OSA患者可以在任何适合非OSA患者手术的环境下安全地进行手术。考虑到恢复和监护所需的时间，在当天早些时候手术最方便。

2. 哪项因素导致此病例出现手术火灾的风险升高？

A. 手术部位高于剑突水平，并且患者计划进行MAC

B. 患者的BMI大于30 kg/m^2，并且计划在门诊手术中心进行手术

C. 患者在门诊手术中心进行面部手术，而不是在住院部

D. 患者在治疗过程中可能需要CPAP

正确答案：A。当解剖位置高于剑突或第5胸椎时、开放式给氧以及使用火源时，火灾风险增加。尽管有报道门诊手术发生火灾较多，但这与MAC期间开放式给氧有关，而与设施本身无关。使用CPAP和BMI增高均不是火灾的危险因素；但OSA患者和门诊手术患者更常使用开放式给氧，开放式给氧可使任何人群发生火灾的风险增加。

3. 哪个组织制定了美国手术室激光安全标准？

A. 美国食品和药品管理局（U.S. Food and Drug Administration，FDA）

B. 国家消防局（National Fire Protection Agency，NFPA）

C. 医疗器械促进协会（Association for the Advancement of Medical Instrumentation，AAMI）

D. 美国国家标准协会（American National Standards Institute，ANSI）

正确答案：D。ANSI为美国所有激光设备制定了激光安全标准。美国FDA执行与医疗器械相关的法律，对使用不当时可能造成伤害的激光设备进行设计调整。NFPA是一个国际贸易组织，为

包括医疗保健设施在内的设施制定消防和生命安全守则。AAMI 是一个私人组织，协助开发人员和终端用户开发、管理并安全有效地使用医疗技术。虽然列出的每一个组织都涉及医用激光，但只有 ANSI 制定了美国手术室激光的安全标准。

4. 激光器的波长必须标记在以下哪一项上？
  A. 在手术室入口处标志上
  B. 在激光护目镜上
  C. 在激光装置上
  D. 以上所有

正确答案：D。为了保证能根据使用激光的类型和波长进行防护，必须在设备上、使用激光房间的各入口处以及护目镜上标注激光波长。确认提供的护目镜适用于所使用的激光类型可以避免激光相关眼损伤。

考虑到患者病变位置较浅表，且患者显著肥胖并合并 OSA，你和外科医师都认为最佳麻醉方式是 MAC 下的局部麻醉复合镇静。采用美国麻醉医师协会（American Society of Anesthesiologists，ASA）标准监护措施，包括通过鼻导管中的集成端口进行呼气末二氧化碳（end-tidal carbon dioxide，$ETCO_2$）监测。氧流量 4 L/min。

巡回护士使用 26 ml 的氯己定 / 酒精涂抹器进行手术部位消毒，注意避免溶液进入患者的眼或耳。消毒液干燥 3 min 后铺手术单。涂抹器被弃入手术室（operating room，OR）垃圾桶。

5. 关于使用含酒精的消毒液，以下哪项陈述是正确的？
  A. 任何型号的预充皮肤消毒涂抹器均可用于头颈部手术
  B. 3 min 的干燥时间对所有含酒精消毒液均足够
  C. 26 ml 氯己定 / 酒精涂抹器是 FDA 明确禁止用于头颈部位的
  D. 含碘和含酒精皮肤手术消毒液同样易燃，尤其是在存在高浓度氧气的情况下

正确答案：C。含酒精皮肤消毒液的 FDA 药品说明书中禁止将 26 ml 容积的涂抹器用于头颈部手术。尽管 3 min 干燥时间通常足够，但是当皮肤皱褶过多、消毒面积较大或毛发过多时，建议延长干燥时间。含碘皮肤消毒液（如聚维酮碘）不易燃。

外科医师在手术部位浸润注射局麻药物，你经静脉注射芬太尼 100 μg，并以 100 μg/（kg · min）的速率静脉输注丙泊酚。切皮时患者出现体动，因此你额外静脉注射芬太尼 50 μg，并将丙泊酚输注速率增加至 125 μg/（kg · min）。随后，患者血氧饱和度降至 91%；你将氧流量增加至 6 L/min，并托起患者下颌。患者 SpO_2 增加到 98%，停止打鼾。

6. 考虑到手术火灾的风险，以下哪项对该患者的气道是最佳处理方案？
   A. 改用非重复呼吸面罩，继续手术
   B. 中止手术并唤醒患者
   C. 气管插管或放置声门上气道装置控制气道
   D. 继续使用鼻导管给氧，但降低流量至 2 L/min 以下

正确答案：C。选项 A 和 D 是开放式给予纯氧，均会增加手术火灾风险。尽管方案 B 可以消除火灾风险，但患者仍存在其他麻醉相关风险，而且若中止手术，患者虽承担了以上风险却未获得完成手术的益处。另外，患者当前需要的气道管理措施可能需要维持至麻醉恢复阶段。通过声门上气道装置或气管插管控制气道可改善氧合和通气，并且由于使用密闭系统给氧，火灾风险将明显降低。

外科医师启动激光时，听到“砰”的一声巨响，随后患者面部出现闪光，迸出火焰并点燃了手术铺巾，鼻导管熔化至患者的面部和鼻部。在不到 3 s 的时间里，患者的面部、鼻部、口部、气管和

头后部遭受了二度和三度烧伤。手术室里能闻到像塑料烧焦了的气味，患者感到剧烈疼痛。你给患者进行气管插管，静脉追加阿片类药物，并安排患者转至烧伤科作进一步评估。

当你继续处理患者时，外科医师与患者家属谈话，家属非常生气，在你与他们谈话之前就离开了。六个月后，患者的律师向你发送了一份起诉意向通知书。信中指出，患者受伤的原因是麻醉医师未能与外科医师就手术区域的氧浓度进行沟通。他们还表示并没有文件记录证明你或你的团队采取了降低火灾风险的做法。

7. 下列哪项是向患者家属解释医疗差错的最有效方法之一？
  A. 从真诚的道歉开始，告诉家属或患者你对发生的事感到抱歉
  B. 首先与风险管理人员或法定代表人讨论如何向患者和家属解释该事件
  C. 只允许一位医疗相关人员与患者或者家属进行沟通与交涉
  D. 避免承认任何可能被记录和用于诉讼程序的错误

正确答案：A。道歉和共情已被证明能让医疗差错的受害者及其家属感到放松，并且能加快患者或家属对事件相关问题的接受和解决。许多州都制定了法规以保护真诚道歉的医务工作者，法规认为这种道歉是表达共情，而非承认自己失职。尽管尽早咨询风险管理人员和法律人员是个好主意（事实上责任保险可能要求你这样做），但风险管理人员建议的做法可能使医务人员在面对患者及家属时处于戒备状态。向家属传达坏消息的最佳方法之一是以团队的形式处理，介绍医疗团队的每个成员，并讲解他们在患者治疗中的具体职责。通常情况下，患者及家属会对危机时刻救治患者的实际人数感到惊讶。此外，以团队的形式与患者及家属回顾整个事件，可能避免将责任转移到可能不在场的一方。医疗诉讼的根本原因通常是患者或家属从未感觉到医疗机构或医务人员曾承认错误或承认事件的不良影响。许多原告表示，他们提起诉讼的动机是防止再次发生此类错误。

应知应会

- OSA 患者对麻醉和围术期治疗的影响。
- 手术火灾的风险因素，以及如何通过识别这些风险因素以降低火灾风险。
- 负责激光安全的机构和组织，以及它们制定的美国医用激光标准。
- 关于使用含酒精消毒液的安全建议。
- 开放式给氧在手术火灾风险方面的危害。
- 向患者和家属解释医疗差错的重要性，以及在解释的过程中道歉对患者及家属可能有怎样的影响。

推荐阅读

Cowles CE. The operating room environment. In: Butterworth IV JF, Mackey DC, Wasnick JD, eds. *Morgan & Mikhail's Clinical Anesthesiology*. 6th ed. New York, NY: McGraw-Hill Education; 2018:9-32.

参考文献

Apfelbaum JL, Caplan RA, Barker SJ; American Society of Anesthesiologists Task Force on Operating Room Fires. Practice advisory for the prevention and management of operating room fires: An updated report by the American Society of Anesthesiologists Task Force on Operating Room Fires. *Anesthesiology.* 2013;118(2):271-290.

Boothman RC. Apologies and a strong defense at the University of Michigan Health System. *Physician Exec.* 2006;32(2):7-10.

Gallagher T, Studdert D, Levinson W. Disclosing harmful medical errors to patients. *N Engl J Med.* 2007;356:2713-2719.

Gross JB, Bachenberg KL, Benumof JL; American Society of Anesthesiologists Task Force on Perioperative Management of Patients with Obstructive Sleep Apnea. Practice guidelines for the perioperative management of patients with obstructive sleep apnea. *Anesthesiology.* 2006;104(5):1081-1093.

Kelz RR, Freeman KM, Hosokawa PW, et al. Time of day is associated with postoperative morbidity: An analysis of the National Surgical Quality Improvement Program Data. *Ann Surg.* 2008;247(3):544-552.

Kraman SS, Hamm G. Risk management: Extreme honesty may the best policy. *Ann Int Med.* 1999;131(12):963-967.

Stoelting RK, Feldman JM, Cowles CE, Bruley ME. Surgical fire injuries continue to occur: Prevention may require more cautious use of oxygen. *APSF Newsletter.* 2012;26(3):41-43.

Wojcieszak D, Banda J, Houk C. The sorry works! Coalition: Making the case for full disclosure. *J Qual Pt Safety.* 2006;32:344-450.

第 3 章 通气系统

安奕 译 金笛 肖玮 校

病例 1 儿童行鼓膜切开术

Clayton Adams，MD，Mukesh Wadhwa，DO

患儿 3 岁，于妊娠 38 周出生，目前体重 15 kg，拟行双侧鼓膜切开置管术治疗慢性耳部感染。拟采用七氟烷吸入诱导以及自主通气。

1. 以下哪种呼吸回路最佳？
   A. Mapleson A 型回路
   B. Bain 回路
   C. Mapleson D 型回路
   D. 以上都不是

正确答案：A。Mapleson 回路的性能由回路中各元件的相对位置所决定。Mapleson A 型回路是吸入诱导自主通气时使用的回路。Mapleson A 型回路中的可调节限压（adjustable pressure-limiting，APL）阀位于近面罩侧，储气囊位于回路的另一端。在自主通气时，含有 CO_2 的肺泡呼出气体将被呼入呼吸管路或直接通过开放的 APL 阀排出。在下一次吸气前，如果新鲜气体流量等于或大于肺泡每分通气量，新鲜气流将推动留在呼吸管路中的肺泡气体从 APL 阀中排出。改变 APL 阀和新鲜气体入口的位置即可将

Mapleson A 型回路转换为 Mapleson D 型回路。Mapleson D 型回路中，新鲜气流推动肺泡呼出气离开患者端并流向 APL 阀，因此可用于控制通气。Bain 回路是 Mapleson D 型回路的同轴回路，它将新鲜气体入口管路整合置于呼吸管路中。其优点是可通过逆流交换加热部分吸入气体，与传统的 Mapleson D 型回路相比能更好地保存热量和湿度。

2. 下列哪项**不是** Mapleson 回路相对于循环回路系统的优势?
   A. Mapleson 回路使用更便携
   B. Mapleson 回路的单向阀降低阻力
   C. Mapleson 回路成本更低
   D. Mapleson 回路呼吸做功更低

正确答案：B。与循环回路系统相比，Mapleson 回路的便携性和性价比更高。Mapleson 回路的缺点是需要较高的新鲜气体流量以防止发生复吸。循环回路系统允许使用低新鲜气体流量，从而减少麻醉药物的浪费，减少手术室的环境污染，并将患者热量和湿度的损失降至最低，其缺点在于单向阀和 CO_2 吸收器会增加气流阻力和呼吸做功。

3. 下列哪种通气管理模式在防止呼出的 CO_2 被重复吸入方面是最可靠的?
   A. 使用循环回路系统控制通气，新鲜气体流量等于每分通气量的一半
   B. 使用 Mapleson A 型回路控制通气，新鲜气体流量等于每分通气量
   C. 使用 Mapleson D 型回路自主通气，新鲜气体流量等于每分通气量的一半
   D. 使用 Mapleson A 型回路自主通气，新鲜气体流量等于每分通气量的一半

Mapleson 回路的分类及其特点

Mapleson 分型	其他名称	回路构造	新鲜气流需要量		备注
			自主通气	控制通气	
A 型	Magill 回路	FGI 呼吸管路 APL 阀 呼吸气囊 面罩	等于每分通气量［≈ 80 ml/（kg · min）］	非常高，难以预计	不适用于控制通气。闭合 Magill 回路经过改良提高了效率。共轴 Mapleson A 型（缺乏通气系统）提供了废气清除装置
B 型		FGI APL 阀	2× 每分通气量	（2 ～ 2.5）× 每分通气量	
C 型	Waters 往返回路	FGI APL 阀	2× 每分通气量	（2 ～ 2.5）× 每分通气量	
D 型	Bain 回路	APL 阀 FGI	（2 ～ 3）× 每分通气量	（1 ～ 2）× 每分通气量	Bain 共轴改良型：新鲜气流管在呼吸管路内部
E 型	Ayre T 形管	FGI	（2 ～ 3）× 每分通气量	3× 每分通气量（I : E = 1 : 2）	呼出管路的容积应大于潮气量以防止复吸。废气清除困难

（续表）

Mapleson 分型	其他名称	回路构造	新鲜气流需要量		备注
			自主通气	控制通气	
F 型	Jackson-Rees 改良回路	APL 阀 FGI	（2～3）× 每分通气量	2× 每分通气量	Mapleson E 型回路在呼吸管路末端带有贮气囊可控制通气并清除废气

[1] FGI，新鲜气体入口；APL，可调节限压（阀）

（Reproduced with permission from Butterworth JF，Mackey DC，Wasnick JD：Morgan and Mikhail's Clinical Anesthesiology，6th ed. New York，NY：McGraw-Hill Education；2018.）

正确答案：A。循环回路系统使用 CO_2 吸收剂主动清除 CO_2，因此可以安全地使用非常低的新鲜气体流量而无须考虑 CO_2 的重复吸入问题。Mapleson 回路需要相对较高的新鲜气体流量以防止复吸。Mapleson 回路中各元件的相对位置决定了回路的性能。Mapleson A 型回路是吸入诱导自主通气的首选方法。自主通气时，如果新鲜气体流量等于或大于肺泡每分通气量，新鲜气流将推动呼吸管路中残留的肺泡呼出气体从 APL 阀排出。而控制通气时的正压通气需要部分关闭 APL 阀。因此，使用 Mapleson A 型回路行控制通气时，需要大量新鲜气体（每分通气量的 3 倍以上）以防止复吸。改变 APL 阀和新鲜气体入口的位置可将 Mapleson A 型回路转换为 Mapleson D 型回路。Mapleson D 型回路更适用于控制通气，因为新鲜气体推动肺泡呼出气远离患者并流向 APL 阀。使用 Mapleson D 型回路管理自主通气的患者则需要新鲜气体流量达到每分通气量的 2 ～ 3 倍以防止复吸。

应知应会

- Mapleson 回路和循环回路系统的优缺点。
- Mapleson 回路中每分通气量与新鲜气体流量之间的关系。
- Mapleson 回路在自主通气与控制通气时的应用。

病例 2 腹腔镜手术期间的高碳酸血症

Chase Clanton，MD

患者为 30 岁健康女性，体重 60 kg，拟行腹腔镜胆囊切除术。患者既往行膝关节镜手术时曾采用全身麻醉，患者及其家属均未出现过与麻醉相关的问题。

1. 使用容量控制模式为患者实施通气，呼吸频率设置为 12 次 / 分，潮气量 450 ml，I：E 比为 1：2，且未使用呼气末正压（positive end-expiratory pressure，PEEP）。手术开始 20 min 后，在二氧化碳波形图上观察到呼气末 CO_2 分压持续升高至 48 mmHg，生命体征平稳。**最可能**的原因是什么？

A. 高营养支持

B. 恶性高热（malignant hyperthermia，MH）

C. 甲状腺功能亢进

D. CO_2 气腹导致的 CO_2 吸收增加

正确答案：D。根据病史，这是一位生命体征平稳的健康患者，呼气末 CO_2 分压持续升高最可能的原因是大量吸收腹腔镜手术中用于建立气腹的 CO_2。呼气末 CO_2 升高提示机体代谢率的增加超过了通气或 CO_2 排出减少。发热状态、MH、高营养支持和甲状腺功能亢进会增加 CO_2 的产生。MH 时肌肉不可控地收缩导致代谢极度亢进。当 MH 易感患者接触卤素类麻醉药等 MH 诱发药物后，出现心动过速、酸中毒和肌强直是发生 MH 的征象。体温升高是 MH 的晚期表现。虽然该患者未出现其他 MH 征象，但是不应立即从鉴别诊断中排除 MH。患者没有导致 CO_2 生成增加的高营养支持史。同样，患者没有甲状腺功能亢进或脓毒症病史。

通气不足会减少 CO_2 的排出。此外，未能充分清除呼吸回路中的 CO_2（CO_2 吸收剂耗尽）会导致 CO_2 的重复吸入。当新鲜气体流量不足或呼吸回路中的单向阀功能不全，以及 CO_2 吸收剂耗尽时，就会出现重复吸入的问题。

2. 观察以下二氧化碳波形图，手术开始 40 min 后吸入 CO_2 升高的**最可能**原因是什么？

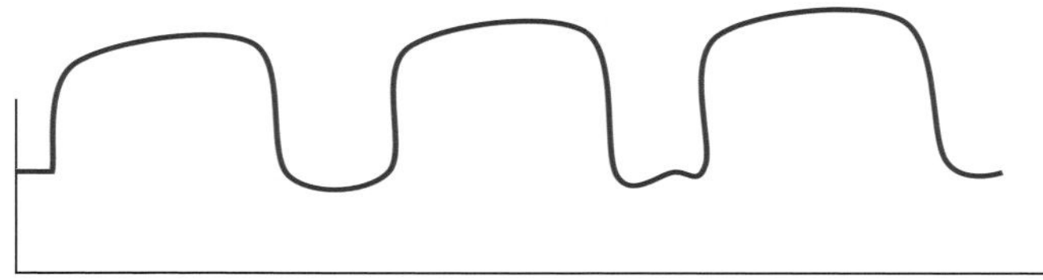

A. CO_2 吸收剂耗尽
B. 循环回路系统中新鲜气体流量为 2 L/min
C. 二氧化碳波形图受干扰（采样管中有水）
D. 循环回路系统吸气管漏气

正确答案：A。吸入 CO_2 增加最可能的原因是 CO_2 吸收剂耗尽或单向阀故障。在循环回路系统中，2 L/min 的新鲜气体流量足以防止 CO_2 的重复吸入。二氧化碳波形图显示的是通气期间患者呼出气体中 CO_2 浓度随时间变化的连续曲线。Ⅰ相代表呼气的开始，反映的是不含 CO_2 的解剖无效腔。随后，肺泡内气体进入气

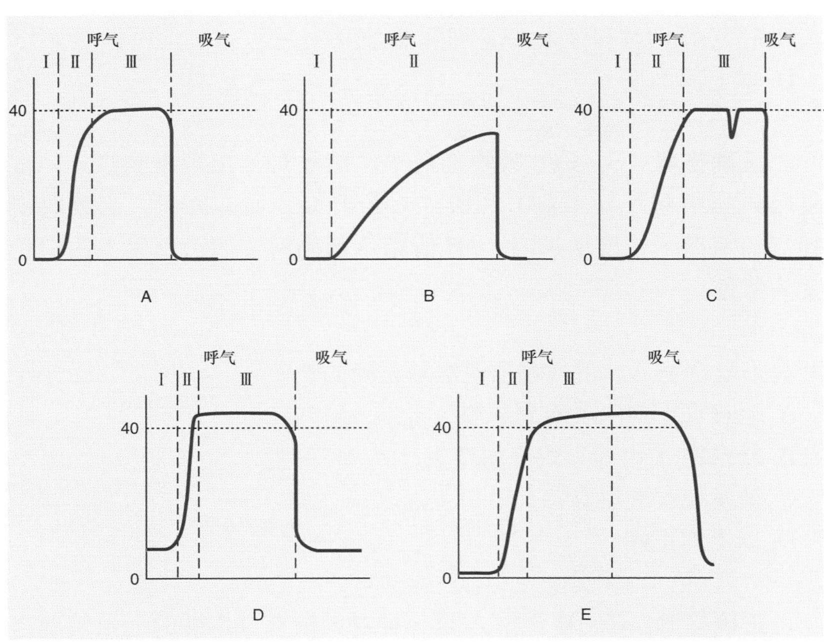

A. 正常的二氧化碳波形图显示了呼气的三个时相：Ⅰ相，无效腔；Ⅱ相，无效腔和肺泡气的混合；Ⅲ相，肺泡气平台期。B. 严重慢性阻塞性肺疾病患者的二氧化碳波形图。在下次吸气前未达到平台期。呼气末 CO_2 分压和动脉 CO_2 分压之间的差值增加。C. Ⅲ相的抑制表明出现自主呼吸。D. 吸入 CO_2 未归零可能表示呼气阀异常或 CO_2 吸收剂已耗尽。E. 在吸气相持续存在呼出气体，提示吸气阀功能异常

道，显示为上升的曲线。之后图形达到呼气相平台期，呼气末 CO_2 浓度达到峰值。图形的终末阶段是吸气的开始，吸入的新鲜气体将 CO_2 洗出。若患者无肺部疾病，考虑到肺泡无效腔的影响，可通过在呼气末 CO_2 分压数值基础上加 5 mmHg 的方法估计 $PaCO_2$。

3. 第二天早晨，你到达手术室为当天的择期手术做准备。你检查了麻醉机并通过了所有测试。在为患者施行全身麻醉 20 min 后，CO_2 吸收剂的颜色从白色变为几近紫色。此时二氧化碳波形图可见哪些变化？
   A. 呼气末 CO_2 降低
   B. 吸入 CO_2 升高
   C. 呼气末 CO_2 和吸入 CO_2 均降低
   D. 以上都不是

正确答案：B。CO_2 吸收剂耗尽，导致 CO_2 出现重复吸入。重复吸入将引起呼气末 CO_2 和吸入 CO_2 升高，而非降低。当吸收剂耗尽、氢离子浓度增加时，pH 值指示剂染料（如乙基紫）由白色变为紫色。

4. 关于复合物 A，下列哪项说法是正确的？
   A. 已被证明对人类有肾毒性
   B. 复合物 A 由地氟烷降解产生
   C. 被发现对大鼠有害
   D. 以上均正确

正确答案：C。复合物 A 是一种对大鼠有肾毒性的七氟烷副产物，已知干燥的氢氧化钡石灰、呼吸气体温度升高、低流量麻醉、高浓度七氟烷和长效麻醉药有利于其形成。地氟烷较其他吸入性麻醉药更容易被干燥的二氧化碳吸收剂降解而产生一氧化碳（carbon monoxide，CO）。CO 对血红蛋白有很高的亲和力，可能导致 CO 中毒。

应知应会

- 导致呼气末 CO_2 升高的因素。
- 导致吸入 CO_2 升高的因素。
- CO_2 吸收剂染料指示剂颜色变化的生理基础及其意义。
- 导致吸入麻醉药形成复合物 A 和 CO 的因素。

推荐阅读

Butterworth IV JF, Mackey DC, Wasnick JD, eds. Breathing systems. In: *Morgan & Mikhail's Clinical Anesthesiology*. 6th ed. New York, NY: McGraw-Hill Education; 2018:33-46.

Dobson MB. Anaesthesia for difficult locations—developing countries and military conflicts. In: Prys-Roberts C, Brown BR, eds. *International Practice of Anaesthesia*. Oxford, United Kingdom: Butterworth Heinemann; 1996.

Dorsch JA, Dorsch SE. *Understanding Anesthesia Equipment*. 5th ed. Philadelphia, PA: Lippincott, Williams & Wilkins; 2008.

Gegel B. A field expedient Ohmeda Universal Portable Anesthesia Complete Draw-over vaporizer setup. *AANA J*. 2008;76:185.

Rose G, McLarney JT. *Anesthesia Equipment Simplified*. New York, NY: McGraw-Hill; 2014.

第 4 章
麻醉工作站

王蕊 译 金笛 肖玮 校

病例 1 创伤手术麻醉

Ashraf N. Farag，MD，Cooper W. Phillips，MD

一名 45 岁男性由于腹部多处刺伤需要紧急手术。患者曾于冠状动脉左前降支植入药物洗脱支架一枚。生命体征为：血压 80/50 mmHg，心率 120 次 / 分，呼吸频率 30 次 / 分。患者躁动不合作。有一条通畅的静脉通路。

1. 使用氯胺酮和琥珀胆碱成功进行快速顺序诱导。但连接麻醉机后无法产生正压。关于麻醉机气体泄漏的鉴别诊断包括：
   A. 低压回路断开
   B. 可调限压阀关闭
   C. 气管插管套囊破裂
   D. A 和 C
   E. B 和 C

正确答案：D。未能充分检查麻醉机是一个在标准治疗中非常常见的导致漏气的错误。当新鲜气体流量不足以补充从漏气点或出气口泄出的气体量时，呼吸囊将塌陷，无法进行正压通气。当发生漏气时，应从气管插管回溯至麻醉机检查呼吸回路。漏气通常发生在呼吸回路的连接处，或由气管导管套囊充气不足导致。机械漏气常发生于二氧化碳（carbon dioxide，CO_2）吸收器的底板处，是由于吸收器在麻醉机中的位置不正确导致的。放置胸腔引流管治疗支气管胸膜瘘的患者在进行正压通气时，麻醉气体可能会通过胸管逸出。关闭的调节限压阀不会导致气体流失，不属于麻醉气体泄漏的鉴别诊断。

2. 无法找到漏气原因，下一步最适当的做法是：
   A. 寻求帮助并唤醒患者
   B. 拔除气管插管，采用面罩通气
   C. 给予最大流量的纯氧，在等待另一台麻醉机就位时进行无通气氧合
   D. 断开麻醉机，并使用复苏用呼吸囊对患者进行纯氧通气

正确答案：D。所有进行麻醉的地方均应配备复苏用呼吸囊，以便在机器故障时能给予正压通气。寻求帮助是一个好建议，但没有必要立即唤醒患者。可以使用另一台麻醉机进行替换，如果情况允许，也可以采用全凭静脉麻醉（total intravenous anesthesia，TIVA）继续手术。无通气氧合是指以大于氧气消耗量的速率吹入氧气。最终会由于 CO_2 分压持续上升导致无法维持无通气下的氧合。此外，由于漏气原因不明，发生漏气时无法得知患者是否吸入了纯氧。如果气管导管完好无损，则无须面罩通气。虽然需要更换麻醉机，但在这种情况下将其作为首选措施花费的时间过长。

3. 替换用的麻醉机已经就位，同时已进行液体复苏。外科医师发现腹部肿胀，可能需要大量输血。根据美国外科医师学会（American College of Surgeons，ACS）的出血分级，该患者可能为哪一级？
   A. Ⅰ级出血
   B. Ⅱ级出血
   C. Ⅲ级出血

D. Ⅳ级出血

正确答案：C。ACS 将出血分为 4 级。Ⅰ级出血是指不引起血流动力学变化的失血量。通常小于血容量的 15%。Ⅱ级出血是指引起交感反应的失血量（血容量的 15% ～ 30%）。此时血管代偿性收缩导致心率和舒张压增加。Ⅲ级出血是指失血量达到血容量的 40%，导致组织氧供不足和代谢性酸中毒。Ⅳ级出血是指出血量大于血容量的 40%，危及生命。患者出现严重低血压且无反应。这名患者仍有反应，未出现严重低血压。尽管如此，仍然有指征启动大量输血流程。

4. 血栓弹力图（thromboelastograph，TEG）有助于成分输血的管理。下列 TEG 图像中，哪一项提示低凝状态？
   A. 图 A
   B. 图 B
   C. 图 C
   D. 图 D

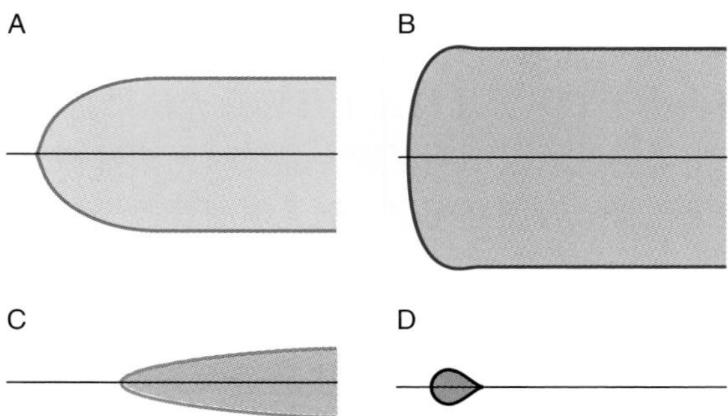

（Reproduced with permission from Johansson PI，Stissing T，Bochsen L，et al. Thrombelastography and thromboelastometry in assessing coagulopathy in trauma. Scand J Trauma Resusc Emerg Med. 2009 Sep 23：17：45.）

正确答案：C。组织低灌注会导致创伤性凝血功能障碍。在低灌注期间，内皮细胞释放凝血调节蛋白和活化蛋白 C 以防止微循环血栓形成。凝血调节蛋白与凝血酶结合，从而阻止凝血酶将纤维蛋白原分解为纤维蛋白。蛋白 C 抑制外源性凝血途径，同样抑制纤溶酶原激活物抑制剂，导致纤维蛋白溶解（纤溶）增加。TEG 可快速评估患者的凝血状态。图 A 是正常曲线；图 B 表示高凝；图 C 表示低凝状态；图 D 表示纤维蛋白溶解。TEG 初始图形为一条直线，直至形成血凝块，反映了凝血的酶促阶段。随着血凝块形成，图形反映了血凝块的成分。α 角反映纤维蛋白原，最大振幅（maximum amplitude，MA）反映血小板对凝血的促成。

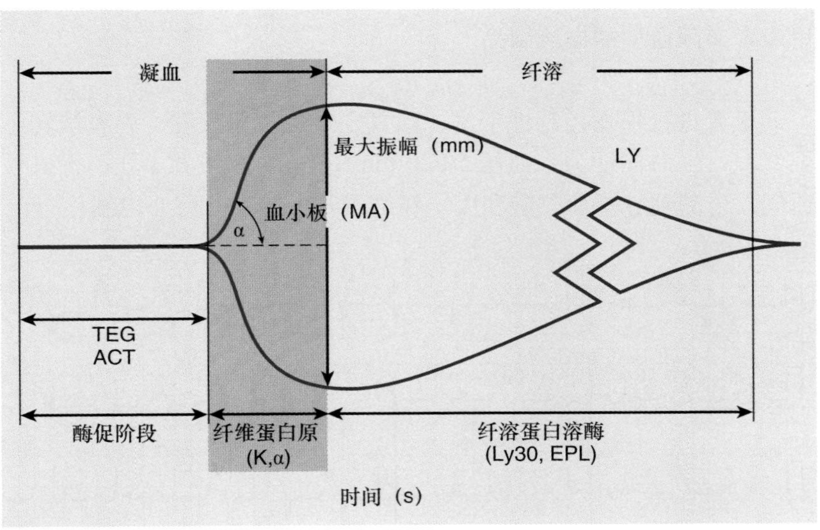

（Reproduced with permission from Kashuk JL，Moore EE，Sawyer M，et al. Postinjury coagulopathy management：Goal directed resuscitation via POC thrombelastography. Ann Surg. 2010 Apr；251（4）：604-614.）

5. 患者在确认血型前即需要输血，下列哪项抗体 / 抗原可见于 O 型阴性血？

A. 抗 A、抗 B 抗体

B. A 抗原，B 抗原

C. RhD 抗原

D. A 抗原和 RhD 抗原

正确答案：A。血液是根据是否存在 A 或 B 型红细胞表面抗原进行分型的。A 型血含有 A 抗原。B 型血含有 B 抗原。AB 型血有两种表面抗原，O 型血两种均没有。抗体是针对缺失的抗原产生的。因此，O 型血的血清中含有抗 A 和抗 B 抗体。大多数患者为 RhD 阳性，这意味着他们有 RhD 表面抗原。Rh 阴性患者缺乏表面抗原。与 ABO 分型不同，缺少 Rh 表面抗原的患者不会自发形成针对他们不具备的抗原的抗体。只有在输入 Rh 阳性血或致敏（Rh 阴性母亲产生针对 Rh 阳性婴儿的抗体）后才会形成抗体。在输入多个单位（＞8）的 O 型血后，建议继续使用该型血液进行复苏，不要使用患者实际血型的血液制品。

患者进行损伤控制性手术，以真空装置覆盖腹腔。患者被转运至 ICU，生命体征为：血压 50/20 mmHg，心率 30 次 / 分。行机械通气，未测到脉搏血氧饱和度。在给予肾上腺素时行心电图检查。

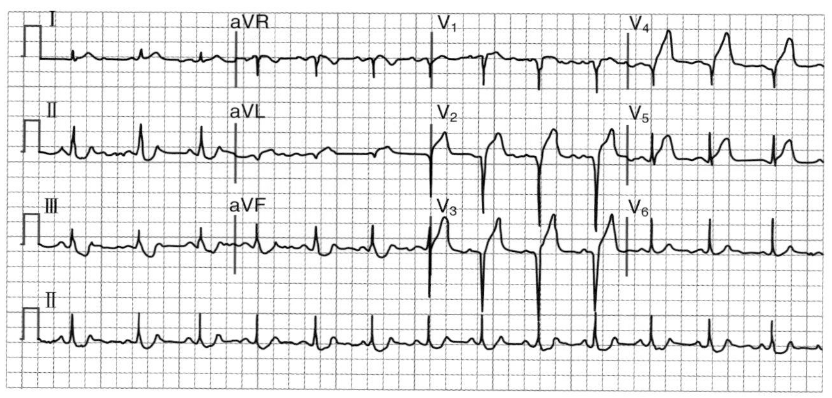

（Reproduced from Jameson JL，Fauci AS，Kasper DL，et al：Harrison's Principles of Internal Medicine，20th ed. New York，NY：McGraw-Hill Education；2018.）

6. 患者心电图提示

A. 心房颤动

B. 心肌梗死

C. W-P-W 综合征

D. 室性心动过速

正确答案：B。该患者曾行左前降支药物洗脱支架植入术。复苏过程中使用多种药物以改善凝血功能。不幸的是，支架可能堵塞了，现在出现左心室功能障碍和心源性休克。治疗选择有限。心导管检查可以打开闭塞的血管，但其所需的抗凝治疗可能进一步增加术后出血。强心药物支持以及球囊反搏可用于改善心室功能。如果患者能够在手术抗凝治疗后存活下来，血运重建是治疗围术期急性心肌梗死的理想方法。

应知应会

- 麻醉机故障的应对方法。
- 出血的分级。
- TEG 的辨识。

推荐阅读

Baum JA, Nunn G. *Low Flow Anaesthesia: The Theory and Practice of Low Flow, Minimal Flow and Closed System Anaesthesia*. 2nd ed. Oxford, United Kingdom: Butterworth Heinemann; 2001.

Block FE, Schaff C. Auditory alarms during anesthesia monitoring with an integrated monitoring system. *Int J Clin Monit Comput*. 1996;13:81.

Butterworth IV JF, Mackey DC, Wasnick JD, eds. The anesthesia workstation. In: *Morgan & Mikhail's Clinical Anesthesiology*. 6th ed. New York, NY: McGraw-Hill Education; 2018:47-80.

Caplan RA, Vistica MF, Posner KL, Cheney FW. Adverse anesthetic outcomes arising from gas delivery equipment: A closed claims analysis. *Anesthesiology*. 1997;87:741.

Dorsch JA, Dorsch SE. *Understanding Anesthesia Equipment*. 5th ed. Philadelphia, PA: Lippincott, Williams & Wilkins; 2008.

Eisenkraft JB, Leibowitz AB. Ventilators in the operating room. *Int Anesthesiol Clin*. 1997;35:87.

Klopfenstein CE, Van Gessel E, Forster A. Checking the anaesthetic machine: Self-reported assessment in a university hospital. *Eur J Anaesthesiol*. 1998;15:314.

Mehta S, Eisenkraft J, Posner K, Domino K. Patient injuries from anesthesia gas delivery equipment. *Anesthesiology*. 2013;119:788.

Rose G, McLarnery J, eds. *Anesthesia Equipment Simplified*. New York, NY: McGraw-Hill Education; 2014.

Somprakit P, Soontranan P. Low pressure leakage in anaesthetic machines: Evaluation by positive and negative pressure tests. *Anaesthesia*. 1996;51:461.

第 5 章
心血管系统监测

冯帅 译 金笛 肖玮 校

病例 1 缺血性肠病患者的超声心动图评估

Elizabeth R. Rivas，MD

一名 75 岁男性患者因肠缺血拟行急诊肠切除术。既往根据经食管超声心动图（transesophageal echocardiography，TEE）诊断收缩性心力衰竭（射血分数 20%）。当时发现患者存在左心室前壁无运动。

1. 在下列几幅图中，哪部分心室壁主要由左前降支供血？

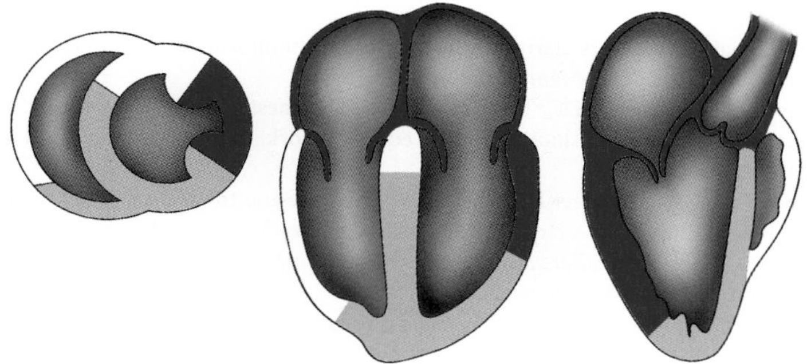

（Reproduced with permission from Butterworth JF，Mackey DC，Wasnick JD：Morgan and Mikhail's Clinical Anesthesiology，6th ed. New York，NY：McGraw-Hill Education；2018.）

A. 白色阴影部分心室壁
B. 浅蓝色阴影部分心室壁

C. 深蓝色阴影部分心室壁

D. 以上均不由左前降支供血

正确答案：B。左前降支主要为浅蓝色阴影部分区域供血。该区域缺血可在 TEE 上显示为运动减低、无运动或反向运动。

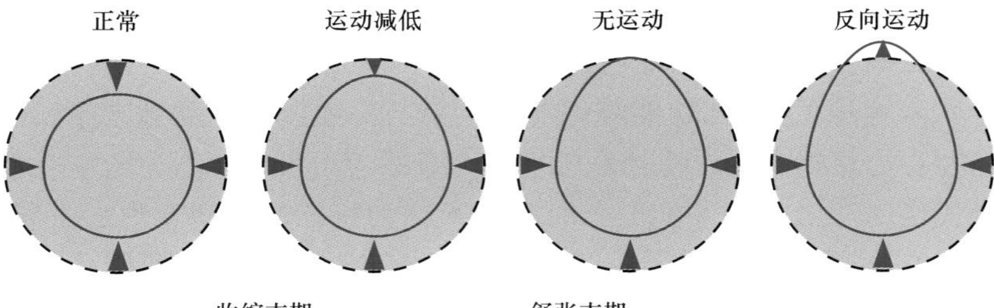

（Reproduced with permission from Butterworth JF，Mackey DC，Wasnick JD：Morgan and Mikhail's Clinical Anesthesiology，6th ed. New York，NY：McGraw-Hill Education；2018.）

进一步回顾此前的 TEE 检查图像，进行了二尖瓣血流的脉冲多普勒超声检查，结果如下图所示。

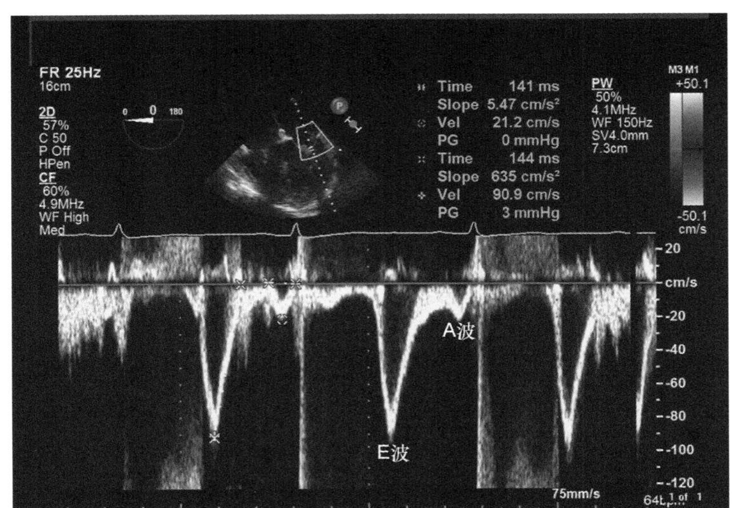

（Reproduced with permission from Wasnick J，Hillel Z，Kramer D，et al. Cardiac Anesthesia & Transesophageal Echocardiography. New York，NY：McGraw-Hill；2011.）

2. 此图像与下列哪项最一致？

A. 舒张期充盈正常

B. 舒张期充盈假性正常

C. 舒张期充盈受限

D. 舒张功能受损

正确答案：C。收缩性心力衰竭的特点是低射血分数（每搏量/舒张末容积）。舒张**功能障碍**的发生常与高血压、主动脉狭窄、收缩性心力**衰竭**有关，但是舒张性心力**衰竭**也可发生于心室收缩功能可代偿时。当心脏不能舒张时，以 E 峰为特征的早期充盈占主导。由于心室顺应性受损，心房收缩在舒张末期不能显著增加心室充盈。舒张功能障碍的发展趋势依次是正常、舒张功能受损、假性正常及限制性舒张功能障碍。当左心室舒张功能开始延迟时，左心房和左心室之间的初始压力差减小，导致早期充盈下降，从而使 E 波峰值降低。E/A 比值降低。随着舒张功能障碍的进展，左心房压力升高，左心房和左心室之间的压力差逐渐恢复，E/A 比值表面上恢复正常（0.8 ～ 1.2）。随着舒张功能不全的持续恶化，心房压力增加，导致在早期充盈时出现一个显著的峰值，E/A 比值大于 2∶1。

组织多普勒检查了二尖瓣外侧环的心肌运动。在收缩期，心脏向心尖收缩，远离食管内的 TEE 探头。远离探头的运动通常以低于基线的负向波为特征。在舒张充盈期间，心脏朝向食管内的探头移动，出现正向波。e′ 波和 a′ 波分别反映了舒张充盈早期和晚期二尖瓣外侧环的运动。组织多普勒不会出现假性正常。随着舒张功能不全的进展，e′ 速度继续下降。如下图所示。

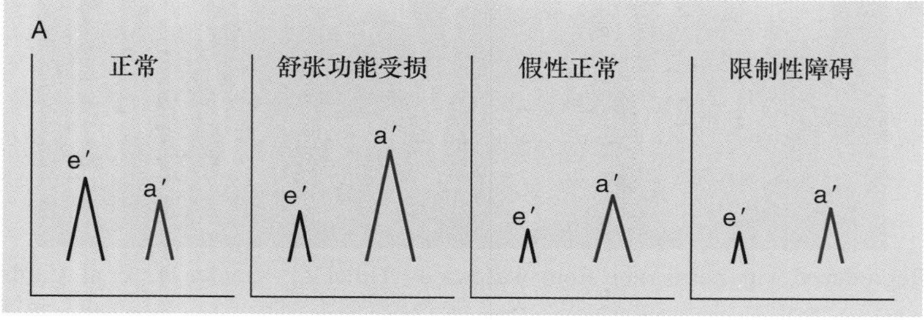

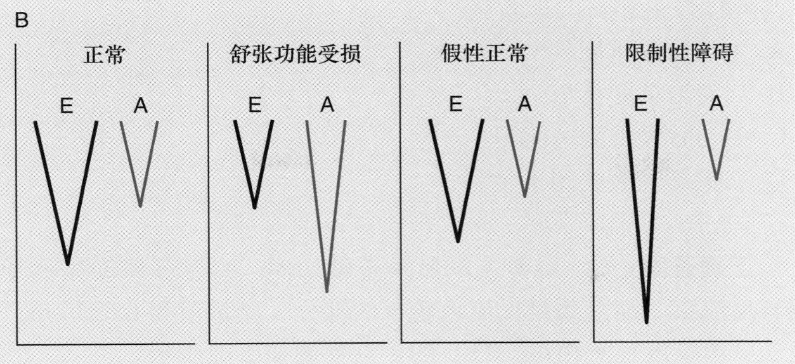

（Reproduced with permission from Wasnick JD，Hillel Z，Kramer D，et al. Cardiac Anesthesia & Transesophageal Echocardiography. New York，NY：McGraw-Hill Education；2011.）

彩色多普勒发现以下表现。

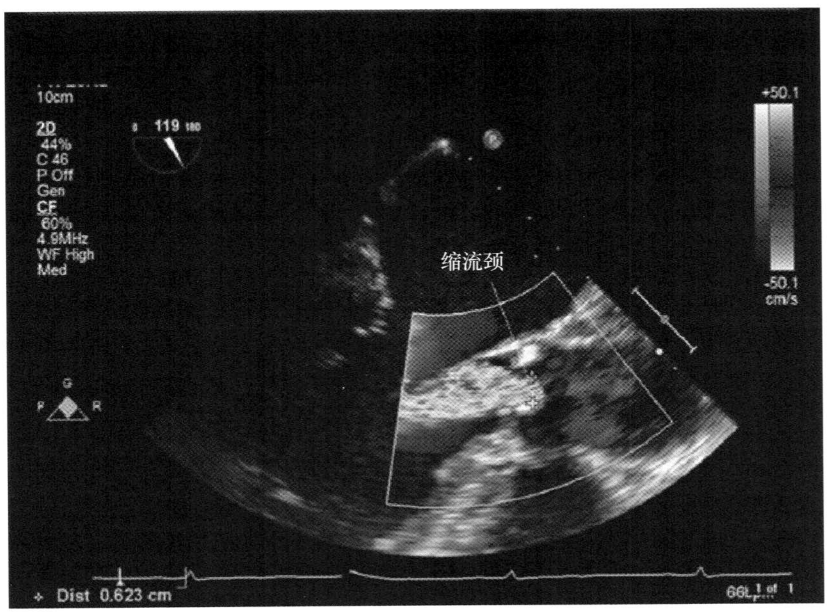

（Reproduced with permission from Wasnick J，Hillel Z，Kramer D，et al. Cardiac Anesthesia & Transesophageal Echocardiography. New York，NY：McGraw-Hill；2011.）

第5章 心血管系统监测

3. 与此图像最相符的诊断是：

A. 主动脉瓣重度狭窄

B. 二尖瓣重度狭窄

C. 主动脉瓣重度关闭不全

D. 二尖瓣轻度关闭不全

正确答案：C。这是主动脉瓣长轴切面。彩色多普勒显示舒张期有反流束。缩流颈是反流束较窄的部分，测量值为 0.623 cm，与主动脉瓣重度反流相符。TEE 的正常视图如下图所示。

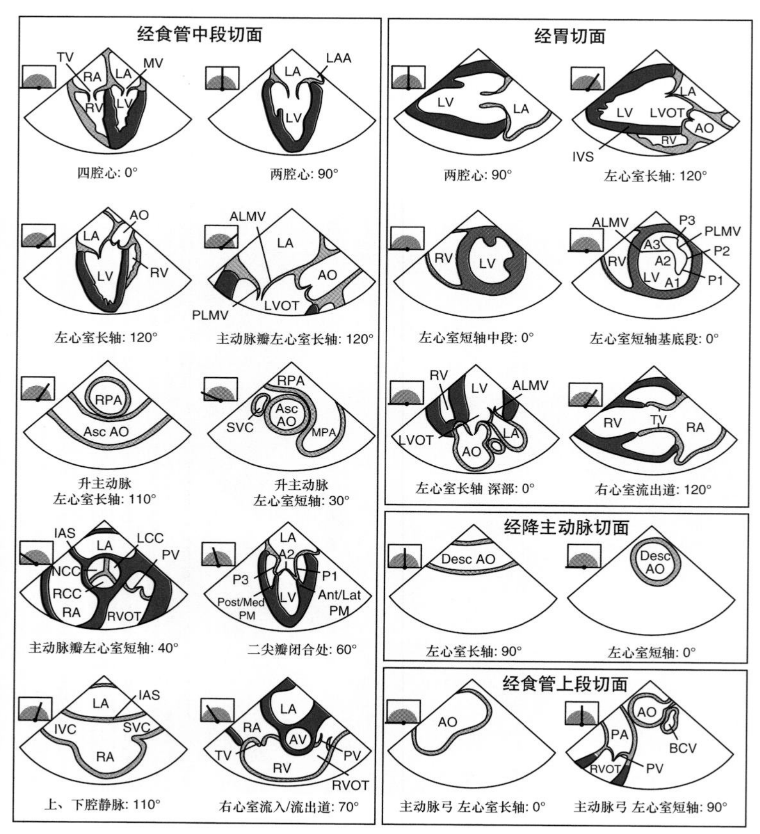

根据获取图像的位置将图像分为四组：经食管上段（UE）、经食管中段（ME）、经胃（TG）和经降主动脉（DA）。主要心脏结构的标记如下：

右心房（right atrium，RA）
左心房（left atrium，LA）
二尖瓣（mitral valve，MV）
三尖瓣（tricuspid valve，TV）
右心室（right ventricle，RV）
左心室（left ventricle，LV）
左心耳（left atrial appendage，LAA）
主动脉（aorta，AO）
二尖瓣前叶（anterior leaflet of the mitral valve，ALMV）
二尖瓣后叶（posterior leaflet of the mitral valve，PLMV）
升主动脉（ascending aorta，Asc AO）
右肺动脉（right pulmonary artery，RPA）
上腔静脉（superior vena cava，SVC）
主肺动脉（main pulmonary artery，MPA）
房间隔（intra atrial septum，IAS）
肺动脉瓣（pulmonic valve，PV）
右心室流出道（right ventricular outflow tract，RVOT）
主动脉瓣无冠瓣（non-coronary cusp of the aortic valve，NCC）
主动脉瓣右冠瓣（right coronary cusp of the aortic valve，RCC）
主动脉瓣左冠瓣（left coronary cusp of the aortic valve，LCC）
二尖瓣后叶 P1、P2、P3
二尖瓣前叶 A1、A2、A3
后内侧乳头肌（posterior medial papillary muscle，Post/Med PM）
前外侧乳头肌（anterolateral papillary muscle，Ant/Lat PM）
下腔静脉（inferior vena cava，IVC）
降主动脉（descending aorta，Desc AO）
左头臂静脉（left brachiocephalic vein，BCV）

（Reproduced with permission from Wasnick J，Hillel Z，Kramer D，et al. Cardiac Anesthesia & Transesophageal Echocardiography. New York，NY：McGraw-Hill；2011.）

4. 下图所示的压力-容积环中，哪项与慢性主动脉瓣重度关闭不全最一致？

A. A 环

B. B 环

C. C 环

D. D 环

E. E 环

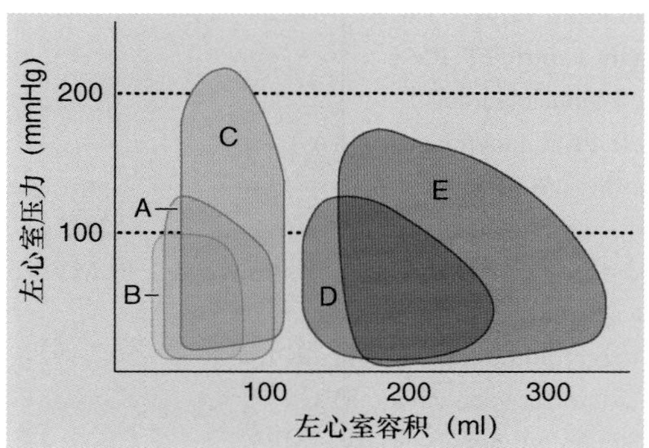

(Reproduced with permission from Jackson JM, Thomas SJ, Lowenstein E. Anesthetic management of patients with valvular heart disease. Semin Anesth. 1982; 1: 239.)

正确答案：E。压力-容积环有助于理解心脏在应对各种血流动力学挑战时的代偿机制。导致容量超负荷的瓣膜病变会引起心脏扩张来代偿增加的容量，如二尖瓣反流（D）和主动脉反流（E）。曲线 A 代表正常心脏的压力与容积。C 环反映的是合并严重主动脉瓣狭窄的心脏压力功增加。此时需要提升压力以协助心室射血。最后，B 环反映的是严重二尖瓣狭窄继发的左心室负荷不足。

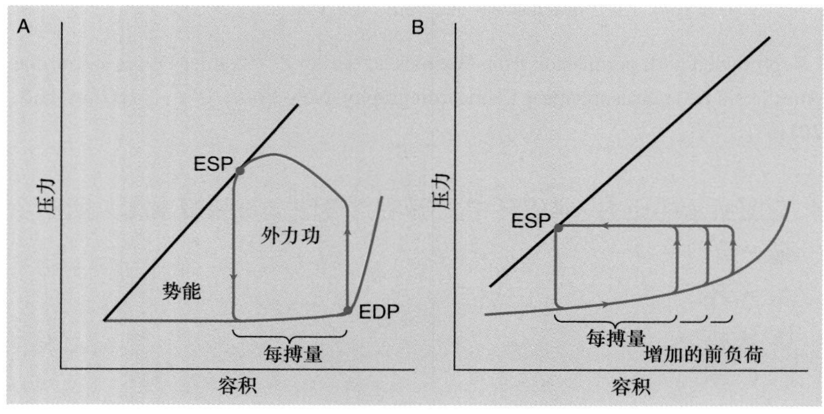

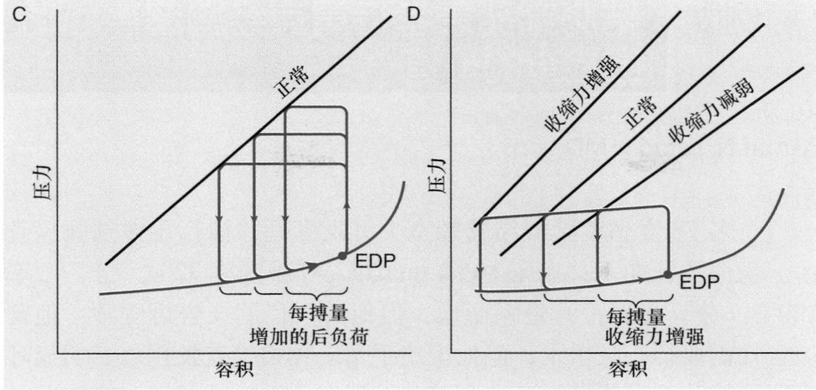

（Reproduced with permission from Butterworth JF，Mackey DC，Wasnick JD：Morgan and Mikhail's Clinical Anesthesiology，6th ed. New York，NY：McGraw-Hill Education；2018.）

上图为心室压力-容积图，展示了后负荷增加（如主动脉瓣狭窄）、前负荷增加（如主动脉瓣关闭不全）和心室顺应性降低（如心肌病）的适应性反应。图 A 表示单心室收缩。每搏量由 x 轴上的容积变化（收缩末容积与舒张末容积之差）表示，线内区域代表心室所做的外力功。图 B 显示了心脏对前负荷增加的反应，如反流性瓣膜病变。图 C 反映了后负荷增加的影响，需要更高的压力克服增加的后负荷，以排出每搏量。最后，图 D 显示了心脏对心室收缩力增强或减弱的反应。ESP ＝收缩末期，EDP ＝舒张末期。

应知应会

- 心脏的血管供应。
- 舒张功能障碍的类型。
- 基本 TEE 切面。
- 压力-容积环和瓣膜性心脏病。

病例 2 结肠穿孔患者行重点经胸超声心动图检查的价值

Ashraf N. Farag，MD

一名 78 岁患者疑似结肠憩室炎继发穿孔，拟行急诊剖腹探查术。生命体征如下：血压 80/62 mmHg，呼吸频率 32 次 / 分，心率 120 次 / 分。患者没有直系亲属，但他的一位朋友告诉医师：他曾被告知需要行心脏手术，但他拒绝手术。体格检查发现患者明显呼吸窘迫、肺部双侧湿啰音和心脏收缩期杂音。在等候区，麻醉医师对患者进行经胸超声重点评估方案（focused assessed transthoracic echo，FATE）检查。FATE 检查可以在围术期快速、无创地评估心脏功能和结构。

1. 识别下图中的心腔

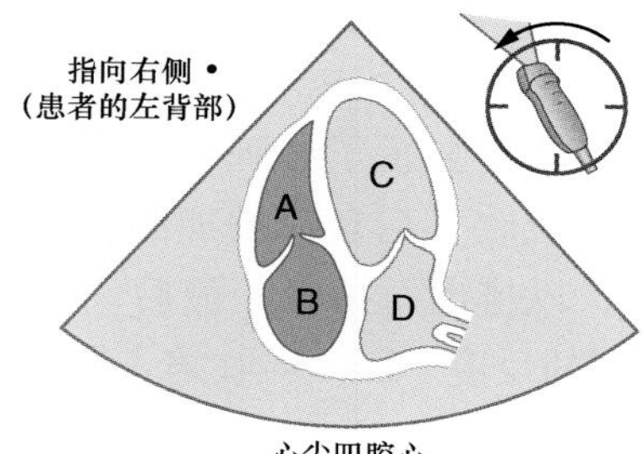

[Reproduced with permission from UltraSound Airway Breathing Circulation Dolor（USabcd）and Prof. Erik Sloth. http://usabcd.org/node/35.]

A. A＝右心室（RV），B＝右心房（RA），C＝左心室（LV），D＝左心房（LA）

B. A＝右心房（RA），B＝右心室（RV），C＝左心室（LV），D＝左心房（LA）

C. A＝右心室（RV），B＝右心房（RA），C＝左心房（LA），D＝左心室（LV）

D. 以上均不是

正确答案：A。A＝右心室，B＝右心房，C＝左心室，D＝左心房。

2. 在胸骨旁长轴 FATE 视图中可以看到哪些心脏瓣膜与心腔？

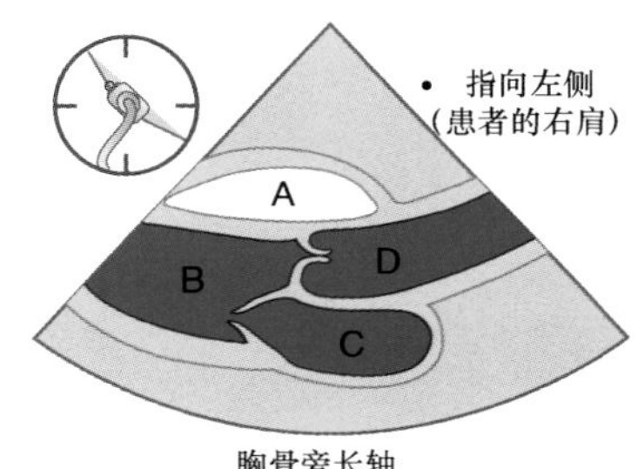

[Reproduced with permission from UltraSound Airway Breathing Circulation Dolor (USabcd) and Prof. Erik Sloth. http://usabcd.org/node/35.]

A. 三尖瓣
B. 二尖瓣
C. 肺动脉瓣
D. 主动脉瓣
E. 二尖瓣和肺动脉瓣
F. 二尖瓣和主动脉瓣

正确答案：F。在胸骨旁长轴切面可以观察到二尖瓣和主动脉瓣。图中的心腔为：A＝右心室，B＝左心室，C＝左心房，D＝升主动脉。

3. 患者有心脏收缩期杂音，可能继发于主动脉瓣狭窄。在下列各图中，哪些最有可能与主动脉瓣狭窄、扩张型心肌病及心包积液相关？

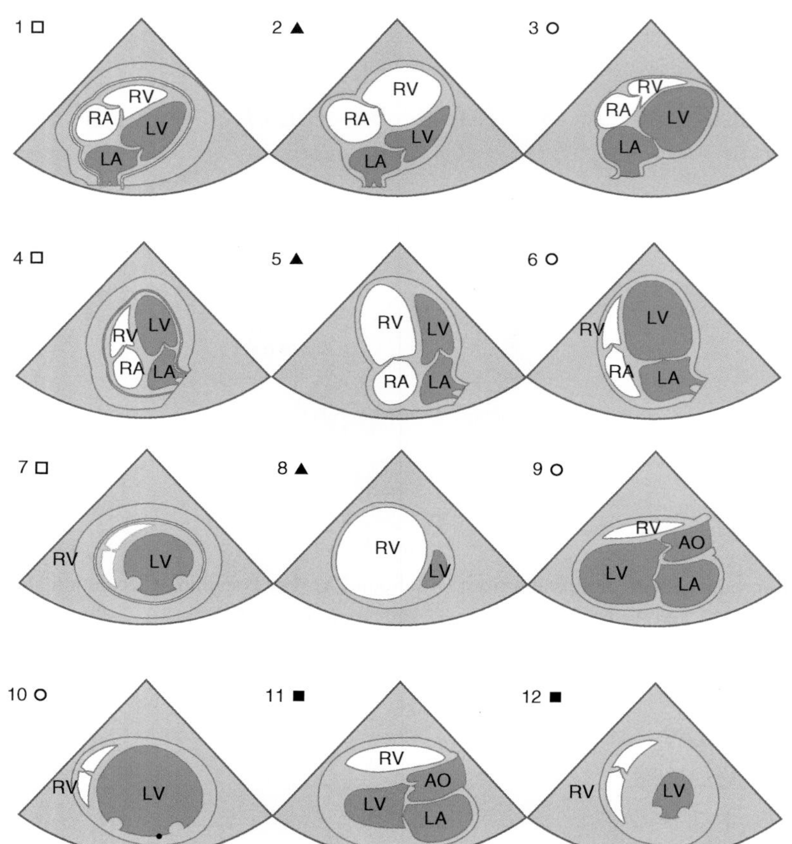

[Reproduced with permission from UltraSound Airway Breathing Circulation Dolor (USabcd) and Prof. Erik Sloth. http://usabcd.org/node/35.]

A. 主动脉瓣狭窄：图 11、12；扩张型心肌病：图 3、6、9、10；心包积液：图 1 和 7

B. 扩张型心肌病：图 11、12；主动脉瓣狭窄：图 3、6、9、10；心包积液：图 1 和 7

C. 心包积液：图 11、12；扩张型心肌病：图 3、6、9、10；主动脉瓣狭窄：图 1 和 7

D. 主动脉瓣狭窄：图 11 和 12；心包积液：图 3、6、9、10；扩张型心肌病：图 1 和 7

正确答案：A。图 11 和 12 与主动脉瓣狭窄、高血压、左心室流出道梗阻、肥厚型心肌病、沉积性心肌病有关。图 3、6、9 和 10 与扩张型心肌病、主动脉瓣关闭不全和其他疾病相关。图 1 和 7 符合心包积液的表现。

4. 在回顾患者的病历记录后，发现之前的超声心动图检查提示患者的主动脉瓣瓣口面积小于 1 cm^2。血流动力学管理应遵循：
   A. 维持心率＞ 100 次 / 分，降低全身血管阻力
   B. 维持心率＞ 100 次 / 分，增加全身血管阻力
   C. 维持心率＜ 100 次 / 分，增加全身血管阻力
   D. 维持心率＜ 100 次 / 分，降低全身血管阻力

正确答案：C。患者出现低血压、心动过速，可能有继发于结肠穿孔的脓毒血症。主动脉瓣狭窄使患者的管理更加复杂。除主动脉瓣狭窄外，患者还会存在左心室向心性肥厚所致舒张功能障碍。目前，患者已经出现肺淤血的体征（双侧湿啰音）。最好的方法是通过增加全身血管阻力维持血压，同时通过容量管理尽可能降低心率（选项 C）。术中超声心动图有助于指导容量管理和监测心功能。

5. 应用超声心动图评估患者的心输出量时，下列哪个 / 些参数是必需的？
   A. 通过狭窄的主动脉瓣的流速峰值
   B. 通过三尖瓣的血流流速峰值
   C. 左心室流出道直径
   D. 左心室流出道的速度–时间积分
   E. A 和 B
   F. C 和 D

正确答案：F。了解左心室流出道（left-ventricular outflow tract，LVOT）的直径和 LVOT 的速度–时间积分可以计算患者的每搏量。

速度-时间积分反映了血流在一次心动周期中移动的距离（搏动距离）。LVOT 的直径用来计算血流通过的面积，假设 LVOT 是一个圆柱体：

$$面积 = \pi r^2 = 0.785 \times 直径^2$$

得到血流流经的面积和流动的距离（搏动距离），就有可能计算出体积：

$$面积 \times 长度 = 体积$$

计算出体积为每搏量（SV）（SV＝左心室舒张末期容积－左心室收缩末期容积）。

心输出量（cardiac output，CO）由 SV 乘以心率（HR）决定：

$$SV \times HR = CO$$

通过连续波多普勒可测出流经瓣膜的血流流速，使用伯努利方程可以计算出狭窄的主动脉瓣跨瓣压力差：

$$压力差 = 4V^2$$

三尖瓣峰值流速可以用来估计肺动脉收缩压。假设患者没有肺动脉瓣疾病，右心室收缩压等于肺动脉收缩压：

$$压力差 = 右心室收缩压 - 右心房压$$
$$4V^2 = 右心室收缩压 - 右心房压$$
$$4V^2 + 右心房压 = 右心室收缩压$$

而

$$右心室收缩压 = 肺动脉收缩压$$
$$V = 三尖瓣反流的峰值速度（m/s）$$

应知应会

- FATE 检查的要素。
- 使用超声心动图进行血流动力学计算。

参考文献

Beaulieu Y, Marik P. Bedside ultrasonography in the ICU: Part 1. *Chest*. 2005;128:881.

Beaulieu Y, Marik P. Bedside ultrasonography in the ICU: Part 2. *Chest*. 2005;128:1766.

Butterworth IV JF, Mackey DC, Wasnick JD, eds. Cardiovascular monitoring. In: *Morgan & Mikhail's Clinical Anesthesiology*. 6th ed. New York, NY: McGraw-Hill Education; 2018:81-118.

Chatterjee K. The Swan Ganz catheters: Past, present, and future. A viewpoint. *Circulation*. 2009;119:147.

Funk D, Moretti E, Gan T. Minimally invasive cardiac monitoring in the perioperative setting. *Anesth Analg*. 2009;108:887.

Geisen M, Spray D, Fletcher S. Echocardiography-based hemodynamic management in the cardiac surgical intensive care unit. *J Cardiothorac Vasc Anesth*. 2014;28:733.

Marik P. Noninvasive cardiac output monitors: A state of the art review. *J Cardiovasc Thorac Anesth*. 2013;27:121.

Ramsingh D, Alexander B, Cannesson M. Clinical review: Does it matter which hemodynamic monitoring system is used. *Crit Care*. 2013;17:208.

Shanewise J, Cheung A, Aronson S, et al. ASE/SCA guidelines for performing a comprehensive intraoperative multiplane transesophageal echocardiography examination: Recommendations of the American Society of Echocardiography Council for Intraoperative Echocardiography and the Society of Cardiovascular Anesthesiologists Task Force for Certification in Perioperative Transesophageal Echocardiography. *Anesth Analg*. 1999;89:870.

第 6 章
非心血管系统监测

杨舒怡 译 金笛 肖玮 校

病例 1 行腹腔镜胆囊切除术的患者

Christiane Vogt Harenkamp，MD，PhD，Charlotte Walter，MD

一位 45 岁的女性患者拟行腹腔镜胆囊切除术。自述有 20 年吸烟史，每天吸 1 包烟，但否认除胆结石外的其他病史。患者在等候区时生命体征为心率 74 次 / 分，血压 134/77 mmHg，体温 37.6℃，脉搏氧饱和度 95%。体格检查无明显异常。患者诱导过程顺利，生命体征平稳，随后被送入手术室。但该患者的二氧化碳描记图曲线缓慢上升（如下所示）。

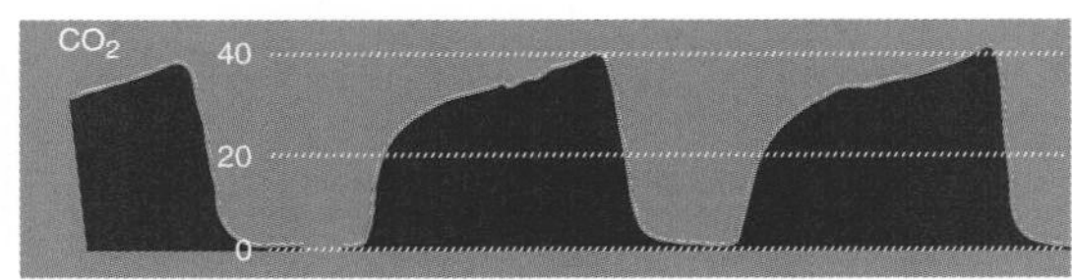

1. 诊断是什么？
   A. 误吸
   B. 气管导管插入食管
   C. 慢性阻塞性肺疾病（chronic obstructive pulmonary disease，COPD）
   D. 正常变异

正确答案：C。二氧化碳波形图是麻醉中不可缺少的通气监测手段。正常二氧化碳波形图的呼气相由 3 个时相组成：Ⅰ相代表无效腔，Ⅱ相代表无效腔和肺泡气体的混合，Ⅲ相（肺泡气平台期）代表肺泡二氧化碳（carbon dioxide，CO_2）浓度。重度 COPD 患者无法达到肺泡气平台期，二氧化碳描记图向上倾斜。

应在术前完成 COPD 的诊断。术前评估包括重点的病史询问和体格检查，以发现与 COPD 相关的症状和体征，如吸烟史、呼吸困难、慢性咳嗽 / 咳痰、频繁的肺部感染、发绀、桶状胸、杵状指、恶病质、喘息、呼吸音遥远。动脉血气分析结果可能出现动脉 PO_2 下降，$PaCO_2$ 升高，以及血清碳酸氢根代偿性升高。肺量测定可评估 COPD 的严重程度。

通过阻塞气道的最大呼气流量下降，导致 FEV_1/FVC 比值下降。尽管在轻度病变时 FEV_1/FVC 比值可能接近正常，但 FEV_{25-75}（最大呼气中期流量）下降提示存在小气道病变。胸部 X 线片可能显示肺气肿，膈肌低平，心影狭长，晚期出现右心房突出（肺心病）。

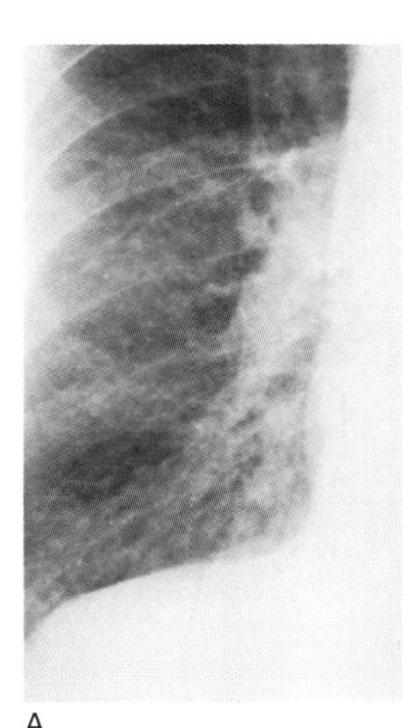
A

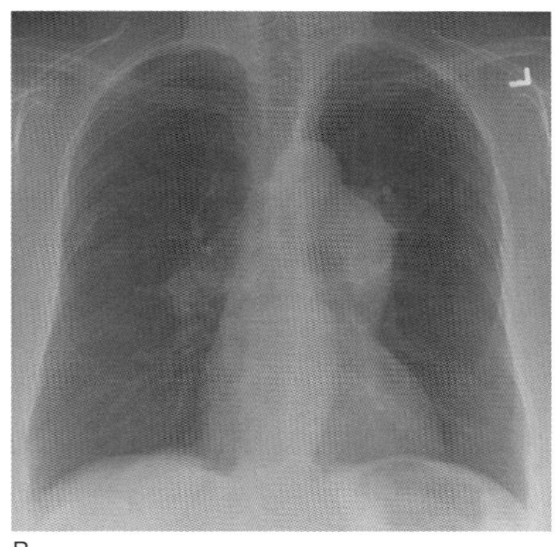
B

（Reproduced with permission from Grippi MA，Elias JA，Fishman JA，et al. Fishman’s Pulmonary Diseases and Disorders，5th ed. New York，NY：McGraw-Hill Education；2008.）

最终，严重 COPD 患者的心电图可能出现电轴右偏，右心室肥大（继发于肺动脉高压），右束支传导阻滞，多源性房性心动过速。

2. 在上述病例中，气道压持续升高，胸部听诊闻及双侧呼气相哮鸣音。行动脉血气检查，该患者呼气末 CO_2 和动脉 CO_2 之间的分压差有何变化？

A. 上升

B. 下降

C. 正常

D. 无差值

正确答案：A。重度 COPD（FEV_1 ＜ 30% 预计值）患者可能无法在正常呼吸周期中达到肺泡气体平台。由于弹性回缩力下降及气体潴留，呼气相可能会极度延长且不完全，导致呼气末与动脉 CO_2 分压差增加。尽管其他疾病也可以引起呼气末 CO_2 下降及肺泡−动脉 CO_2 分压差升高，但不会出现二氧化碳描记图的向上倾斜。任何降低心输出量和肺灌注的情况（如低血容量、休克、肺栓塞、气腹引起的腹内压升高，以及如腹腔镜胆囊切除术中的反

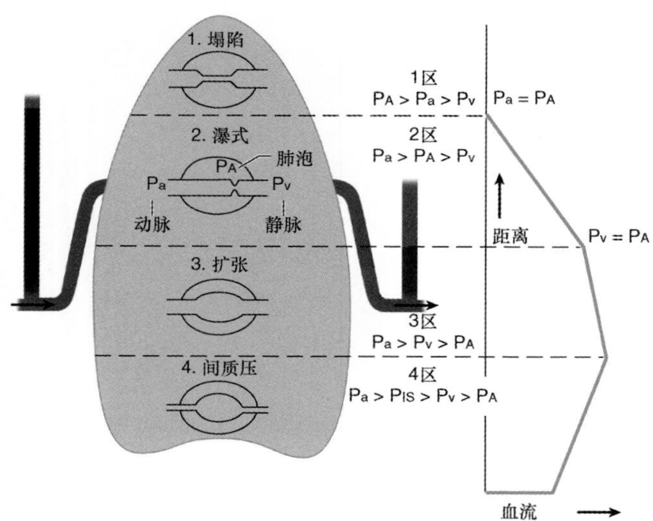

直立位血流分布的经典 West 分区（Modified with permission from West JB. Respiratory Physiology：The Essentials. 6th ed. Philadelphia，PA：Williams and Wilkins；2000.）

Trendelenburg 体位）都会导致无效腔通气（1 区）相对增加、2 区通气的相对减少以及 V/Q 比值失调加剧。肺部听诊、气道压升高（也可伴发于肺栓塞，由于反射性支气管收缩引起）、二氧化碳描记图以及动脉血气评估有助于区分急性呼吸道阻塞与导致呼气末 CO_2 降低的其他原因。

3. 在患者被诊断为 COPD 引起的急性呼吸道阻塞后，呼吸机设置应做出哪些改变？
   A. 提高 FiO_2
   B. 延长吸气时间
   C. 延长呼气时间
   D. 增加呼吸频率

正确答案：C。COPD 患者需延长呼气时间以达到呼气的平台期，并使肺内气体充分排出。呼吸频率增加以及其引起的呼吸周期缩短可能导致"积气"、内源性呼气末正压和潜在的气压伤。降低呼吸频率旨在避免这种现象。外源性呼气末正压（positive end-expiratory pressure，PEEP）可能引起胸内压增加、静脉回流减少、V/Q 比值失调加剧，应谨慎使用以免肺过度膨胀。

药物治疗主要依赖吸入性支气管扩张剂和抗胆碱能药物。沙丁胺醇是一种 β 受体激动剂，异丙托溴铵是一种抗胆碱能药物，两者都可引起支气管扩张。类固醇可减轻肺部炎症，但由于起效较慢，在急性加重期时几乎没有治疗价值。重度 COPD 患者可能在术前长期应用类固醇治疗，并可能需要在围术期给予应激剂量的类固醇。

应知应会

- 术前评估 COPD 的严重程度及其相关的术前并发症。
- 全身麻醉期间辨别 COPD 和急性呼吸道阻塞。
- 对术中和术后的急性呼吸道阻塞进行鉴别诊断。
- 了解并正确应用急性呼吸道阻塞的各种治疗方法。

病例 2 行颈椎椎板切除术的患者

Ashraf N. Farag，MD，Shiraz Yazdani，MD

患者为 46 岁女性，体重 110 kg，拟行颈椎椎板切除术和融合术。她既往有高血压、纤维肌痛、哮喘和胃食管反流病史。服用普瑞巴林、阿替洛尔、氢氯噻嗪和羟考酮。她已停用美托洛尔数日。自述既往手术史仅实施过蛛网膜下腔麻醉下剖宫产手术，未出现并发症。她自述活动量大于 4 METs。偶有心悸，但否认晕厥发作。体格检查发现 Mallampati 分级Ⅲ级、小颌畸形、牙列不齐、呼吸音清、正常心律且无杂音。术前体温 37.1℃，心率 68 次 / 分，血压 134/65 mmHg，呼吸频率 18 次 / 分，吸室内空气时脉搏血氧饱和度为 96%。在检查患者时，她自述伸颈时拇指和示指麻木。与外科医师交流后，你了解到术中将进行体感诱发电位监测。

1. 入室后，对患者实施标准美国麻醉医师协会（American Society of Anesthesiologists，ASA）监护。吸入纯氧 5 min。最佳的气道管理方法是：
   A. 快速顺序诱导并使用直接喉镜
   B. 清醒状态下纤维支气管镜（纤支镜）插管
   C. 放置喉罩
   D. 使用七氟烷行面罩吸入诱导

正确答案：B。该患者在颈部活动的时候出现神经症状，说明她有颈椎不稳的征象。在确保气道安全的同时，保持颈椎的中立状态以避免脊髓损伤风险至关重要。该患者确保气道安全的合适方法包括清醒状态下纤支镜气管插管。另一种选择为在全身麻醉下，维持颈部线性稳定并使用可视喉镜或纤支镜进行插管；但患者肥胖且伴小颌畸形，因此清醒状态下纤支镜插管是最佳选择。A 选项未提及该颈椎不稳患者需轴向稳定。在创伤复苏的情况下，使用可视喉镜在轴向稳定下行快速顺序诱导气管插管是合适的方法。在“无法插管、无法通气”的情况下，放置喉罩建立气道可能是合适的抢救策略；但由于患者有未经治疗的胃食管反流病，该方法有胃内容物误吸的风险。面罩诱导也存在同样的风险。此外，患者的气道解剖构造可能会导致面罩通气困难。

2. 该病例中，患者瑞芬太尼持续输注量为 0.2 μg/（kg · min），吸入 50% 氧化亚氮及 50% 氧气，丙泊酚 100 μg/（kg · min）。患者的平均动脉压为 100 mmHg。术中，外科医师告知发生大量出血，并要求降低患者的血压。下一步最合适的处置为：
   A. 静脉给予拉贝洛尔
   B. 吸入气体中加入七氟烷
   C. 静脉给予氯胺酮加深麻醉
   D. 开始输注氯维地平

正确答案：D。术中血流动力学管理很复杂，需考虑诸多因素。虽然维持足够的灌注压是必要的，但必须考虑术中高血压对失血的影响。在慢性高血压患者中，自动调节曲线可能右移。尽管这些患者可能需要高于正常的平均动脉压来维持灌注，但通常认为将血压保持在基线的 20% 以内是安全的。有多种方法可以降低患者血压，但最合适的方法为开始输注氯维地平。使用拉贝洛尔可以降低血压，但该患者有哮喘病史，是相对禁忌证。拉贝洛尔是一种非选择性 β 肾上腺素受体拮抗剂，因此可能伴随支气管收缩，而艾司洛尔对 β_1 受体具有选择性。加深麻醉可能降低平均动脉压。但加入七氟烷可能对体感诱发电位监测产生不利影响。体感诱发电位对多种麻醉药物敏感。氧化亚氮、阿片类药物和神经肌肉阻滞剂引起的变化最小，而挥发性麻醉药会引起更显著的变化，最好避免使用。使用氯胺酮可能会加深麻醉，但由于其有拟交感活性，可能会使患者的血压升高。

3. 你的下一位患者拟行相同的手术。外科医师要求进行运动诱发电位监测。以下哪项关于运动诱发电位和体感诱发电位之间的差别的描述是正确的？

A. 体感诱发电位对吸入麻醉药更敏感
B. 运动诱发电位通过皮质脊髓束测量脉冲
C. 测量运动诱发电位时，即使是轻微的抽搐抑制也是禁忌
D. 体感诱发电位有助于检测脊髓前动脉损伤

正确答案：B。虽然所有诱发电位对吸入麻醉药均敏感，但运动诱发电位受影响最大，其次是体感诱发电位，再其次是脑干听觉诱发电位。运动诱发电位有助于监测皮质脊髓束，而体感诱发电位通过脊髓后束传导。运动诱发电位监测期间需对神经肌肉阻滞行密切监测，并报告给神经生理学医师。尽管大剂量神经肌肉阻滞剂可能会对这种监测产生不利影响，但可以持续稳定地给予小剂量肌松药。体感诱发电位不能检测腹侧脊髓的完整性，因此不能用于检测脊髓前动脉损伤。

应知应会

- 颈椎不稳定的气道管理技术。
- 使用诱发电位监测时术中高血压的管理。
- 各种麻醉药物对诱发电位的影响。
- 体感诱发电位和运动诱发电位的区别。

病例 3 脉搏氧饱和度测定

John D. Wasnick，MD，MPH

一位 78 岁的患者拟行冠状动脉旁路移植手术。作为常规监测的一部分，使用了近红外光谱法监测。

1. 以下哪个 / 些关于脉搏氧饱和度测定的陈述是正确的？
 A. 脉搏氧饱和度取决于氧合血红蛋白和还原血红蛋白对红光和红外光吸收的差异

B. 氧合血红蛋白吸收更多红光

C. 脱氧血红蛋白吸收更多红外光

D. 碳氧血红蛋白和氧合血红蛋白对 660 nm 波长光的吸收情况类似

E. 高铁血红蛋白对红光和红外光有相同的吸收系数

F. A、D 和 E 是正确的

正确答案：F。脉搏氧饱和度测定取决于氧合血红蛋白和还原血红蛋白对红光和红外光的吸收不同（Lambert-Beer 定律）。具体来说，氧合血红蛋白吸收更多的红外光（940 nm），而脱氧血红蛋白吸收更多红光（660 nm），因此呈现蓝色或青紫色。动脉搏动时对光吸收的变化是脉搏血氧饱和度测定和近红外波长的基础。对红光与红外光的吸收比率越大，动脉血氧饱和度越低。容积描记法可识别动脉搏动，可以对非搏动静脉血和组织的光吸收进行校正。下图显示了氧合血红蛋白和脱氧血红蛋白对红光和红外光吸收的区别。

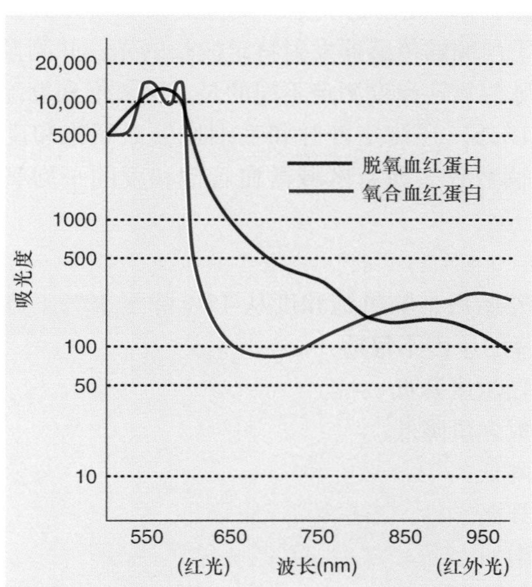

（Reproduced with permission from Butterworth JF，Mackey DC，Wasnick JD：Morgan and Mikhail's Clinical Anesthesiology，6th ed. New York，NY：McGraw-Hill Education；2018.）

碳氧血红蛋白和氧合血红蛋白在 660 nm 处吸光情况类似，因此，仅比较两种波长光的脉搏氧饱和度测量仪对一氧化碳中毒患者会记录错误的偏高数值。高铁血红蛋白在红光和红外光波长上具有相同的吸收系数，对两种光以 1：1 比例吸收，脉搏血氧饱和度读数为 85%。

2. 与脉搏氧饱和度测定不同，以下哪项关于脑氧饱和度测定的陈述是正确的？
A. 脑氧饱和度取决于对光的反射率而不是透射率
B. 脑氧饱和度与脉搏氧饱和度测定相似
C. 脑氧饱和度代表所有区域微血管血红蛋白的平均血氧饱和度
D. 上述选项均错误
E. A 和 C 是正确的

正确答案：E。无创脑氧饱和度监测大脑中血红蛋白的区域氧饱和度。置于前额的传感器发射特定波长的光，并测量反射回传感器的光。与脉搏氧饱和度测定不同的是，脑氧饱和度除了测定动脉血氧饱和度以外，还测定静脉和毛细血管血氧饱和度。因此，其血氧饱和度读数代表所有区域微血管饱和度的平均氧饱和度（约 60% ～ 70%）。

3. 心肺转流开始后，脑氧饱和度从 45% 降至 30%。可能导致脑氧饱和度下降的原因**不包括**：
A. 血红蛋白浓度降低
B. 动脉血氧含量降低
C. 脑灌注降低
D. $PaCO_2$ 升高
E. 脑氧耗增加

正确答案：D。脑血流减少、贫血、动脉血氧含量降低、脑血管阻力增加和脑氧耗增加都会降低脑氧饱和度。$PaCO_2$ 升高通常会改善脑血流，因此不会导致脑氧饱和度降低。临床上，脑氧饱和度的变化通常由多个因素引起，当低于 40% 时需关注。无论围术期脑氧饱和度是否正常，心脏手术期间都可能出现不良的神经系统预后。

应知应会

- 脉搏氧饱和度和脑氧饱和度之间的区别。
- 心脏手术期间脑氧饱和度下降的鉴别诊断。

推荐阅读

Avidan M, Zhang L, Burnside B, et al. Anesthesia awareness and bispectral index. *N Engl J Med*. 2008;358:1097.

Bergeron EJ, Mosca MS, Aftab M, Justison G, Reece TB. Neuroprotection strategies in aortic surgery. *Cardiol Clin*. 2017;35:453.

Butterworth IV JF, Mackey DC, Wasnick JD, eds. Noncardiovascular monitoring. In: *Morgan & Mikhail's Clinical Anesthesiology*. 6th ed. New York, NY: McGraw-Hill Education; 2018:119-138.

Kertai M, White W, Gan T. Cumulative duration of "triple low" state of low blood pressure, low bispectral index, and low minimum alveolar concentration of volatile anesthesia is not associated with increased mortality. *Anesthesiology*. 2014;121:18.

Lien CA, Kopman AF. Current recommendations for monitoring depth of neuromuscular blockade. *Curr Opin Anesthesiol*. 2014;27:616.

第 2 部分

临床药理学

第 7 章
用药原则

王蕊　译　金笛　肖玮　校

病例 1　双重麻烦：同卵双胞胎创伤患者

Jason Noble，MD

一对同卵双胞胎遭受车祸导致多处骨折，需手术治疗。尽管他们的基因相同，但不同的生活方式导致他们出现巨大生理差异。其中一位体重超出理想体重的 80%，但无其他疾病。另一位则因酗酒合并门脉高压和腹水，呈恶病质状态。医师决定直接将双胞胎送往手术室进行切开复位和内固定。

1. 由于距离事故发生不足 6 h，且考虑到肥胖患者以及腹水患者的误吸风险增加，麻醉医师决定对两位患者均采用丙泊酚和琥珀胆碱进行快速顺序诱导。下列选项中关于患者使用的药物剂量哪一项最正确？
   A. 两个患者使用的药物剂量（mg/kg）应相同
   B. 与酗酒患者相比，肥胖患者使用的丙泊酚剂量（mg/kg）增加而琥珀胆碱剂量减少
   C. 与酗酒患者相比，肥胖患者使用的丙泊酚剂量（mg/kg）减少而琥珀胆碱剂量增加
   D. 以 mg/kg 为单位，肥胖患者使用的丙泊酚的剂量应该减少而琥珀胆碱的剂量和酗酒患者相当

E. 以 mg/kg 为单位，肥胖患者使用的丙泊酚的剂量和酗酒患者的剂量相同而琥珀胆碱的剂量减少

正确答案：D。医师需要考虑多方面因素来决定每个患者的药物用量。药物的分布容积和清除率是否不同？药物的蛋白结合率是否不同？代谢是否不同？

在这种情况下，显著的生理差异会影响麻醉药物的用量。亲脂性药物在肥胖患者中有更大的药物分布容积，而亲水性药物则在合并腹水的酗酒患者中有更大的分布容积。肥胖患者可能整体的代谢率较高，而酗酒患者可能因诱导 1 相和 2 相生物转化或足够程度的肝损伤导致代谢率降低，以及药物的蛋白质结合降低。另外，在使用特定药物时均需要考虑上述所有改变。

在这个病例中，最好根据瘦体重（lean body weight，LBW）来计算丙泊酚的剂量，因为该药物在富含血管的组织中发挥作用，随后，由于其迅速重新分布且在肝脏中摄取率和清除率高，因此它的分布半衰期很短，为 2 ～ 8 min。对于单次推注剂量，几乎不用担心它在脂肪组织中沉积。由于丙泊酚是脂质配方，蛋白质结合不是一个重要的考虑因素。此外，丙泊酚的药代动力学似乎不受肥胖或肝硬化的影响。然而，有研究显示与正常患者相比，慢性酒精中毒患者的丙泊酚诱导剂量有所增加。

关于琥珀胆碱，研究表明根据总体重（total body weight，TBW）给药更佳。由于肥胖者的整体代谢水平可能稍高，而且假性胆碱酯酶的代谢作用很强，只有一小部分琥珀胆碱到达神经肌肉接头，所以不必根据肥胖者的 LBW 调整剂量。尽管已证明肝硬化和肝损伤患者的假性胆碱酯酶水平降低，但只有当其水平降低 75% 以上，才会导致琥珀胆碱的神经肌肉阻滞作用显著延长。

因此，以 mg/kg 为单位，肥胖患者比酗酒患者的丙泊酚用量应减少，但琥珀胆碱的剂量应相同。所以最佳选项为 D。

2. 插管后，你决定为两名患者静脉输注罗库溴铵以维持肌肉松弛。以下哪项是维持肌肉松弛的最佳剂量？

A. 两位患者都根据 LBW 给药
B. 两位患者都根据 TBW 给药
C. 肥胖患者根据 TBW 给药，肝硬化患者根据 LBW 给药
D. 肥胖患者根据 LBW 给药，肝硬化患者根据 TBW 给药

正确答案：A。非去极化肌松药是亲水性药物。因此，尽管它们的分布容积和清除率在肥胖患者中不增加，但在腹水患者中会增加。此外，肝脏疾病，尤其是肝功能衰竭，会延长罗库溴铵的阻滞作用。因此，虽然肝硬化患者的初始剂量可能增加，但维持剂量应减少。尽管肥胖患者的分布容积和清除率不像肝硬化患者那样增加，但已经证明肥胖患者根据 TBW 给药与根据 LBW 给药相比，会产生可预测的阻滞延长，与超出按 LBW 计算的给药量相符。因此，在这两种情况下，应根据 LBW 计算维持肌松的罗库溴铵最佳剂量。

3. 术中决定使用卤化吸入麻醉药维持麻醉，为确保患者在手术结束时迅速从麻醉中苏醒，下列哪一项是最佳选择？
A. 对肥胖患者使用血液和组织溶解度低的药物，如地氟烷
B. 对肝硬化患者使用血液和组织溶解度高的药物，如氟烷
C. 对肥胖患者使用代谢更快的药物，例如氟烷
D. 对肝硬化患者使用代谢更快的药物，例如氟烷
E. 对两名患者均使用血液和组织溶解度低且代谢快的药物

正确答案：A。与静脉麻醉药物不同，吸入麻醉药不是通过重新分布和代谢而失效的，而是通过被呼出而失效的。因此，尽管代谢因素对其潜在的副作用很重要，例如氟烷诱导的肝炎和肝血流量减少，但是挥发性麻醉药的代谢对麻醉苏醒几乎没有作用。挥发性麻醉药的麻醉苏醒取决于其血液和组织溶解度。一般而言，挥发气越易溶解，它在患者体内持续的时间就越长。因此，与异氟烷相比，对同一患者以相同方式给予低溶解度挥发性麻醉药（如地氟烷），麻醉苏醒更可预计，苏醒速度更快。地氟烷的苏醒时间比异

氟烷短 50%。地氟烷作为最适合肥胖患者的吸入麻醉剂上市。但是随着肥胖程度的增加，每克脂肪的血流量减少，麻醉药物的分配系数与效应室分布的关系较为复杂。此外，地氟烷和更易溶解的异氟烷在脂肪组织中达到稳定状态的时间常数都较长。通常情况下，时间常数延长和脂肪组织灌注降低这两个因素会降低高组织溶解度的作用。

应知应会

- 亲水性和亲脂性药物的分布容积。
- 吸入麻醉药的失效。
- 影响麻醉药物分布容积的因素。
- 血液和组织溶解度以及代谢对挥发性麻醉药失效的影响。

推荐阅读

Ansari J, Carvalho B, Shafer SL, Flood P. Pharmacokinetics and pharmacodynamics of drugs commonly used in pregnancy and parturition. *Anesth Analg*. 2016;122:786.

Bailey JM. Context-sensitive half-times: What are they and how valuable are they in anaesthesiology? *Clin Pharmacokinet*. 2002;41:793.

Brunton LL, Knollman BC, eds. *Goodman & Gilman's The Pharmacological Basis of Therapeutics*. 13th ed. New York, NY: McGraw-Hill; 2017: chap 2.

Butterworth IV JF, Mackey DC, Wasnick JD, eds. Pharmacological principles. In: *Morgan & Mikhail's Clinical Anesthesiology*. 6th ed. New York, NY: McGraw-Hill Education; 2018:139-148.

Shargel L, Yu ABC, eds. *Applied Biopharmaceutics & Pharmacokinetics*. 7th ed. New York, NY: McGraw-Hill; 2016.

第 8 章 吸入麻醉药

田甜 译 金笛 肖玮 校

病例 1 小儿行房间隔缺损修补术

Katrina Von Kriegenbergh，MD，Mukesh Wadhwa，DO

一名 3 岁男性患儿因房间隔缺损（atrial septal defect，ASD）合并左向右分流拟行房间隔缺损修补术。患儿诱导前生命体征在正常范围内，使用七氟烷和氧气吸入诱导，诱导平稳顺利。

1. 七氟烷蒸发器上的刻度盘设为 2%，但吸入的七氟烷浓度为 0.5%。以下哪项**不能**解释刻度盘上的设定浓度与七氟烷吸入浓度（F_I）之间的差异？
   A. 新鲜气体流量低
   B. 大容量的呼吸回路
   C. 呼吸回路的高吸收能力
   D. 通气 / 血流（V/Q）比例失调

正确答案：D。蒸发器刻度盘上的数字是吸入麻醉药离开蒸发器时的浓度，但并不一定等于患者的吸入浓度。新鲜气体离开麻醉机与呼吸回路中的气体混合后才被患者吸入。影响吸入麻醉药的 F_I 的因素是新鲜气体流量、呼吸系统容积以及机器或呼吸回路对药物的吸收。新鲜气体流量越大、呼吸回路容积越小、回路吸收越少，麻醉药物吸入浓度越接近新鲜气体浓度。与 F_I 不同，动脉气体浓度（F_a）受 V/Q 比例失调的影响。影响 F_I、F_a 和 F_A 的因素如下图所示。

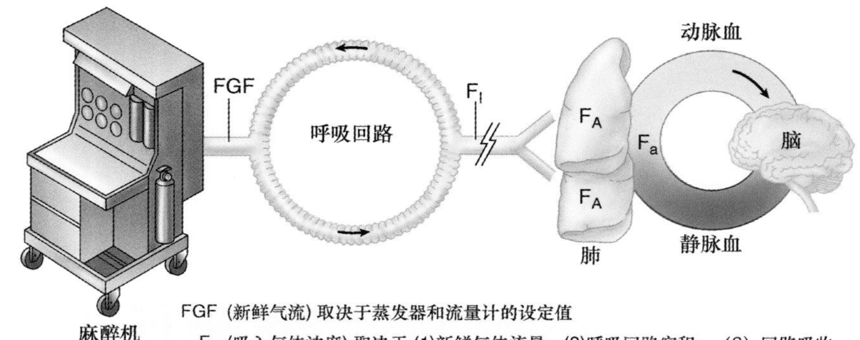

FGF（新鲜气流）取决于蒸发器和流量计的设定值

F_I（吸入气体浓度）取决于（1）新鲜气体流量；（2）呼吸回路容积；（3）回路吸收

F_A（肺泡气体浓度）取决于（1）药物摄取；（2）通气；（3）浓度效应；（4）第二气体效应（当存在氧化亚氮时）

F_a（动脉气体浓度）受通气/血流比例失调影响

（Reproduced with permission from Butterworth JF，Mackey DC，Wasnick JD：Morgan and Mikhail’s Clinical Anesthesiology，6th ed. New York，NY：McGraw-Hill Education；2018.）

2. 对比七氟烷和氟烷的吸入诱导。如果心输出量增加一倍，哪种药物会使 F_A/F_I 以及 F_A/F_I 变化速率升高得更多？
   A. 七氟烷多于氟烷
   B. 氟烷多于七氟烷
   C. 两者相同
   D. 无法确定

正确答案：A。七氟烷和氟烷的血气分配系数分别为 0.69 和 2.4。影响 F_A（肺泡麻醉气体浓度）的因素有肺循环对麻醉药的摄取、肺泡通气以及吸入浓度。肺循环对麻醉药的摄取与药物血液溶解度、肺泡血流量以及肺泡气与静脉血中的麻醉药物分压差呈正比。如果药物不被摄取，F_A 迅速接近 F_I（吸入麻醉气体浓度），比如溶解度低的药物地氟烷。对于溶解度高的药物，F_A 上升慢于 F_I，因此 F_A/F_I 的上升率＜ 1。可溶性高的药物（如氟烷）比可溶性低的药物（如七氟烷）更容易被肺循环摄取。在没有肺分流的情况下，肺泡血流量等于心输出量。随着心输出量增加，麻醉药物的摄取增加，尤其是可溶性麻醉药。组织对麻醉药的摄取导致肺泡和静脉血间存在分压差。组织摄取量越大，进入肺循环的药量和分压差就越大。增加肺泡通气量和吸入浓度有助于抵消肺循环摄取的影响，尤其是对于高溶解度的药物如氟烷。

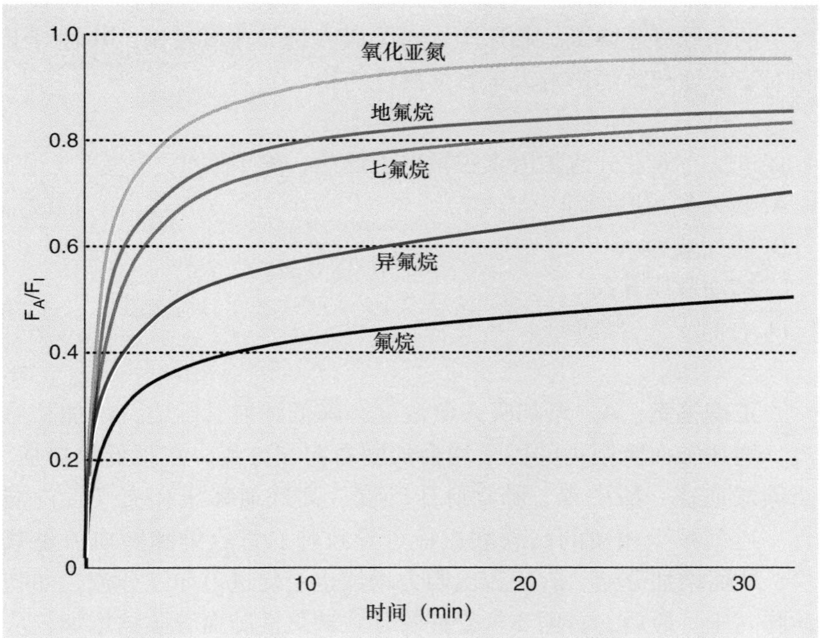

氧化亚氮（不可溶性药物）比氟烷（可溶性药物）的 F_A 更快趋近 F_I（Reproduced with permission from Butterworth JF，Mackey DC，Wasnick JD：Morgan and Mikhail's Clinical Anesthesiology，6th ed. New York，NY：McGraw-Hill Education；2018.）

3. 哪种分流**最**可能降低七氟烷的 F_A/F_I 上升速率，从而减缓吸入诱导？

A. 10% 左向右分流

B. 20% 左向右分流

C. 20% 右向左分流

D. 10% 右向左分流

正确答案：C。在左向右心内分流的情况下，氧合血与体循环静脉回流血混合。血液流经肺后也含有麻醉气体。由于进入体循环的血液与经分流进入肺循环的血液麻醉气体分压相同，左向右分流时不存在麻醉气体分压差。右向左心内分流时，由于一部分未氧合血液由右心进入左心而未通过肺循环，肺泡血容量减少。最终使高溶解性药物（如氟烷）的肺泡分压升高，而不溶性药物（如七氟烷）的动脉分压降低。临床上表现为吸入诱导速度较慢，并且对于相对不溶性药物的影响大于高溶解性药物。

4. 促进从右向左分流的因素包括以下选项，**除了**：
   A. 吸入氧浓度增加
   B. 通气减少
   C. 肺动脉压升高
   D. 右侧支气管插管

正确答案：A。增加吸入氧浓度会降低肺血管阻力，增加肺血流。增加肺血管阻力的因素均会加剧右向左分流，包括低氧血症、高碳酸血症、酸中毒、肺动脉压升高、高气道峰压和支气管内插管。通气减少相关的高碳酸血症可导致肺血管收缩和肺血流量减少，从而增加分流。右室流出阻力增加也会促进右向左分流，如肺动脉高压。最后，右侧支气管插管导致缺氧性肺血管收缩增加，从而增加右向左分流可能性。此外，支气管插管导致左肺有灌注但无通气，可引起通气 / 血流比例失调。

5. 如果患者存在右向左解剖分流，为获取血样以计算通过肺循环分流量占心输出量的比例，需要行哪种有创检查？
   A. 桡动脉导管和颈内静脉三腔中心静脉导管
   B. 桡动脉导管和锁骨下静脉三腔中心静脉导管
   C. 股动脉导管和肺动脉导管
   D. 尺动脉导管和颈内静脉导管

正确答案：C。肺动脉导管可计算混合静脉血氧饱和度和氧含量。分流公式为：

$$\dot{Q}_s/\dot{Q}_T = \frac{C_c'O_2 - C_aO_2}{C_c'O_2 - C_{\bar{v}}O_2}$$

其中

$\dot{Q}_s/\dot{Q}_T$ ＝分流百分比

$C_c'O_2$ ＝理想终末肺毛细血管氧含量

C_aO_2 ＝动脉氧含量

$C_{\bar{v}}O_2$ ＝混合静脉氧含量

氧含量可通过以下公式计算

$$氧含量（C_xO_2）=（S_xO_2 \times Hb \times 1.31\ ml/dl\ 血液）+［P_xO_2 \times 0.003\ ml/（dl\ 血液 \cdot mmHg）］$$

肺泡氧分压（P_AO_2）可带入 $P_c'O_2$，约等于 $C_c'O_2$，C_aO_2 可通过动脉血气（arterial blood gas，ABG）的数值计算，$C_{\bar{v}}O_2$ 可通过肺导管获得的 $P_{\bar{v}}O_2$ 和 $S_{\bar{v}}O_2$ 计算。由于肺导管置入术并非对所有患者都适用，因此还有其他方法可以估计分流百分比。肺泡–动脉氧分压差可用于估计混合静脉氧含量。随着分流比例的增加，增加吸入氧浓度不能改变动脉氧分压。如下图所示。

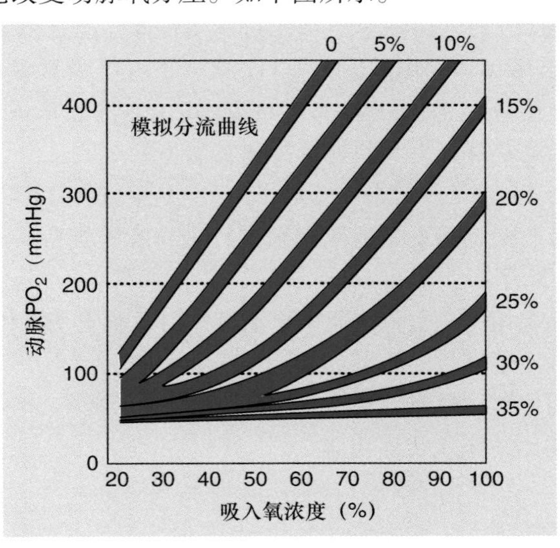

应知应会

- 影响麻醉药物吸入浓度（F_I）的因素
- 影响麻醉药物肺泡浓度（F_A）的因素。
- 影响麻醉药物动脉浓度（F_a）的因素。
- 肺循环摄取麻醉药物对吸入诱导的影响。
- 心输出量和通气对吸入诱导的影响。
- 右向左与左向右分流的差别及其对吸入诱导的影响。
- 计算分流百分比的必需因素，以及分流对动脉氧分压的影响。

病例 2 急诊骨科手术患者

Katrina Von Kriegenbergh，MD，Swapna Chaudhuri，MD，PhD

患者为 20 岁男性，体重 108 kg，身高 5 英尺 9 英寸（约 175 cm），4 h 前因机动车事故受伤，拟急诊行双侧股骨干骨折固定术。在麻醉前评估时，该患者否认患哮喘以外的任何内科疾病。哮喘治疗主要应用沙丁胺醇吸入剂。既往手术史包括 6 岁时的扁桃体切除术和 2 年前的腹腔镜阑尾切除术，均无特殊事件发生。患者烦躁，主诉疼痛；血压 94/68 mmHg，心率 112 次 / 分，呼吸频率 20 次 / 分。入院实验室检查显示血红蛋白为 11.2 g/dl，血液酒精浓度为 0.2%。X 线胸片可见右第 6 ～ 8 肋处骨折和右侧少量气胸。

1. 你选择用七氟烷而不是地氟烷来进行全身麻醉维持，原因包括以下选项，**除了**：

   A. 与地氟烷相比，七氟烷通常更不容易引发血压下降和心率增加

   B. 七氟烷比地氟烷更不容易引起支气管痉挛

   C. 七氟烷比地氟烷具有更大的血液溶解度

   D. 七氟烷比地氟烷代谢更多

正确答案：D。吸入麻醉药对各器官系统的作用相似，使得这类药物之间通常有理论上的区别，而无实际应用上的区别。但至少在理论上，患者的合并症和临床表现可能提示哪些药物更适合哪些特定个体。通过细胞色素 P-450 2E1 酶，七氟烷的代谢是地氟烷的 10 ～ 25 倍。如患者循环中存在乙醇则可诱导酶系统，从而导致有潜在肾毒性的无机氟增多。但是几乎不存在七氟烷麻醉引起的氟离子毒性肾衰竭。地氟烷通过降低体循环血管阻力降低血压，七氟烷也有相同作用但程度较低。但使用七氟烷同样不能维持心输出量，因为其增快心率作用较地氟烷小。所有吸入麻醉药都会导致呼吸抑制，并减弱对缺氧和高碳酸血症的正常通气反应。与地氟烷相比，七氟烷不太可能产生支气管痉挛，因此更适用于吸入诱导。七氟烷在血液中的溶解度较地氟烷稍高。地氟烷和七氟烷的血气分配系数分别为 0.42 和 0.65。在稳定状态下，这意味着 1 毫升血液中地氟烷的含量仅为空气中的 0.42 倍。由于溶解度有限，地氟烷或七氟烷均可使肺泡分压迅速升高，但地氟烷的作用更快。对于这例患者，考虑术前可能为饱胃，因此不太可能进行吸入诱导。

2. 七氟烷蒸发器是空的，所以你决定使用氟烷；以下所有因素均可提高氟烷的 F_A/F_I 上升速率，**除了：**
   A. 高的新鲜气体流量
   B. 增加重复吸入
   C. 低呼吸回路容量和回路吸收
   D. 增加通气量

正确答案：B。吸入麻醉药的诱导取决于从麻醉机到靶器官（即大脑）间的多个因素。高新鲜气体流量、低呼吸回路容量、低呼吸回路吸收以及减少重复吸入有助于增加每次吸气时吸入麻醉药浓度（F_I）并加快诱导。在患者肺内，吸入麻醉药在肺泡中达到一定的浓度（F_A），这受到摄取、通气量和浓度的影响。肺循环对麻醉药的摄取会降低 F_A 接近 F_I 的速率，并导致诱导时间延长（$F_A/F_I < 1.0$）。心输出量增加、使用氟烷等高溶解度吸入麻醉药，以及组

第8章 吸入麻醉药

织摄取导致肺泡气体和静脉血的分压差增加时，麻醉药物的摄取增加。增加通气量和吸入浓度有助于抵消药物摄取对 F_A（增加 F_A/F_I）及麻醉诱导的影响，尤其是对于氟烷等可溶性麻醉药。

3. 下列哪些因素被证明会导致最低肺泡有效浓度（minimal alveolar concentration，MAC）降低？
   A. 高钠血症
   B. 急性酒精中毒
   C. 甲状腺功能减退
   D. 短期使用苯丙胺

正确答案：B。MAC 的定义是使 50% 患者手术刺激不引起体动的吸入麻醉药浓度。有数个因素可以降低 MAC，包括低钠血症、急性酒精中毒和长期应用苯丙胺。相反，高钠血症、慢性酒精滥用和短期应用苯丙胺已被证明会增加 MAC。其他增加 MAC 的药物包括可卡因和麻黄碱。MAC 随着年龄的增长而下降，吸入麻醉药与年龄的相关性均相似。除婴儿（可能更低）外，MAC 随年龄的增长呈线性下降。甲状腺功能减退及亢进、性别和麻醉时间对 MAC 无影响。

4. 手术顺利，术后 72 h 患者出现肝功能异常：血清胆红素 6.5 μmol/L，谷丙转氨酶（alanine aminotransferase，ALT）1022 U/L，凝血酶原时间（prothrombin time，PT）21.5 s。围术期肝衰竭最有可能的原因是什么？
   A. 病毒性肝炎
   B. 肝休克
   C. 麻醉药介导的肝炎
   D. 无法确定

正确答案：D。无论病因如何，急性肝衰竭都有一些特异性表现，包括血清转氨酶水平升高、高胆红素血症、凝血指标延长

影响最低肺泡有效浓度（MAC）的因素

变量	对 MAC 的影响	注解	变量	对 MAC 的影响	注解
体温			**电解质**		
低体温	↓		高钙血症	↓	
高体温	↓	如果体温＞42℃则↑	高钠血症	↑	由 CSF[b] 变化引起
年龄			低钠血症	↓	由 CSF 变化引起
年轻	↑		妊娠	↓	孕 8 周时下降 1/3，产后 72 h 恢复正常
年长	↓				
酒精			**药物**		
急性中毒	↓		局麻药	↓	可卡因除外
慢性滥用	↑		阿片类	↓	
贫血			氯胺酮	↓	
血细胞比容＜10%	↓		巴比妥类	↓	
PaO_2			苯二氮䓬类	↓	
＜40 mmHg	↓		维拉帕米	↓	
$PaCO_2$			锂	↓	
＞95 mmHg	↓	由 pH 值＜CSF 引起	交感神经阻滞药		
			甲基多巴	↓	

（续表）

变量	对 MAC 的影响	注解
甲状腺		
甲状腺功能亢进	无变化	
甲状腺功能减退	无变化	
血压		
平均动脉压 < 40 mmHg	↓	
可乐定	↓	
右美托咪定	↓	
拟交感神经药		
苯丙胺		
慢性	↓	
急性	↑	
可卡因	↑	
麻黄碱	↓	

[a] 结论基于人类和动物研究。

[b] CSF，脑脊液

[PT/ 国际标准化比值（international normalized ratio，INR）] 和肝性脑病。体征和肝功能检查异常出现的时间有助于确定病因。吸入麻醉药介导的肝炎十分罕见，与肝细胞损伤相关的征象会在吸入麻醉药暴露后 2 周内出现。这些征象可能包括血清 ALT 的显著升高、胆红素升高引起的黄疸和肝性脑病。在病毒性肝炎中存在非特异性病毒初始反应期，包括乏力和厌食，伴有恶心和呕吐。黄疸期在随后 3 ～ 10 天内出现，1 ～ 2 周内达到高峰。肝内胆汁淤积偶可见于大型手术后，尤其是腹部或心血管手术。可出现胆汁酸、γ- 谷氨酰转移酶（γ-glutamyl transferase，GGT）和碱性磷酸酶水平升高；但转氨酶和胆红素升高是肝细胞损伤的征象。脓毒症和溶血均可导致多因素混合性高胆红素血症，这是术后黄疸最常见的原因。肝功能检查可表现为胆红素显著升高，转氨酶和碱性磷酸酶水平轻度升高。休克状态也可导致肝衰竭。这位患者的创伤性损伤可能会导致休克状态。此外，有证据显示患者饮酒，这可能提示患者此前有酒精引起的肝损伤。

5. 以下选项均为氟烷性肝炎的特征，**除了**：
   A. 小叶中心型肝细胞坏死
   B. 免疫介导损伤
   C. 单次暴露产生的暴发性疾病最为常见
   D. 家族倾向被认为会增加风险

正确答案：C。临床使用氟烷可引起两种不同类型的肝损伤。在使用氟烷的成年人中，约有 20% 出现轻度损伤，实验室检查提示存在 ALT 和天冬氨酸转氨酶（aspartate aminotransferase，AST）轻度升高。第二种是暴发型，通常称为**氟烷性肝炎**。氟烷性肝炎极为罕见；但是短期内有多次氟烷接触史的患者、中年肥胖女性和有中毒史（个人或亲属）患者的风险增加。如果在缺氧条件下暴露于氟烷，人和大鼠中均可发现小叶中心型肝细胞坏死。此结果支持还原性代谢物或缺氧性损伤机制。但是，也有证据表明存在免疫介导的过敏反应。在暴露于氟烷后出现暴发性肝衰竭的患者循环中可检测到抗体，该抗体可与氟烷麻醉的兔子中分离出的肝细胞膜发生特异性的反应。

应知应会

- 七氟烷和地氟烷对于心肺系统的不同影响。
- 影响 MAC 的因素。
- 围术期肝衰竭的鉴别诊断。
- 氟烷介导性肝炎的关键特征。

推荐阅读

Butterworth IV JF, Mackey DC, Wasnick JD, eds. Inhalation anesthetics. In: *Morgan & Mikhail's Clinical Anesthesiology*. 6th ed. New York, NY: McGraw-Hill Education; 2018:149-170.

DeHert S, Preckel B, Schlack W. Update on inhaltional anaesthetics. *Curr Opin Anaesthesiol.* 2009;22:491.

Njoku D, Laster MJ, Gong DH. Biotransformation of halothane, enflurane, isoflurane and desflurane to trifluoroacetylated liver proteins: association between protein acylation and hepatic injury. *Anesth Analg*. 1997:84:173.

第 9 章 神经肌肉阻滞剂

冯帅 译 金笛 肖玮 校

病例 1 行宫颈扩张及刮宫术患者

Bettina Schmitz，MD，Spencer Thomas，MD

患者为 35 岁女性，既往病史包括 2 型糖尿病、高血压和甲状腺功能减退，在自然流产后拟行宫颈扩张及刮宫术。患者曾在蛛网膜下腔麻醉下行剖宫产术。患者由于在婴儿时期被收养，相关家族史无法得知。

在手术开始前，预先静脉给予患者咪达唑仑 2 mg。应用标准美国麻醉医师协会（American Society of Anesthesiologists，ASA）监测，使用 100% 氧气预给氧 3 min。采用丙泊酚和琥珀胆碱进行全身麻醉诱导。气管插管完成后，在 1∶1 的空气 / 氧气混合气中给予 1 MAC 七氟烷进行麻醉维持。手术过程中无须进一步追加肌松，并且没有使用非去极化肌松药。手术进行 30 min，情况平稳。停用吸入麻醉药 10 min 后，呼气中七氟烷浓度低于 0.2%，但患者无自主呼吸，对肢体或语言刺激无反应。麻醉医师进行动脉血气分析，结果显示 pH 为 7.31，$PaCO_2$ 为 43 mmHg，PaO_2 为 109 mmHg，HCO_3^- 为 19，乳酸为 2.0。患者被转运至外科重症监护室，使用正压通气，观察麻醉恢复情况。

1. 麻醉苏醒延迟可能是由下列哪一个因素引起的?

   A. 既往合并的疾病

B. 全身麻醉的药物效应
C. 代谢紊乱
D. 以上均是

正确答案：D。以上每一种情况都可能导致全身麻醉苏醒延迟。既往合并疾病（如肾、肝衰竭或甲状腺功能减退）会影响麻醉药物的有效性和代谢，导致意外的苏醒时间延长。睡眠呼吸暂停和慢性阻塞性肺疾病等合并症可导致二氧化碳潴留和嗜睡。

过量的阿片类药物、镇静药物和肌松药同样会导致苏醒延迟。在给药量合适的情况下，药物反应的个体差异也可能导致苏醒延迟。

低体温、低血糖、高血糖和低钠血症会导致麻醉后苏醒延迟。虽然脑卒中、癫痫和其他中枢神经系统事件较为罕见，但也必须予以考虑。

2. 在没有额外信息的提示下，此时**不应该**采取什么操作？
A. 回顾患者的病史
B. 对患者进行体格检查
C. 回顾患者麻醉记录
D. 给予新斯的明和格隆溴铵进行拮抗

正确答案：D。当全身麻醉后出现苏醒延迟时，应查看患者的病历、用药史和麻醉记录。评估患者的身体状况以发现苏醒延迟的原因也是很必要的。

前文已描述患者的既往病史。术中麻醉过程平稳，未出现高血压、低钠血症或低氧血症。术中阿片类药物用量适宜，未给予非去极化肌松药。因此，除非有证据表明存在Ⅱ相阻滞，否则无适应证使用拮抗非去极化肌松剂的药物。术前应评估患者的甲状腺激素替代治疗是否充分。

为了识别是否有肌松残余，应使用周围神经刺激仪。

3. 下面哪个选项是**不正确**的？
A. Ⅱ期去极化阻滞对强直性刺激的反应出现衰减

B. 非去极化阻滞可出现为强直后增强
C. Ⅰ相去极化阻滞对双短强直刺激的反应恒定但减弱
D. 非去极化阻滞对四个成串刺激的反应出现衰减
E. Ⅰ相去极化对四个成串刺激的反应出现衰减

正确答案：E。Ⅰ相去极化阻滞对四个成串刺激、强直刺激和双短强直刺激表现出减弱但持续的反应，无强直后增强。Ⅱ相去极化阻滞和非去极化阻滞对四个成串刺激、强直刺激和双短强直刺激均表现出衰减反应以及强直后增强。

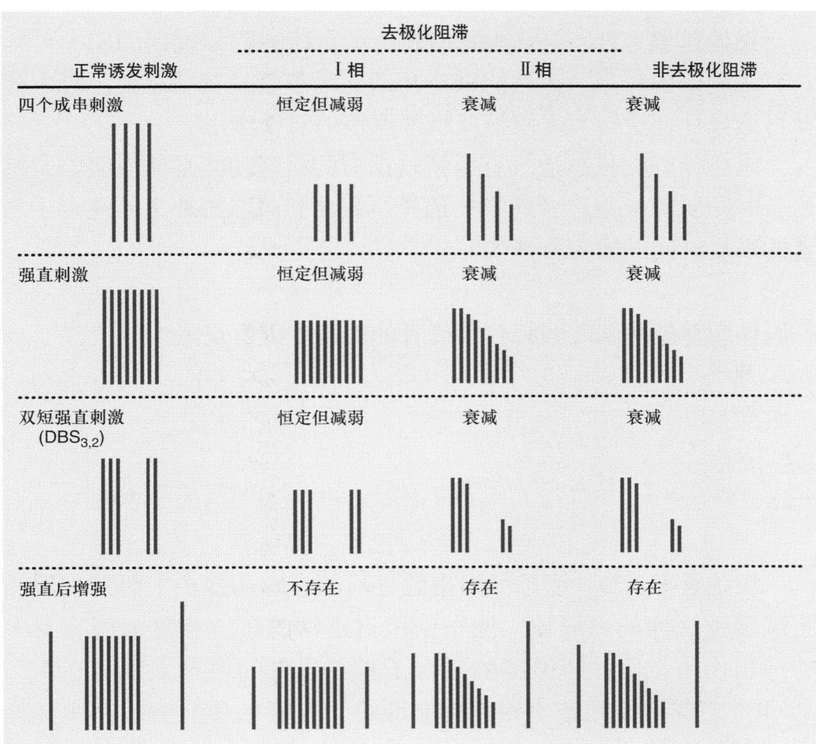

去极化（Ⅰ相和Ⅱ相）和非去极化阻滞期间的诱发反应（Reproduced with permission from Butterworth JF，Mackey DC，Wasnick JD：Morgan and Mikhail's Clinical Anesthesiology，6th ed. New York，NY：McGraw-Hill Education；2018.）

这例患者对四个成串刺激或强直刺激均无反应。

临床诊断为琥珀胆碱代谢延迟引起的长时间肌肉松弛，可能继发于纯合子的假性胆碱酯酶缺乏。

4. 治疗方案包括下列哪项？

A. 静脉给予新斯的明 / 格隆溴铵

B. 静脉给予吡斯的明 / 格隆溴铵

C. 静脉给予舒更葡糖

D. 维持镇静状态和机械通气，直至患者恢复正常肌肉功能

正确答案：D。胆碱酯酶抑制剂（新斯的明和吡斯的明）可延长琥珀胆碱的作用，假性胆碱酯酶缺乏的患者是其禁忌证。舒更葡糖可选择性地逆转罗库溴铵或维库溴铵的肌松作用。

维持镇静和机械通气直至恢复正常的肌肉功能是使用琥珀胆碱后长时间肌肉松弛患者的唯一选择。假性胆碱酯酶缺乏的纯合子患者的恢复时间一般为 4 ～ 8 h。

5. 假性胆碱酯酶缺乏的纯合子患者的地布卡因值是多少？

A. 80%

B. 60%

C. 40%

D. 20%

正确答案：D。地布卡因指数是局部麻醉药地布卡因抑制假性胆碱酯酶活性的百分比。地布卡因对正常的假性胆碱酯酶有 80% 的抑制作用。假性胆碱酯酶杂合子基因患者的地布卡因值在 40% 至 60% 之间，而地布卡因仅抑制纯合子患者的非典型假性胆碱酯酶的 20%。

应知应会

- 全身麻醉苏醒延迟的鉴别诊断。
- Ⅰ相和Ⅱ相阻滞的周围神经刺激反应。
- 地布卡因值的意义。

参考文献

Brull SJ, Kopman AF. Current status of neuromuscular reversal and monitoring: Challenges and opportunities. *Anesthesiology*. 2017;126:173.

Butterworth IV JF, Mackey DC, Wasnick JD, eds. Neuromuscular blocking agents. In: *Morgan & Mikhail's Clinical Anesthesiology*. 6th ed. New York, NY: McGraw-Hill Education; 2018:199-220.

deBacker J, Hart N, Fan E. Neuromuscular blockade in the 21st century management of the critically ill patient. *Chest*. 2017;151:697.

Heerdt PM, Sunaga H, Savarese JJ. Novel neuromuscular blocking drugs and antagonists. *Curr Opin Anaesthesiol*. 2015;28:403.

Madsen MV, Staehr-Rye AK, Gätke MR, Claudius C. Neuromuscular blockade for optimising surgical conditions during abdominal and gynaecological surgery: A systematic review. *Acta Anaesthesiol Scand*. 2015;59:1.

Schreiber JU. Management of neuromuscular blockade in ambulatory patients. *Curr Opin Anaesthesiol*. 2014;27:583.

Tran DT, Newton EK, Mount VA, et al. Rocuronium versus succinylcholine for rapid sequence induction intubation. *Cochrane Database Syst Rev*. 2015;(10):CD002788.

第 10 章
胆碱酯酶抑制剂和其他神经肌肉阻滞剂的拮抗药物

仲崇琳 译 金笛 肖玮 校

病例 1 心脏停搏患者的复苏

Spencer Thomas，MD，Suzanne Northcutt，MD

你被要求协助进行一名 25 岁女性患者的复苏，患者身高 5 英尺（约 152 cm），体重 150 kg，在择期腹腔镜胆囊切除术后麻醉苏醒时心脏停搏。麻醉维持使用地氟烷、芬太尼和罗库溴铵。在心脏停搏前 5 min 给予格隆溴铵（0.2 mg）和新斯的明（5 mg）拮抗。

1. 心电图显示心脏停搏。鉴别诊断中最可能的原因是什么？
   A. QT 间期延长综合征
   B. 格隆溴铵剂量不足
   C. 自主神经病变
   D. 气道异常和低氧血症

正确答案：B。QT 间期延长综合征在术前可能被忽略，导致尖端扭转型心律失常。QT 间期延长可见于先天性异常或与抗抑郁药、吩噻嗪类药物以及抗心律失常药有关的药物毒性。苏醒期气道异常伴低氧血症可导致严重的心动过缓和心脏停搏。这种情况需要立即通过面罩、插管或手术 / 有创气道管理重建气道。该患者的体重指数（body mass index，BMI）相对较高，因此应始终警惕出现困难气道。尽管肥胖使患者存在患糖尿病并伴有自主神经功能障碍的风险，但病史中并未提及这一点。患者在围术期可能由于未知的心脏病继发心脏停搏。以前未被发现的心肌病、心律失常和缺血性心脏病可能会意外地导致患者在苏醒期心脏停搏。虽然对于一个相对年轻但肥胖的女性而言并非不可能，但此类事件并不常见。

通常，每给予 1 mg 新斯的明应给予 0.2 mg 格隆溴铵。在本病例中，抗胆碱能药物用量不足，无法抵消乙酰胆碱增加对毒蕈碱受体的影响，导致心动过缓和心脏停搏。

2. 此时合适的行为包括以下所有内容，**除了**：
   A. 寻求帮助
   B. 开始心肺复苏（cardiopulmonary resuscitation，CPR）
   C. 静脉给予阿托品 2 mg
   D. 静脉给予血管加压素 40 U
   E. 静脉给予肾上腺素 1 mg

正确答案：D。寻求帮助并启动手术室的应急响应是正确的。应立即开始 CPR。阿托品是一种抗胆碱能药，对心肌和支气管平滑肌有强效作用。高级心脏生命支持（advanced cardiac life support，ACLS）方案中已删除血管加压素，支持给予肾上腺素。该患者是继发于药物作用的心脏停搏。拮抗乙酰胆碱对心脏毒蕈碱受体作用的药物最有可能恢复心脏节律。

3. 插管和复苏后，动脉血气结果为 pH 7.30，PaO_2 150 mmHg，$PaCO_2$ 55 mmHg 和 HCO_3^- 27 mmol/L。这些数值反映了：
   A. 呼吸性碱中毒
   B. 呼吸性酸中毒不伴代谢性代偿
   C. 呼吸性酸中毒伴代谢性代偿
   D. 代谢性酸中毒伴呼吸代偿

正确答案：C。患者体内 CO_2 潴留，导致呼吸性酸中毒。腹腔镜手术过程中腹膜吸收二氧化碳，可发生高碳酸血症和呼吸性酸中毒。麻醉后通气不足并不少见。该患者 BMI 高且可能存在睡眠呼吸暂停的因素，导致手术后 CO_2 潴留。患者的 HCO_3^- 浓度升高可能是对继发于睡眠呼吸暂停导致的 CO_2 潴留的慢性代偿。当然，对于此例心脏停搏后的患者，也有可能是在心脏停搏期间碳酸氢钠使用不当，导致 HCO_3^- 浓度升高。

4. 哪种抗胆碱酯酶药物可以透过血脑屏障？

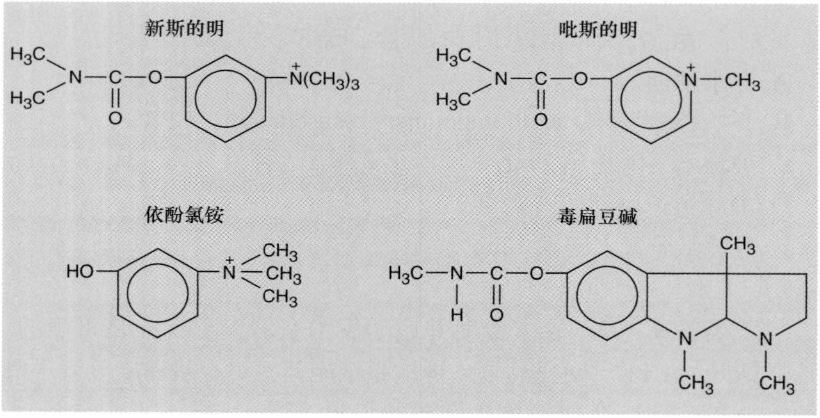

新斯的明、吡斯的明、依酚氯铵和毒扁豆碱的分子结构（Reproduced with permission from Butterworth JF，Mackey DC，Wasnick JD：Morgan and Mikhail's Clinical Anesthesiology，6th ed. New York，NY：McGraw-Hill Education；2018.）

A. 新斯的明
B. 吡斯的明
C. 依酚氯铵
D. 毒扁豆碱

正确答案：D。新斯的明、吡斯的明和依酚氯铵有一个带电荷的季铵基团，限制了其血脑屏障渗透性。毒扁豆碱缺乏带电荷的铵，使其具有脂溶性。毒扁豆碱可用于治疗阿托品或东莨菪碱引起的中枢抗胆碱能毒性。

应知应会

- 苏醒期间心脏停搏的鉴别诊断。
- 手术室内心脏停搏的应对。
- 血气结果解读。
- 新斯的明和毒扁豆碱之间的结构差异。

推荐阅读

Baysal A, Dogukan M, Toman H, et al. The use of sugammadex for reversal of residual blockade after administration of neostigmine and atropine: 9AP1-9 *Eur J Anaesth*. 2013;30:142.

Brull SJ, Kopman AF. Current status of neuromuscular reversal and monitoring: Challenges and opportunities. *Anesthesiology*. 2017;126:173.

Butterworth IV JF, Mackey DC, Wasnick JD, eds. Cholinesterase inhibitors & other pharmacological antagonists to neuromuscular blocking agents. In: *Morgan & Mikhail's Clinical Anesthesiology*. 6th ed. New York, NY: McGraw-Hill Education; 2018:221-232.

Dirkman D, Britten M, Henning P, et al. Anticoagulant effect of sugammadex. *Anesthesiology*. 2016;124:1277.

Haeter F, Simons J, Foerster U, et al. Comparative effectiveness of calabadion and sugammadex to reverse nondepolarizing neuromuscular blocking agents. *Anesthesiology*. 2015;123:1337.

Heerdt P, Sunaga H, Savarese J. Novel neuromuscular blocking drugs and antagonists. *Curr Opin Anesthesiol*. 2015;28:403.

Hoffmann U, Grosse-Sundrup M, Eikermann-Haeter K, et al. Calabadion: A new agent to reverse the effects of benzylisoquinoline and steroidal neuromuscular blocking agents. *Anesthesiology*. 2013;119:317.

Kusha N, Singh D, Shetti A, et al. Sugammadex; a revolutionary drug in neuromuscular pharmacology. *Anesth Essays Res*. 2013:7:302.

Lien CA. Development and potential clinical impact of ultra-short acting neuromuscular blocking agents. *Br J Anaesth*. 2011;107(S1):160.

Meistelman C, Donati F. Do we really need sugammadex as an antagonist of muscle relaxants in anesthesia? *Curr Opin Anesthesiol*. 2016;29:462.

Naguib M. Sugammadex: Another milestone in clinical neuromuscular pharmacology. *Anesth Analg*. 2007;104:575.

Naguib M, Lien CA. Pharmacology of muscle relaxants and their antagonists. In: Miller RD, Eriksson LI, Fleisher L, Wiener-Kronish JP, Young WL, eds. *Miller's Anesthesia*. 8th ed. London: Churchill Livingstone; 2015.

Savarese JJ, McGilvra JD, Sunaga H, et al. Rapid chemical antagonism of neuromuscular blockade by L-cysteine adduction to and inactivation of the olefinic (double-bonded) isoquinoliniumdiester compounds gantacurium (AV430A), CW 002, and CW 011. *Anesthesiology*. 2010;113:58.

Taylor P. Anticholinesterase agents. In: Brunton LL, Knollmann BC, Hilal-Dandan R, eds. *Goodman and Gilman's Pharmacological Basis of Therapeutics*. 13th ed. New York, NY: McGraw-Hill; 2018.

参考文献

Casati A, et al. Effects of pneumoperitoneum and reverse trendelenburg position on cardiopulmonary function in morbidly obese patients receiving laparoscopic gastric banding. *Eur J Anaesthesiol*. 2000;17:300-305.

Sprung J, et al. Perioperative cardiac arrests. *Signa Vitae*. 2008;3(2):8-12.

Usher S, Shaw A. Peri-operative asystole in a patient with diabetic autonomic neuropathy. *Anaesthesia*. 1999;54:1110-1129.

第 11 章
降压药

魏晶晶　译　金笛　肖玮　校

病例 1　主动脉瓣置换术后患者

Ron Banister，MD

1. 一位 83 岁患者行主动脉瓣置换术，术后返回心脏外科重症监护病房。入重症监护病房时的生命体征为：血压 130/45 mmHg，心房起搏节律，心率 80 次 / 分。进行容量控制通气。患者由于慢性背痛有阿片类药物使用史。随着麻醉苏醒，患者血压逐渐升至 185/100 mmHg。控制高血压的方法包括：

   A. 输注丙泊酚

   B. 输注右美托咪定

   C. 输注氯维地平

   D. 应用阿片类药物

   E. 以上全是

   F. 以上全不是

正确答案：E。术后高血压通常可能导致术后出血，尤其是在心脏手术后。理想状况下，患者在心脏术后麻醉苏醒期间的血压应该处在正常范围。对于此患者，上述所有药物的任意组合均可用于降压。有阿片类药物使用史的患者围术期管理具有挑战性，术后多模式镇痛可能对此类患者有益，包括非阿片类镇痛药物、输注利多卡因和（或）氯胺酮以及加入快速康复计划，后者对所有进行大手术的患者均有益处。这位患者也可能对阿片类药物有躯体依赖，其高血压由阿片类药物戒断引起。

2. 虽然患者血压立即得到控制，但在接下来的 3 h，胸腔引流管的引流量仍然大于 300 ml/h。患者的心指数从 2.2 L/（min · m^2）降至 1.2 L/（min · m^2），并且出现代谢性酸中毒。此外，血压现已降至 90/60 mmHg。此时应采取的最佳方案是：
A. 给予碳酸氢钠
B. 输注 2 个单位压积红细胞
C. 开始输注米力农
D. 通知外科医师患者可能需要再次探查
E. 进行紧急超声心动图检查
F. D 和 E

正确答案：F。该患者可能有持续出血，需要手术治疗。紧急超声心动图检查有助于判断患者心指数下降的原因。可能的原因包括持续失血造成的低血容量和心脏压塞。尽管使用碳酸氢钠、输注压积红细胞和使用米力农可能是必要的，但最为重要的是确定引起血流动力学不稳定的原因。心脏手术后心指数降低的鉴别诊断包括低血容量、右心室衰竭、左心室衰竭和心脏压塞。经食管超声心动图可以鉴别血流动力学不稳定的病因。

应知应会

- 心脏手术后高血压的处理。
- 心脏手术后血流动力学不稳定的鉴别诊断。

推荐阅读

Ansari Barodka V, Joshi B, Berkowitz D, Hogue CW Jr, Nyhan D. Implications of vascular aging. *Anesth Analg*. 2011;112:1048.

Butterworth IV JF, Mackey DC, Wasnick JD, eds. Hypotensive agents. In: *Morgan & Mikhail's Clinical Anesthesiology*. 6th ed. New York, NY: McGraw-Hill Education; 2018:253-260.

Espinosa A, Ripollés-Melchor J, Casans-Francés R, et al; Evidence Anesthesia Review Group. Perioperative use of clevidipine: A systematic review and meta-analysis. *PLoS One*. 2016;11:e0150625.

Gillies MA, Kakar V, Parker RJ, Honoré PM, Ostermann M. Fenoldopam to prevent acute kidney injury after major surgery—a systematic review and meta-analysis. *Crit Care*. 2015;19:449.

Hottinger DG, Beebe DS, Kozhimannil T, Prielipp RC, Belani KG. Sodium nitroprusside in 2014: A clinical concepts review. *J Anaesthesiol Clin Pharmacol*. 2014;30:462.

Jain A, Elgendy IY, Al-Ani M, Agarwal N, Pepine CJ. Advancements in pharmacotherapy for angina. *Expert Opin Pharmacother*. 2017;18:457.

Moerman AT, De Hert SG, Jacobs TF, et al. Cerebral oxygen desaturation during beach chair position. *Eur J Anaesthesiol*. 2012;29:82.

Pilkington SA, Taboada D, Martinez G. Pulmonary hypertension and its management in patients undergoing non-cardiac surgery. *Anaesthesia*. 2015;70:56.

Oren O, Goldberg S. Heart failure with preserved ejection fraction: Diagnosis and management. *Am J Med*. 2017;130:510.

Williams-Russo P, Sharrock NE, Mattis S. Randomized trial of hypotensive epidural anesthesia in older adults. *Anesthesiology*. 1999;91:926.

Zhao N, Xu J, Singh B, et al. Nitrates for the prevention of cardiac morbidity and mortality in patients undergoing non cardiac surgery. *Cochrane Database Syst Rev*. 2016;(8):CD010726.

第 12 章
局部麻醉药

魏晶晶　译　金笛　肖玮　译

病例 1　区域麻醉用于建立透析通路

John F. Butterworth IV，MD

1. 患者拟行择期动静脉瘘翻修术用于透析，你的同事要求你对其行外周神经阻滞。该患者有高血压、胰岛素依赖型糖尿病和终末期肾病（end-stage renal disease，ESRD）病史。患者末次透析时间为前一日。当你准备使用 1.5% 甲哌卡因 20 ml 进行单次锁骨上臂丛神经阻滞时，一位同事询问，患者的肾脏疾病是否会延长甲哌卡因的阻滞时间。最好的回答是：
   A. 在假性胆碱酯酶缺乏的患者中，甲哌卡因的麻醉时间会延长且血药浓度会升高
   B. 在 ESRD 患者中，甲哌卡因的麻醉时间不会延长，血药浓度也不会升高
   C. 在肝衰竭的患者中，由于血液中活性代谢产物水平升高，甲哌卡因的麻醉时间将会延长
   D. 甲哌卡因的阻滞时间不会延长；但由于局麻药代谢产物的累积，该患者高铁血红蛋白血症的风险增加

正确答案：B。一般来说，区域麻醉作用的消退是由于局部麻醉药的再分布，而不是代谢。对于 ESRD 患者，并没有证据表明其

区域麻醉持续时间延长，实际上一些专家认为此类患者的区域麻醉持续时间反而更短。甲哌卡因和其他所有酰胺类局麻药都通过肝微粒体 P-450 酶代谢，尤其是进行 N- 脱烷基化和羟基化。尽管肝血流或肝功能的下降可能导致患者血液中局麻药浓度升高，但肾功能下降对酰胺类局麻药的代谢几乎无影响。随尿液排出未代谢的局麻药非常少。只有酯类局麻药依赖于假性胆碱酯酶水解代谢，但无论如何，酯类局麻药麻醉作用的消退均是由于再分布，而非代谢。使用丙胺卡因或苯佐卡因时需要高度关注高铁血红蛋白血症，而非甲哌卡因。

2. 若同一患者进行前臂骨折切开复位内固定术，而不是动静脉瘘翻修术，阻滞的目的可能会发生变化，需要满足术中麻醉和术后镇痛。现在你的同事建议你使用 1.5% 甲哌卡因和 0.5% 布比卡因进行 1∶1 混合，用于快速起效和延长作用时间。下列陈述中哪一项是正确的？
   A. 一般来说，高脂溶性局麻药比低脂溶性药物作用时间更短
   B. 一般来说，高脂溶性局麻药比低脂溶性局麻药起效更快
   C. 当甲哌卡因与布比卡因以 1∶1 的比例联合使用时，镇痛时间与单独使用等量布比卡因相同
   D. 注射部位影响神经阻滞的持续时间
   E. pH 值越低，起效速度越快

正确答案：D。效能和脂溶性强的局麻药起效通常较慢，只有很少被使用的依替卡因（药效强，高脂溶性，起效相对较快）例外。药物的 pK_a 值是指药物解离 50% 时的 pH 值，一般情况下，pH 值越大（以及局麻药质子化形式与游离碱基形式比例越小），麻醉起效速度越快。为了更容易透过神经元的质膜，药物必须为非离子（即不带电，脂溶性更强）形式。这就是一些临床医师经常在局麻药溶液中加入少量 $NaHCO_3$ 的原因。

局麻药的作用时间与其脂溶性和效能有关。效能和脂溶性高的药物往往作用时间更长（例如布比卡因、罗哌卡因和丁卡因）。局

麻药的注射部位对其摄取和持续时间均有重要影响。布比卡因用于脊髓麻醉的持续时间只有几个小时，而布比卡因用于臂丛神经阻滞可持续 10 ～ 16 h。吸收率随注射部位血管密度的增加而增加，静脉内＞气管＞肋间＞宫颈旁＞硬膜外＞臂丛＞坐骨＞皮下。在局麻药中加入血管收缩剂可延长作用时间，降低全身吸收，并提高镇痛质量，特别是对作用时间较短的药物，如利多卡因。局麻药 1 : 1 混合阻滞的起效时间和镇痛时间介于两种药物之间。

应知应会

- 基于局麻药化学结构的不同代谢机制。
- 影响神经阻滞起效及持续时间的因素。
- pH、pK_a 与膜渗透的关系。
- 局麻药注射于不同部位的相对吸收率。

病例 2 输注利多卡因用于镇痛

John F. Butterworth IV，MD

1. 一名 65 岁男性，体重 68 kg，因肿瘤在全身麻醉下行结肠切除术。为了减少术后镇痛需求，术中静脉输注利多卡因 2 mg/min，并在麻醉恢复室继续输注。患者出现低氧血症和嗜睡，他的护士要求你进行评估。你来到床旁发现患者经鼻导管吸氧，氧流量 6 L/min，脉搏血氧饱和度为 94%。动脉血气结果：pH 7.26，PCO_2 56 mmHg，PO_2 82 mmHg，HCO_3^- 26 mmol/L。关于局麻药毒性，下列哪项是正确的？
   A. 对于给定的剂量，局部药中毒的可能性与注射部位无关
   B. 高碳酸血症可能增强局麻药全身毒性
   C. 与布比卡因相比，利多卡因对心脏钠通道的抑制作用更持久，因为利多卡因与钠通道的解离较慢

D. 低氧血症对局麻药全身毒性无明显影响

E. 局麻药中毒时，心血管的症状不太可能先于中枢神经系统的症状出现

正确答案：B。高碳酸血症、低氧血症和酸中毒会增强局麻药的全身毒性。药物进入细胞后，效能更强的质子化形式发挥其在钠通道的作用，因而出现毒性作用。布比卡因对心脏钠通道有很高的亲和力，而且与钠通道的解离较利多卡因慢。利多卡因效能稍弱，虽然也可能导致心脏毒性，但与布比卡因和罗哌卡因相比，利多卡因在更高的血药浓度才会引起心脏抑制。布比卡因更可能引起室性心律失常和突然的循环衰竭，利多卡因毒性更常与左心室受抑制引起的进行性低血压和心动过缓有关。利多卡因心脏毒性很少表现为心律失常。对局麻药全身毒性的经典描述包括从轻度中枢神经系统症状（如耳鸣、口周麻木和头晕）到兴奋性症状（如躁动和不安），并进展至肌肉抽搐和惊厥。在“经典”描述中，心脏毒性的征象包括循环抑制和心律失常，最常发生于这些神经“警告信号”之后。近年来人们已经很明显地发现心血管毒性可能在中枢神经系统症状体征之前或同时发生，特别是布比卡因和其他强效局麻药。不同部位摄取局麻药的程度和速率不同（如肋间阻滞与局部浸润对比），所以局麻药注射的部位是很重要的。

2. 当你回顾患者的实验室检查和病史时，患者出现躁动，肌肉阵挛性抽搐，随后出现全身发作。他的心率从 80 次 / 分升至 95 次 / 分，呼吸频率为 12 次 / 分，SpO_2 保持 94%。血压为 122/70 mmHg。在以下五个选项中，下一步最合适的做法是什么？

A. 立即推注 20% 的脂肪乳剂

B. 给予丙泊酚 100 mg

C. 气管插管人工通气

D. 给予咪达唑仑，每次增加 1 mg，以终止惊厥

E. 保持气道畅通

正确答案：D。患者表现出局麻药中毒的体征和症状。他变得躁动，随后出现肌肉抽搐，这是惊厥的前兆。虽然氧合最为重要，但此患者可能不需要气管插管。终止惊厥发作会减少对氧气的代谢需求，并预防产生过量的二氧化碳和酸中毒。因此，应当立即启动合理的抗惊厥治疗。在这种情况下，苯二氮䓬类药物是首选药物。也可以使用丙泊酚，因为它也会提高惊厥的阈值；但 100 mg 的剂量可能导致呼吸暂停，并可能加剧毒性反应。疑似局麻药中毒的患者表现出心血管毒性的征象时，应使用脂肪乳剂治疗，特别是"肇事"药物为罗哌卡因或布比卡因时。该患者使用的局麻药为利多卡因，未表现出进展为更严重的毒性反应的征象。因此没有使用脂肪乳剂的指征。如果该患者的毒性反应进一步进展，应当启动改良版的高级心脏生命支持（advanced cardiac life support，ACLS）流程。

3. 你静脉推注了 2 mg 咪达唑仑。患者的生命体征保持稳定，惊厥似乎停止了。大约 2 min 后，护士提醒你注意监护仪。你看到患者现在的血压是 92/50 mmHg，心率是 64 次 / 分。SpO_2 为 90%。你意识到仍在持续输注利多卡因，担心发生循环抑制。你立即停止了利多卡因的输注。在怀疑局麻药中毒的情况下，下列哪一种干预方法最适合治疗循环衰竭？
   A. 40 单位血管加压素，代替第一剂肾上腺素
   B. 地尔硫䓬治疗室上性心律失常
   C. 注射利多卡因治疗顽固性室性心动过速
   D. 肾上腺素，每 3 ～ 5 min 静推 70 μg
   E. 推注美托洛尔治疗窄 QRS 波群心动过速

正确答案：D。在怀疑局麻药中毒引起循环衰竭或心脏停搏时，需要采取改良的 ACLS。在这种情况下应避免使用钙通道阻滞剂、β 阻滞剂和局麻药，因为它们可能使临床情况恶化。可以选择肾上腺素，但剂量应从常用的静推 1 mg 降至每次 1 μg/kg 以下。动物研究提示布比卡因引起的心脏停搏后应用血管加压素可能增加肺水肿的发生率。人类是否会发生类似反应不得而知。这类患者需

要进行气管插管，并且纯氧通气。有心血管不稳定征象的患者应避免使用丙泊酚。其脂质含量不足以取代脂肪乳剂，且随后的循环抑制有可能阻碍复苏。20% 脂肪乳剂是治疗由布比卡因或罗哌卡因引起心脏毒性的首选方法。起始应推注给药，1 min 给予 1.5 ml/kg（瘦体重），或普通成人给药约 100 ml。随后应以 0.25 ml/（kg · min）（约 20 ml/min）速度输注。对于持续循环衰竭者，可重复给予推注剂量，并且输注速度提高至 0.5 ml/（kg · min）。患者病情稳定后，至少再持续输注 10 min。对于脂溶性较差的药物（如利多卡因或甲哌卡因），尚不明确脂肪乳剂治疗是否与在布比卡因或罗哌卡因中毒中一样有效。

应知应会

- 高碳酸血症、低氧血症和酸中毒对局麻药中毒的影响。
- 常用局麻药之间的毒性差异。
- 局麻药全身中毒的症状和体征。
- 局麻药中毒时循环衰竭患者的复苏方案的改变。

推荐阅读

Brunton LL, Knollmann BC, Hilal-Dandan R, eds. *Goodman and Gilman's The Pharmacological Basis of Therapeutics*. 13th ed. New York, NY: McGraw-Hill; 2018.

Butterworth IV JF, Mackey DC, Wasnick JD, eds. Local anesthetics. In: *Morgan & Mikhail's Clinical Anesthesiology*. 6th ed. New York, NY: McGraw-Hill Education; 2018:261-274.

Cousins MJ, Carr DB, Horlocker TT, Bridenbaugh PO, eds. *Cousins & Bridenbaugh's Neural Blockade in Clinical Anesthesia and Pain Medicine*. 4th ed. Philadelphia, PA: Lippincott, Williams & Wilkins; 2009.

El-Boghdadly K, Chin KJ. Local anesthetic systemic toxicity: Continuing professional development. *Can J Anaesth*. 2016;63:330.

Hadzic A, ed. *Textbook of Regional Anesthesia and Acute Pain Management*. New York, NY: McGraw-Hill; 2016. Includes discussions of the selection of local anesthetic agents.

Kirksey MA, Haskins SC, Cheng J, Liu SS. Local anesthetic peripheral nerve block adjuvants for prolongation of analgesia: A systematic qualitative review. *PLoS One*. 2015;10:e0137312.

Liu SS, Ortolan S, Sandoval MV, et al. Cardiac arrest and seizures caused by local anesthetic systemic toxicity after peripheral nerve blocks: Should we still fear the reaper? *Reg Anesth Pain Med*. 2016;41:5.

Matsen FA 3rd, Papadonikolakis A. Published evidence demonstrating the causation of glenohumeral chondrolysis by postoperative infusion of local anesthetic via a pain pump. *J Bone Joint Surg Am*. 2013;95:1126.

Neal JM, Bernards CM, Butterworth JF 4th, et al. ASRA practice advisory on local anesthetic systemic toxicity. *Reg Anesth Pain Med*. 2010;35:152.

Neal JM, Woodward CM, Harrison TK. The American Society of Regional Anesthesia and Pain Medicine Checklist for managing local anesthetic systemic toxicity: 2017 version. *Reg Anesth Pain Med*. 2018;43:150-153.

Vasques F, Behr AU, Weinberg G, Ori C, Di Gregorio G. A review of local anesthetic systemic toxicity cases since publication of the American Society of Regional Anesthesia recommendations: To whom it may concern. *Reg Anesth Pain Med*. 2015;40:698.

第 13 章
麻醉辅助用药

杨舒怡　译　金笛　肖玮　校

病例 1　饱胃患者

Kallol Chaudhuri，MD，PhD

1. 患者为 22 岁女性，体重 70 kg，因异位妊娠行急诊腹腔镜手术。她在腹痛发作 2 h 前吃了一个快餐汉堡和薯条。在等待区，该患者腹痛并频繁呕吐。患者既往患有抑郁症。为降低胃容物 pH 值，联合使用了抗酸药、抗组胺药和甲氧氯普胺。刺激 H_1 组胺受体具有以下哪种作用？
   A. 增加心肌收缩力
   B. 增加毛细血管通透性
   C. 扩张支气管平滑肌
   D. 激活抑制性 T 淋巴细胞

正确答案：B。在中枢神经系统、胃黏膜和其他周围组织中可发现组胺。组胺在促进胃的壁细胞分泌盐酸方面发挥重要作用。有多个受体介导组胺的作用。H_1 受体激活磷脂酶 C，导致毛细血管通透性增加、心室兴奋性增高、细支气管收缩、肠道平滑肌收缩、吸引白细胞、诱导前列腺素合成。刺激 H_2 受体增加心率和心室收缩力、诱导支气管轻度扩张、增加肺血管收缩、增加胃酸、激活抑制性 T 细胞。

2. 在进行快速顺序诱导前，给予患者 0.3 mol/L 枸橼酸钠 30 ml。以下哪项不是术后恶心呕吐的独立危险因素？

A. 肥胖

B. 女性

C. 晕动症病史

D. 使用阿片类药物

正确答案：A。肥胖不是发生术后恶心呕吐（postoperative nausea and vomiting，PONV）的独立危险因素。焦虑和神经肌肉阻滞拮抗也未被发现与 PONV 独立相关。PONV 的危险因素总结如下。

术后恶心呕吐（PONV）的危险因素 [1]

患者特异性危险因素：
女性
不吸烟
PONV 史 / 晕动症病史
麻醉危险因素：
使用吸入麻醉药
使用氧化亚氮
术中和术后使用阿片类药物
手术危险因素：
手术时长（时长每增加 30 min，PONV 风险增加 60%，因此基线风险为 10% 时，30 min 后会增加至 16%）
手术种类

[1] 危险因素被赋予分值，总分越高，PONV 的可能性越高。参考门诊麻醉学会（Society of Ambulatory Anesthesia，SAMBA）指南（Modified with permission from Gan TJ，Meyer TA，Apfel CC，et al. Society for Ambulatory Anesthesia guidelines for the management of postoperative nausea and vomiting，Anesth Analg. 2007 Dec；105（6）：1615-1628.）

3. 给予患者昂丹司琼。在下列哪种心脏疾病中应慎用 5-HT_3 受体拮抗剂（如昂丹司琼）？

A. 心房颤动

B. QT 间期延长

C. 心室异位节律

D. Wolf-Parkinson-White 综合征

正确答案：B。所有 5-HT_3 拮抗剂都会导致 QT 间期延长，最常见于多拉司琼。丁酰苯氟哌利多（0.625 ～ 1.25 mg）此前被常规用于预防 PONV，但美国食品和药品管理局（Food and Drug Administration，FDA）已发出警告，表明其可引起 QT 间期延长，从而导致尖端扭转型心律失常。仅在使用剂量远大于 PONV 治疗量时有相关报道。

4. 经皮给予抗胆碱药物东莨菪碱以进一步加强预防 PONV。下列抗胆碱药中，哪种不能透过血脑屏障？

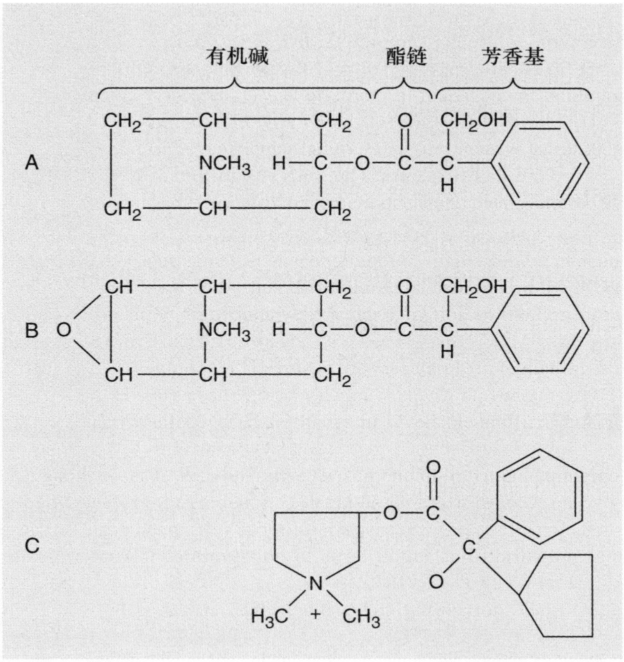

（Reproduced with permission from Butterworth JF，Mackey DC，Wasnick JD：Morgan and Mikhail’s Clinical Anesthesiology，6th ed. New York，NY：McGraw-Hill Education；2018.）

正确答案：C。格隆溴铵具有四级结构，阻碍了其透过血脑屏障的能力。阿托品（A 选项）和东莨菪碱（B 选项）可透过血脑屏障。

5. 患者使用了多种具有抗毒蕈碱特性的抗抑郁药和抗精神病药治疗。在麻醉恢复室中，患者出现躁动，伴视力下降、口干和心动过速。考虑患者最可能出现中枢性抗胆碱能综合征。下列哪种胆碱酯酶抑制剂最有效？

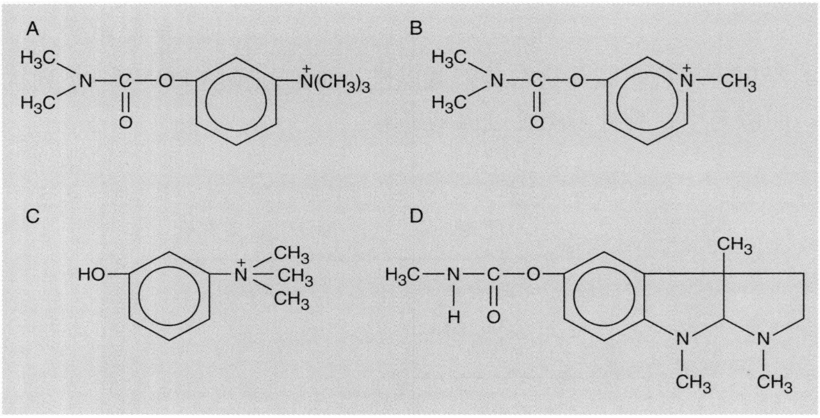

A

B

C

D

（Reproduced with permission from Butterworth JF，Mackey DC，Wasnick JD：Morgan and Mikhail's Clinical Anesthesiology，6th ed. New York，NY：McGraw-Hill Education；2018.）

正确答案：D。其他三种化学结构为新斯的明（A 选项），吡斯的明（B 选项）和依酚氯铵（C 选项）。毒扁豆碱是一种叔胺而非季铵，具有透过血脑屏障的能力，可有效治疗中枢性抗胆碱能综合征。

6. 患者成功从异位妊娠中康复，但她的抑郁症恶化并接受了电休克治疗（electroconvulsive therapy，ECT）。麻醉诱导使用丙泊酚和琥珀胆碱。麻醉诱导后，患者出现咬肌强直、心动过速和高碳酸血症。在 ECT 治疗室中发现了 20 mg 丹曲林并用于患者。下列哪项陈述是正确的?

A. 丹曲林用量超过该患者初始治疗的推荐剂量

B. 丹曲林用量是该患者初始治疗的推荐剂量

C. 丹曲林用量未达到该患者初始治疗的推荐剂量

D. 目前使用丹曲林是不恰当的

正确答案：C。怀疑恶性高热（malignant hyperthermia，MH）发作时丹曲林的初始剂量为每 5 min 2.5 mg/kg，直至发作结束，上限约为 10 mg/kg。ECT 治疗室中仅有 20 mg 丹曲林，对于治疗该 70 kg 患者的 MH 发作是严重不足的。丹曲林是相对安全的，并应立即用于疑似 MH 的治疗。

7. 该患者 2 年后来行择期胆囊切除术。她不吸烟并自述有 PONV 史。关于该患者 PONV 的风险，以下哪项是正确的?

A. 患者 PONV 风险低

B. 患者有中度 PONV 风险，因此需要 1 ～ 2 种预防 PONV 的干预措施

C. 患者有高度 PONV 风险，需 2 种以上预防 PONV 的干预措施

D. 不吸烟者发生 PONV 可能性较小

正确答案：C。该患者存在诸多 PONV 的危险因素。以下的流程图有助于降低 PONV 风险。

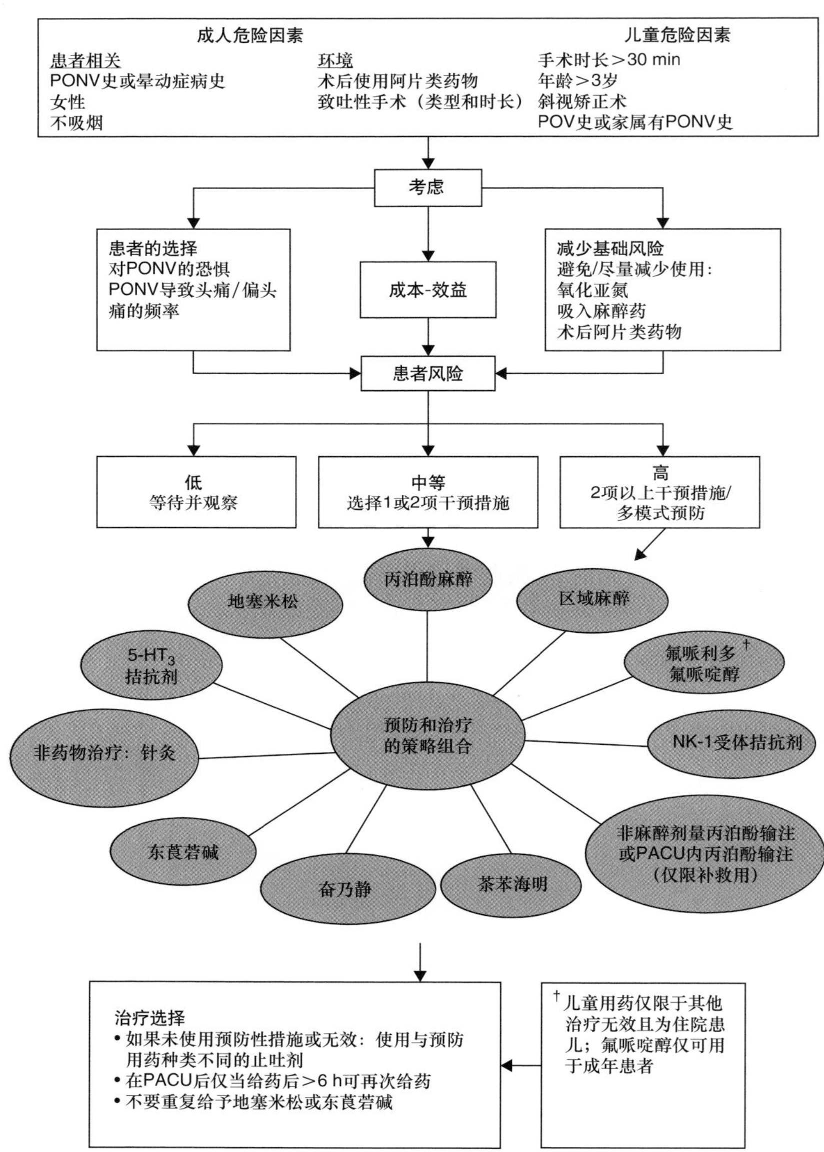

术后恶心呕吐管理的流程图。PACU，术后麻醉恢复室；PONV，术后恶心呕吐；POV，术后呕吐（Reproduced with permission from Gan TJ，Diemunsch P，Habib A，et al. Consensus guidelines for the management of postoperative nausea and vomiting. Anesth Analg. 2014 Jan；118（1）：85-113.）

应知应会

- 组胺受体的特性。
- PONV 的危险因素。
- 5-HT_3 拮抗剂的心脏表现。
- 中枢抗胆碱能综合征的表现及治疗。
- 丹曲林治疗 MH 的合适剂量。

推荐阅读

Butterworth IV JF, Mackey DC, Wasnick JD, eds. Adjuncts to anesthesia. In: *Morgan & Mikhail's Clinical Anesthesiology*. 6th ed. New York, NY: McGraw-Hill Education; 2018:275-294.

Dahl J, Nielsen V, Wetterslev L, et al. Postoperative effects of paracetamol, NSAIDs, glucocorticoids, gabapentinoids and their combinations: A topical review. *Acta Anaesthesiol Scand*. 2014;58:1165.

De Souza D, Doar L, Mehta S, et al. Aspiration prophylaxis and rapid sequence induction for elective cesarean delivery; time to reassess old dogma. *Anesth Analg*. 2010;110:1503.

Doleman B, Read D, Lund JN, Williams JP. Preventive acetaminophen reduces postoperative opioid consumption, vomiting, and pain scores after surgery: Systematic review and meta-analysis. *Reg Anesth Pain Med*. 2015;40:706.

Fabritius M, Geisler A, Petersen P, et al. Gabapentin for postoperative pain management—a systemic review with meta-analyses and trial sequential analyses. *Acta Anaesthesiol Scand*. 2016;60:1188.

George E, Hornuss C, Apfel C. Neurokinin 1 and novel serotonin antagonists for postoperative and postdischarge nausea and vomiting. *Curr Opin Anesth*. 2010;23:714.

Glass P, White P. Practice guidelines for the management of postoperative nausea and vomiting: Past, present and future. *Anesth Analg*. 2007;105:1528.

Kaye A, Ali S, Urman R. Perioperative analgesia: Ever changing technology and pharmacology. *Best Pract Res Clin Anaesthesiol*. 2014;28:3.

Kelly CJ, Walker RW. Perioperative pulmonary aspiration is infrequent and low risk in pediatric anesthetic practice. *Paediatr Anaesth*. 2015;25:36.

Lipp A, Kaliappan A. Focus on quality: Managing pain and PONV in day surgery. *Curr Anaesth Crit Care*. 2007;18:200.

Priebe HJ. Evidence no longer supports use of cricoid pressure. *Br J Anaesth*. 2016;117:537.

Sanchez Munoz MC, De Kock M, Forget P. What is the place of clonidine in anesthesia? Systematic review and meta-analyses of randomized controlled trials. *J Clin Anesth*. 2017;38:140.

Young A, Buvanendran A. Multimodal systemic and intra articular analgesics. *Int Anesth Clin*. 2011;49:117.

第 3 部分

麻醉管理

第 14 章 术前评估、术前用药和围术期医疗文书

田甜　译　金笛　肖玮　校

病例 1　知情同意：讨论与形式

Monica Rice Murphy，MD

你在一个很大的分娩中心负责产科麻醉。早上 7 点，你接替了一位同事，需要为一位 28 岁 G2P1 的产妇实施二次剖宫产的硬膜外麻醉。进展顺利。当你进入医院信息系统回顾患者信息时，发现一位麻醉医师在前一周术前访视时书写了一份记录，但你没有发现本次住院的任何麻醉前评估文书。

1. 关于对麻醉前评估文书的要求，以下哪项陈述最准确？
   A. 择期剖宫产术前一周书写的记录可以满足大部分保险机构对麻醉前评估的要求
   B. 医疗保障和医疗补助服务中心规定患者进入手术室时必须具备麻醉前评估文书
   C. 必须在麻醉前 48 h 内完成麻醉前评估的所有内容
   D. 提交麻醉药品账单前缺少麻醉前评估文书可能导致被审计和罚款

正确答案：D。（美国）医疗保障和医疗补助服务中心（Centers

for Medicare and Medicaid Services，CMS）有大量关于收费的标准和规定。美国大多数大型保险公司遵循 CMS 的规定。CMS 将麻醉前评估、术中管理和麻醉后管理整合为一项服务。在美国，不遵守 CMS 条件和标准的机构可能会被罚款，并可能进一步面临审计和欺诈指控。2011 版 CMS 修订解读指南为如何避免这类事件提供了详细的指导。指南明确指出了一些必须在麻醉诱导前 48 h 内完成的麻醉前评估内容，其他内容可以在 48 h 时间窗的 30 天前进行。麻醉前 48 h 内必须回顾并更新这些文书。所有的麻醉前文书必须在使用第一种诱导药物前完成。

必须在诱导前 48 h 内进行	可在诱导前 30 天内进行（但必须在诱导前 48 h 内进行回顾 / 更新）
回顾既往史、麻醉史、药物史、过敏史 访视患者（如果可能） 体格检查	ASA 分级 实验室检查结果 识别潜在的问题 制订麻醉预案

2. 第二天，你接替了另一位同事，为另一位产妇进行剖宫产麻醉。产妇 21 岁，G1P0，活跃期停滞。患者状态平稳，手术顺利，已经娩出婴儿。当你浏览术后医嘱时，无法找到已签署的麻醉同意书。关于知情同意，以下哪项陈述是正确的?
   A. 来自美国麻醉医师协会（American Society of Anesthesiologists，ASA）已结案数据库的数据指出，超过 10% 的索赔涉及知情同意问题
   B. 在护士见证下由患者签署的麻醉知情同意书证明患者已知情同意
   C. 大多数司法管辖区在评估告知的充分性时，参考采用“合理的患者标准”或“合理的医师标准”
   D. 缺少知情同意文书违反了麻醉相关的医疗保险标准

正确答案：C。知情同意是一个法律术语，它代表了社会支持个人有权接受或拒绝治疗。知情同意所需的要素通常包括：**告知**风

险、获益及替代方案；患者或代理人拥有理解信息并利用信息做出决定的**能力**；患者对信息**理解并接受**；并且在作出决定时**没有受到强迫或操控**。

美国大多数司法管辖区采用“合理的患者标准”或“合理的医师标准”来判定某一情况下**告知**是否充分，这两个标准分别提出了“对于一个合理的人，多少信息足够？”以及“对于一个合理的医师，应告知多少信息？”的问题。一个新兴的少见观点提倡针对不同患者的想法和需求来调整告知内容（“主观的患者标准”）。

美国各机构对麻醉知情同意文书的要求各不相同。医疗保险对于麻醉没有知情同意方面的要求。联合委员会要求提供知情同意的书面记录，但没有强制规定其形式。ASA 的结案数据库列出的索赔中仅 1% 涉及知情同意，因此很难为单独的麻醉知情同意书的法律保护意义提供证据。但随着越来越多的麻醉医师及其医疗事故保险公司认为这种做法具有医疗和法律方面的益处，单独签署麻醉知情同意书变得越来越普遍。重要的是，构成知情同意的是与患者进行有意义的讨论，而非同意书上的签名。另外，见证人在同意书上的签名证实的是签名的真实性，而非讨论的内容。

应知应会

- 计费所需的麻醉前评估文书。
- 部分麻醉前评估项目可在诱导前 48 h 以外进行，但是必须在 48 h 内对其进行回顾 / 更新。
- 知情同意书的“告知”部分的常用标准。
- 知情同意书的“主观的患者标准”。

推荐阅读

Tait AR, Teig MK, Voepel-Lewis T. Informed consent for anesthesia: A review of practice and strategies for optimizing the consent process. *Can J Anaesth*. 2014;61(9):832-842.

病例 2 镇静与麻醉前禁食禁饮

Monica Rice Murphy，MD

你被麻醉科主任指派到医院的“清醒镇静”工作组。工作组的一位同事建议所有需要中度或深度镇静的择期手术患者术前禁食禁饮（nil per os，NPO）4 h。例如一例 16 岁的闭合性骨折患者，闭合复位前需要镇静镇痛。急诊科主任不赞成在她的科室施行镇静前 NPO。

1. 关于 NPO 的证据和指南，以下哪项最准确？
   A. 对于固体食物，6 h 禁食在减少呕吐和误吸方面优于 4 h 禁食
   B. ASA 和欧洲麻醉医师学会指南认为：在需要麻醉的择期手术之前，患者应禁食固体至少 6 h，禁饮清亮液体至少 2 h
   C. ASA 指南明确指出了急诊室需要镇静的患者的 NPO 时间为 4 h
   D. ASA 指南建议如患者未遵循禁食禁饮建议，则暂停择期手术

正确答案：B。欧洲麻醉医师协会（European Society of Anesthesiolgists，ESA）和 ASA 发布了择期手术的术前禁食禁饮指南。两个指南都建议固体食物禁食 6 h，母乳禁饮 4 h，清亮液体禁饮 2 h。与 ESA 相比，ASA 进一步建议油炸或高脂肪食品的 NPO 时间为 8 h。但尚缺乏关于摄入固体食物、婴儿配方奶粉、母乳或清亮液体的时间对围手术期误吸发生率影响的证据。当未遵循禁食禁饮建议时，麻醉医师应在评估继续手术的风险和获益之前确认摄入物质的量和类型。无论是对监测麻醉、区域麻醉还是全身麻醉，ASA 指南均没有明确规定急诊或紧急情况下的 NPO 时间。实施镇静的医师在选择手术时机以及目标镇静深度时必须考虑到误吸的可能性。在某些情况下，深度镇静时误吸的风险可能很大，气管插管全身麻醉可能更安全。值得注意的是，美国急诊医师协会不鼓励根据禁食禁饮时间推迟手术镇静。

2. 你的工作小组要求你提供已发表的指南，以授权未取得资格的麻醉医师进行中度镇静。根据你对相关指南的解读，选择最佳陈述。
   A. “清醒镇静”是轻度镇静 / 抗焦虑的同义词
   B. 处于中度镇静状态的患者可能需要反复或疼痛性刺激才能引起相应的反应，自主通气可能不充足
   C. 管理中度镇静的非麻醉专科医师不需要具备能置入喉罩或气管导管的高级气道技能
   D. 对缺乏临床麻醉授权的中度镇静实施者，ASA 制订了教材以协助教学和培训

正确答案：D。有关中度镇静的授权要求和镇静实施者的培训教材可访问 asahq.org。中度镇静的实施者必须能够识别不同的镇静深度和全身麻醉（见下表）。他们必须熟悉镇静药物的药理学和相应的拮抗剂。由于可能需要进行干预以维持气道通畅，所以中度镇静的实施者必须能够进行正压面罩通气。镇静管理者应接受过与其患者年龄相符的高级生命支持措施培训。尽管“清醒镇静”一词总被嘲笑并且被试图弃用，但它依旧存在，它指的是中度镇静，而不是轻度镇静。

	轻度镇静 抗焦虑	中度镇静 / 镇痛 （清醒镇静）	深度镇静 / 镇痛	全身麻醉
反应	对言语刺激反应正常	对言语或触摸刺激有相应的反应	对反复或疼痛刺激有相应的反应	即使疼痛刺激也不能唤醒
气道	不受影响	不需要干预	可能需要干预	常需要干预
自主通气	不受影响	充足	可能不充足	通常不充足
心血管功能	不受影响	通常可保持	通常可保持	可能受影响

[Reproduced with permission from Practice Guidelines for Moderate Procedural Sedation and Analgesia 2018：A Report by the American Society of Anesthesiologists Task Force on Moderate Procedural Sedation and Analgesia，the American Association of Oral and Maxillofacial Surgeons，American College of Radiology，American Dental Association，American Society of Dentist Anesthesiologists，and Society of Interventional Radiology：Anesthesiology. 2018 Mar；128（3）：437-479.]

3. 会议结束后，你返回手术室完成当天的手术。你访视了一位 16 岁的健康儿童，他拟行前臂骨折切开复位和内固定。2 h 前他喝了 400 ml 的清亮液体。选出随机对照试验**和**荟萃分析均支持的两个陈述。

A. 与禁饮清亮液体超过 4 h 的儿童相比，在手术前 2 ～ 4 h 给予清亮液体的儿童的胃 pH 值增加（更有利）

B. 与禁饮清亮液体超过 4 h 的成年人相比，在手术前 2 ～ 4 h 给予清亮液体的成年人胃容积更小

C. 与禁饮婴儿配方奶粉超过 6 h 的婴儿相比，手术前 4 h 服用婴儿配方奶粉的婴儿胃容积更大

D. 与禁食过夜的成年人相比，手术前约 4 h 吃清淡早餐（如茶和吐司）的成年人的胃残余量更小

正确答案：A 和 B。与禁饮清亮液体≥ 4 h 的成年人相比，在手术前 2 h 给予清亮液体的成年人胃残余量更小。一些随机临床试验在儿童中也显示了同样的结果，但对全部相关试验的荟萃分析并未证实这一结论。在手术前 2 h 内摄入清亮液体的成人和儿童的胃 pH 值比那些持续禁食的人高。关于婴儿配方奶粉禁饮时间的对照研究是观察性的。一项对成年人进行的随机对照研究比较了清淡早餐与禁食过夜对胃容积的影响。研究结果显示，清淡早餐组的胃容积与禁食过夜组相似，但不能排除胃中存在固体食物的可能性。

4. 一位在瑞典接受培训的骨科医师到场后问患者："您把高碳水化合物饮料都喝了吗？"外科医师指的是 2 h 前摄入的清亮液体。你的骨科同事告诉你术前摄入高碳水化合物饮料的好处。文献表明在术前 2 h 饮用高碳水化合物饮料具有以下所有作用，**除了：**

A. 可降低术后胰岛素抵抗

B. 减少心脏旁路移植手术中对强心药物的需要

C. 减少术前饥饿和焦虑

D. 增加胃残余量

正确答案：D。瑞典一项对髋关节置换患者的研究表明，术前摄入富含碳水化合物的饮料可降低术后胰岛素抵抗。一些证据表明在心脏手术中，术前给予碳水化合物降低了心脏手术患者脱机时对强心药物的需求。与风味水（加味水）相比，术前给予高碳水化合物饮料可以减轻饥饿和焦虑，不会增加胃 pH 值或胃残余量。

应知应会

- 基础的 ASA 和 ESA 禁食指南。
- 支持手术前摄入清亮液体的证据。
- 中度镇静、深度镇静和全身麻醉之间的区别。
- 手术前摄入碳水化合物饮料的潜在益处。

推荐阅读

Ayoub K, Nairooz R, Almomani A, et al. Perioperative heparin bridging in atrial fibrillation patients requiring temporary interruption of anticoagulation: Evidence from meta-analysis. *J Stroke Cerebrovasc Dis*. 2016;pii:S1052.

Butterworth IV JF, Mackey DC, Wasnick JD, eds. Preoperative assessment, premedication, & perioperative documentation. In: *Morgan & Mikhail's Clinical Anesthesiology*. 6th ed. New York, NY: McGraw-Hill Education; 2018:295-306.

Centers for Medicare and Medicaid Services (CMS). CMS Manual System. Pub 100-07 State Operations Provider Certification. DHHS. Available at: http://www.kdheks.gov/bhfr/download/Appendix_L.pdf. Accessed December 16, 2017.

Egbert LD, Battit G, Turndorf H, Beecher HK. The value of the preoperative visit by an anesthetist. A study of doctor-patient rapport. *JAMA*. 1963;185:553.

Jeong BH, Shin B, Eom JS, et al. Development of a prediction rule for estimating postoperative pulmonary complications. *PLoS One*. 2014;9:e113656.

Mendelson CL. The aspiration of stomach contents into the lungs during obstetric anesthesia. *Am J Obstet Gynecol*. 1946;52:191.

参考文献

Continuum of depth of sedation. Definition of general anesthesia and levels of sedation-analgesia. *Eur J Anaesthesiol*. 2011;28:556-569.

Godwin SA, Burton JH, Gerardo CJ, American College of Emergency Physicians, et al. Clinical policy: procedural sedation and analgesia in the emergency department *Ann Emerg Med*. 2014;63(2):247-258.

Practice Guidelines for Moderate Procedural Sedation and Analgesia 2018: A report by the

American Society of Anesthesiologists Task Force on Moderate Procedural Sedation and Analgesia, the American Association of Oral and Maxillofacial Surgeons, American College of Radiology, American Dental Association, American Society of Dentist Anesthesiologists, and Society of Interventional Radiology. *Anesthesiology.* 2018;128(3):437-479.

Practice Guidelines for Preoperative Fasting and the Use of Pharmacologic Agents to Reduce the Risk of Pulmonary Aspiration: Application to Healthy Patients Undergoing Elective Procedures: An updated report by the American Society of Anesthesiologists Task Force on Preoperative Fasting and the Use of Pharmacologic Agents to Reduce the Risk of Pulmonary Aspiration. *Anesthesiology*. 2017;126(3):376-393.

Statement of Granting Privileges for Administration of Moderate Sedation to Practitioners. Available at: https://www.asahq.org/standards-and-guidelines/statement-of-granting-privileges-for-administration-of-moderate-sedation-to-practitioners. Accessed September 29, 2019.

Statement on Granting Privileges to Non-Anesthesiologist Physicians for Personally Administering or Supervising Deep Sedation. Available at: https://www.asahq.org/standards-and-guidelines/statement-on-granting-privileges-to-nonanesthesiologist-physicians-for-personally-administering-or-supervising-deep-sedation. Accessed September 29, 2019.

第 15 章 气道管理

魏晶晶　译　金笛　肖玮　校

病例 1　血管性水肿患者

Christiane Vogt Harenkamp，MD，PhD，Charlotte Walter，MD

1. 你被呼叫至急救中心评估患者的气管插管情况。当你到达急救中心时，发现一位 30 岁女性，其面部、舌头、嘴唇和颈部极度肿胀。她的声音低沉。血氧饱和度是 97%。她的家人说她最近开始服用赖诺普利。最有可能的诊断是什么？
   A. 会厌炎
   B. 血管性水肿
   C. 脓性颌下炎
   D. 颌面创伤

正确答案：B。血管性水肿的特征是皮肤和（或）黏膜的一过性肿胀，累及真皮、皮下和黏膜下组织，肿胀通常累及头部、颈部和上呼吸道以及腹部黏膜和生殖器。其进展可能非常迅速，涉及口腔、舌或喉部时可能引起危及生命的气道阻塞，需要急救。

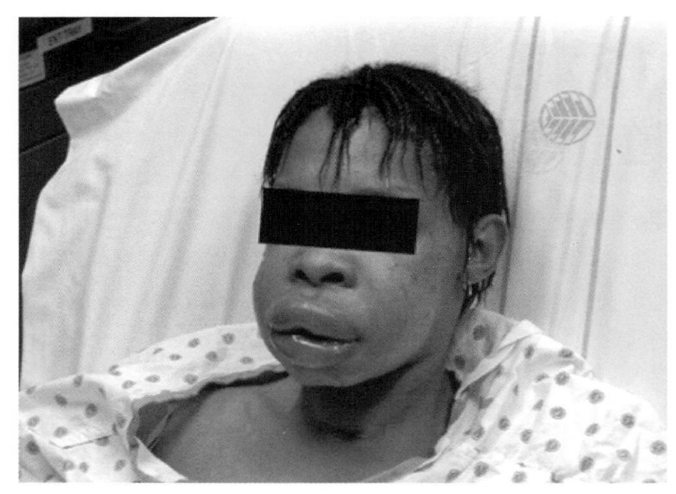

（Reproduced with permission from Hung OR，Murphy MF. Hung's Difficult and Failed Airway Management，3rd ed. New York，NY：McGraw-Hill Education；2018.）

血管性水肿的病理生理学包括皮肤及黏膜下的血管扩张和通透性增加，导致血浆的局部外渗和后续的组织肿胀。尽管组胺介导的血管性水肿和缓激肽介导的血管性水肿在临床表现上相似，但由于两者的病理生理机制不同，因此对不同的治疗措施有反应。

下页的流程图总结了血管性水肿的治疗。

血管性水肿可分为遗传性血管性水肿（hereditary angioedema，HAE）和非遗传性血管性水肿。大多数 HAE 患者有继发于 C1 抑制物（C1 inhibitor，C1-INH）缺乏的 1 型变异，导致缓激肽释放过多。暴露于过敏原会导致肥大细胞释放出特征性的组胺，引起血管性水肿。C1-INH 是一种丝氨酸蛋白酶抑制物蛋白，是血浆激肽释放酶及因子Ⅺ a 和Ⅻ a 最重要的生理抑制物。C1-INH 还可以抑制纤溶、凝血、激肽途径的蛋白酶。C1-INH 的缺乏激活血浆激肽释放酶，导致产生有血管活性的缓激肽。

尽管在临床上表现相似，但由于组胺介导和缓激肽介导的血管性水肿的病理生理机制不同，所以两者的治疗不同。

抑制血管紧张素转化酶（angiotensin-converting enzyme，ACE）可以防止多种多肽介质失活，包括缓激肽。

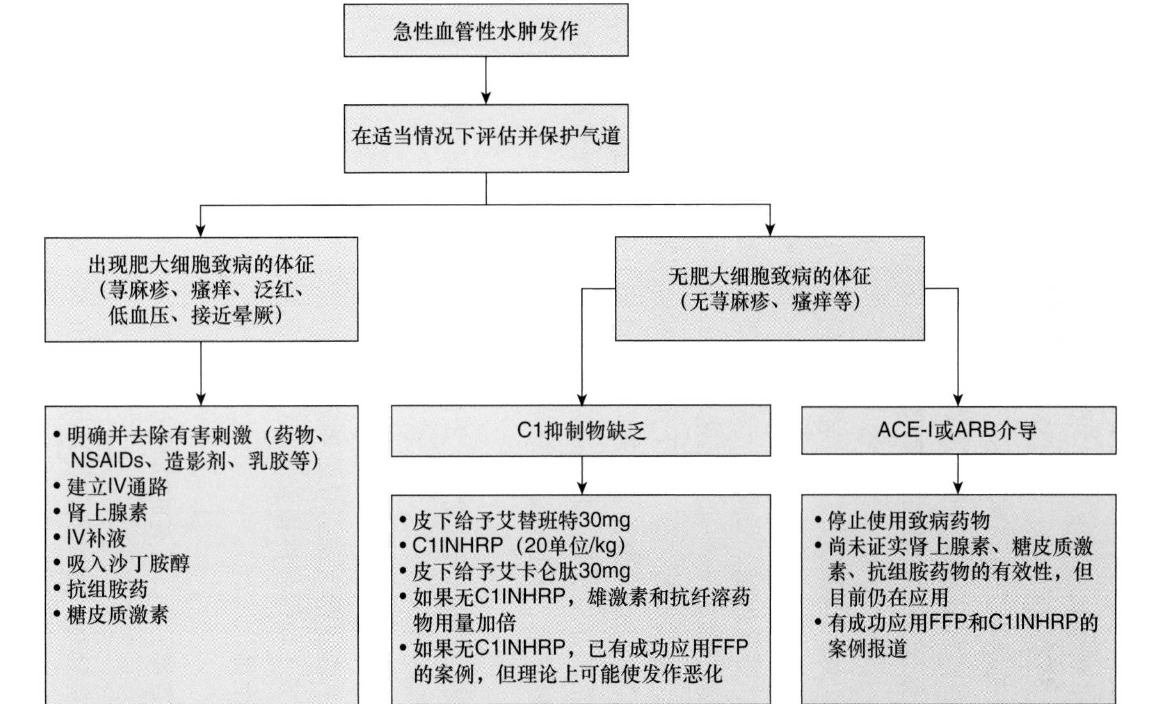

根据潜在病因治疗血管性水肿急性发作。ACE-I，血管紧张素转换酶抑制剂；ARB，血管紧张素受体拮抗剂；C1INHRP，C1 抑制物替代蛋白；FFP，新鲜冰冻血浆；IV，静脉，NSAIDs，非甾体抗炎药［Reproduced with permission from Barbara D，Ronan K，Maddox D，et al. Perioperative angioedema；background，diagnosis and management. J Clin Anesth. 2013 Jun；25（4）：335-343.］

ACE 抑制剂诱导的血管性水肿最初可发生于治疗开始后的几个月甚至几年内。也有报道血管性水肿在使用 ACE 抑制剂治疗期间不规则复发，以及停药几周后出现迟发血管性水肿。对 ACE 的抑制减少了缓激肽的降解，所以导致其增高。这种形式的血管性水肿主要累及唇、面和舌，而腹部受累较少见。虽然在文献报道中 ACE 抑制剂是唯一有临床证据会引起血管性水肿发作的药物，但有轶事性报道称有超过 200 种药物会导致血管性水肿发作。

急性会厌炎可由细菌［如 B 型流感嗜血杆菌和 B 组链球菌（成人型）］、病毒（如单纯疱疹）、真菌（如白色念珠菌）和非传染性疾病（如物理创伤、化学损伤和热损伤）引起。

急性会厌炎可迅速发展为危及生命的上呼吸道阻塞。临床特征包括喘鸣、呼吸困难、吞咽痛、流涎和严重呼吸窘迫。

脓性颌下炎是一种进展迅速的蜂窝组织炎或脓肿，病程可能为暴发性，可累及舌、颏下、下颌下和咽旁间隙。脓性颌下炎起初为轻度感染，随后发展为上颈部硬化伴疼痛、牙关紧闭以及舌体抬高。最严重的并发症是上呼吸道阻塞。通常分离到的细菌病原体包括草绿色链球菌、金黄色葡萄球菌以及表皮葡萄球菌。

2. 准备给这位患者气管插管时，下列的选项中你应该考虑到哪一项？

A. 气管切开术

B. 环甲膜切开术

C. 清醒状态下纤支镜引导经鼻插管

D. 使用或不使用弹性橡胶管芯行可视喉镜下插管

E. 以上全部

正确答案：E。所有的插管方式选择均应是可行的，包括建立外科气道。

即将窒息时，需要紧急行环甲膜切开术。如果肿胀严重，但是氧合和通气维持在可忍受水平，可视喉镜下气管插管、清醒状态下纤支镜引导经鼻插管或主气管切开术都是可行的。因为对气道的操作会迅速导致患者状态恶化，所以操作前应做好准备，床旁备好所需设备，并且技术娴熟的医护人员应就位，以便迅速有效地进行上述所有操作。应用氦氧混合气体提高通过阻塞气道的气流量，可能为准备气管插管和（或）建立外科气道争取一些时间。对于颈部水肿的患者来说，建立外科气道可能有挑战性。

3. 声带以上的喉部感觉受什么神经支配？
   A. 嗅神经
   B. 三叉神经
   C. 舌咽神经
   D. 喉上神经

正确答案：D。支配上呼吸道（口、咽和喉）的感觉神经来自脑神经。三叉神经支配鼻腔、软腭和硬腭的黏膜以及舌体的前 2/3 的感觉。舌咽神经支配舌体的后 1/3 的感觉。同时，舌咽神经也支配咽顶部、扁桃体和软腭下表面。

迷走神经的分支支配会厌以下的气道。喉上神经内支支配声带上方黏膜的感觉，喉返神经支配声带以下及气管的运动和感觉。见下图所示。

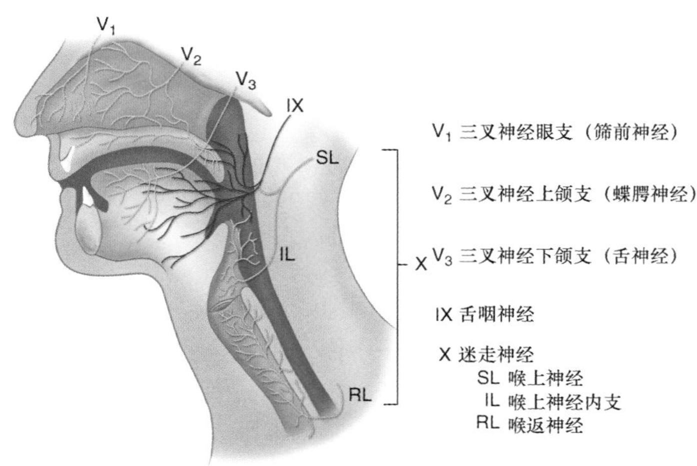

（Reproduced with permission from Butterworth JF，Mackey DC，Wasnick JD：Morgan and Mikhail's Clinical Anesthesiology，6th ed. New York，NY：McGraw-Hill Education；2018.）

4. 为了麻醉气道，在舌骨大角下方 1 cm 处注射利多卡因。被麻醉的神经是？

A. 喉返神经

B. 三叉神经

C. 舌咽神经

D. 喉上神经

正确答案：D。舌神经和舌咽神经支配舌后 1/3 和口咽的感觉，可以通过向腭舌弓的基底部注射局麻药被阻滞。见下图所示。

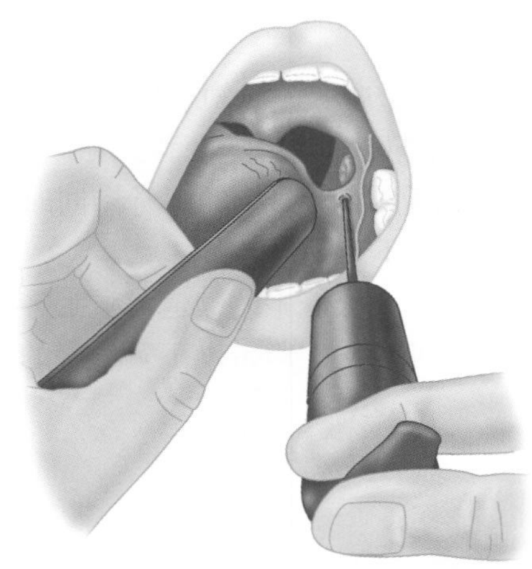

（Reproduced with permission from Butterworth JF，Mackey DC，Wasnick JD：Morgan and Mikhail’s Clinical Anesthesiology，6th ed. New York，NY：McGraw-Hill Education；2018.）

在舌骨大角处注射局麻药可阻滞喉上神经。

经环甲膜向气管内注射利多卡因，引起咳嗽并使局麻药沿表面扩散可阻滞喉返神经。相对于各种阻滞，利多卡因雾化吸入是一种更简单的气道麻醉方法。也可使用苯佐卡因表面麻醉，但其可引起高铁血红蛋白血症。

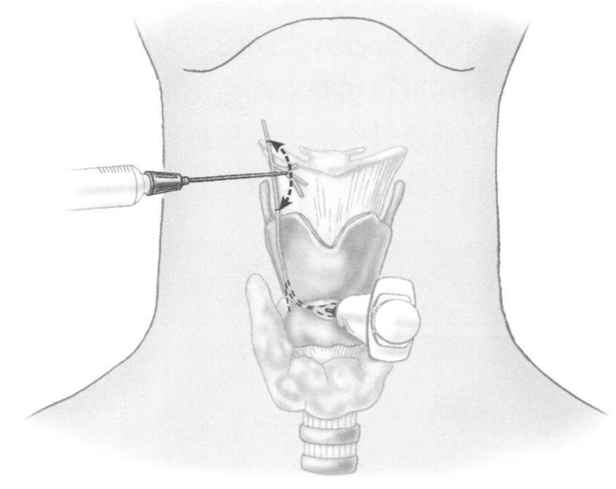

（Reproduced with permission from Butterworth JF，Mackey DC，Wasnick JD：Morgan and Mikhail’s Clinical Anesthesiology，6th ed. New York，NY：McGraw-Hill Education；2018.）

在这种紧急状况下，由于水肿的存在，可能无法将局麻药注射至喉上神经或效果不佳。尝试气管插管可能很快会导致气道失控，需要立即建立外科气道。

5. 回到手术室后，你的下一位患者拟行急诊开腹探查术。你预测患者可能为困难气道。该患者 Mallampati 分级为Ⅲ级，甲颏距离小于三横指，颈围大于 17 英寸（43.18 cm）。你准备进行快速顺序诱导，使用可视喉镜插管。尝试三次后，插管失败。你下一步的气道管理措施应该是：

A. 插入二代声门上气道装置以恢复通气

B. 环甲膜切开术

C. 面罩通气

D. 以上都不是

正确答案：A。虽然多次尝试插管失败，但还是有可能保障该患者充分通气。插入二代声门上装置可实现通气和胃肠减压。困难气道协会（Difficult Airway Society，DAS）为协助气道管理提供了插管指南。面罩通气和环甲膜切开术都在流程之中，但并不是下一步操作。其他的选择包括通过声门上装置进行气管插管，以及唤醒患者进行清醒状态下纤支镜引导气管插管。下文总结了 DSA 指南。

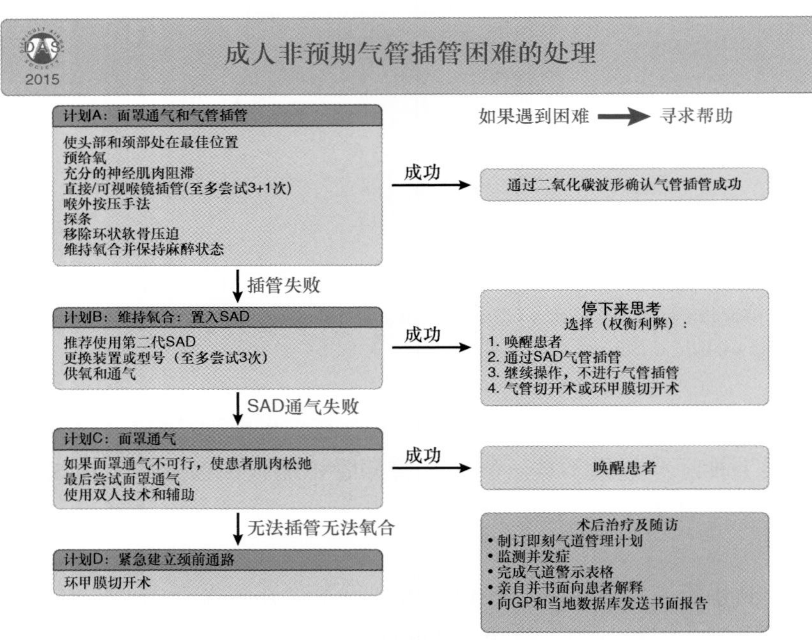

This flowchart forms part of the DAS Guidelines for unanticipated difficult intubation in adults 2015 and should be used in conjunction with the text.

[Reproduced with permission from Frerk C，Mitchell V，McNarry A，et al. Difficult Airway Society 2015·guidelines for management of unanticipated difficult intubation in adults. Br J Anaesth. 2015 Dec；115（6）：827-848.]

应知应会

- 血管性水肿的管理。
- 气道的神经支配。
- 困难气道处理流程。

推荐阅读

Butterworth IV JF, Mackey DC, Wasnick JD, eds. Airway management. In: *Morgan & Mikhail's Clinical Anesthesiology*. 6th ed. New York, NY: McGraw-Hill Education; 2018: 307-342.

Cook TM. A new practical classification of laryngeal view. *Anaesthesia*. 2000;55:274.

El-Orbany M, Woehlck H, Ramez Salem M. Head and neck position for direct laryngoscopy. *Anesth Analg*. 2011;113:103.

Hurford WE. Orotracheal intubation outside the operating room: Anatomic considerations and techniques. *Respir Care*. 1999;44:615.

Kaplan M, Ward D, Hagberg C, et al. Seeing is believing: The importance of video laryngoscopy in teaching and in managing the difficult airway. *Surg Endosc*. 2006;20:S479.

Osman A, Sum KM. Role of upper airway ultrasound in airway management. *J Intensive Care*. 2016;4:52.

第 16 章
心血管生理学与麻醉

安奕 译 金笛 肖玮 校

病例 1 缺血性心肌病患者行冠状动脉旁路移植术

Charlotte Walter，MD，Katrina Von Kriegenbergh，MD，Spencer Thomas，MD，John Welker，MD

一位 85 岁患者拟行冠状动脉旁路移植术，既往有缺血性心肌病。患者的左室射血分数为 20%。患者术前在重症监护室输注米力农和呋塞米，以改善心功能并减轻肺淤血。

1. 米力农是一种：
   A. 磷酸二酯酶抑制剂
   B. β_1 受体激动剂
   C. β_1 受体拮抗剂
   D. 肌丝钙增敏剂

正确答案： A。米力农是一种磷酸二酯酶抑制剂，可增加环磷酸腺苷（cyclic adenosine monophosphate，cAMP）的细胞内浓度，使肌细胞钙离子浓度增加。肾上腺素受体激动剂如去甲肾上腺素和肾上腺素激动 β 受体，并通过激活腺苷环化酶增加 cAMP 浓度。β 受体阻滞剂起到拮抗剂的作用。左西孟旦在美国以外地区可用，可作为肌丝钙增敏剂增强肌细胞收缩力。

2. 一位年长的同事坚持认为，在患者手术开始之前应使用肺动脉导管测量心输出量和每搏量。你提醒同事，肺动脉导管存在一定风险，并且可能无法改善患者围术期预后。你建议围术期使用经食管超声心动图（transesophageal echocardiography，TEE）估计患者心输出量。在下列各项中，哪项**不是**使用 TEE 估计心输出量时需参考的指标？
A. 中心静脉压
B. 心率
C. 左心室流出道（left-ventricular outflow tract，LVOT）直径
D. LVOT 速度时间积分

正确答案：A。使用 TEE 估计心输出量时不需要参考中心静脉压。心输出量（cardiac output，CO）是心率（heart rate，HR）和每搏量（stroke volume，SV）的乘积。

$$CO = SV \times HR$$

$$\text{每搏量} = \text{左心室舒张末期容积} - \text{左心室收缩末期容积}$$

在心脏每次搏动时，血液会流经 LVOT。LVOT 的面积可以通过以下公式大致计算：

$$\text{面积} = \pi\ \text{半径}^2$$
$$\text{半径}^2 = \text{直径}^2/4$$

或

$$\text{面积} = \pi\ \text{直径}^2/4$$

或

$$\text{面积} = 0.785\ \text{直径}^2$$

可以通过超声心动图测量 LVOT 的直径，如下图所示。

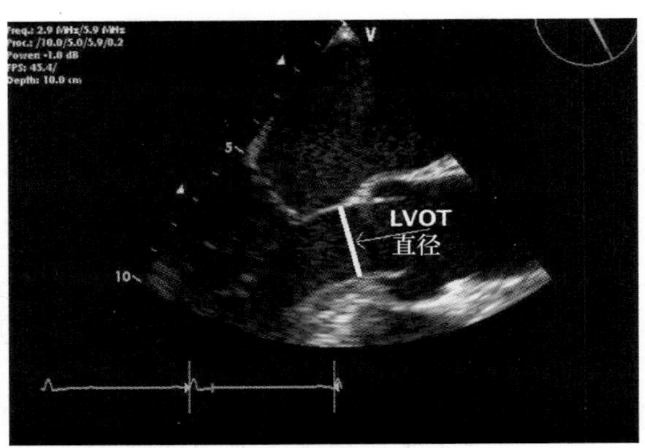

以食管中段长轴切面来测量左心室流出道（LVOT）直径。通过 LVOT 的直径可以计算 LVOT 的面积（Reproduced with permission from Wasnick J，Hillel Z，Kramer D，et al. Cardiac Anesthesia & Transesophageal Echocardiography. New York，NY：McGraw-Hill Education；2011.）

接下来，通过时间速度积分（time velocity integral，TVI）可以获得在单次搏动中血液流经的距离。通过血液在 LVOT 中流经区域的面积和血液经过的距离（TVI），就可以计算出每次心搏期间通过 LVOT 的血液容量。

$$容量=面积 \times 距离$$

因此，

$$每搏量=面积（LVOT）\times TVI（LVOT）$$

例如，如果 LVOT 的 TVI 为 14 cm，LVOT 直径为 1.6 cm，则每搏量为：

$$SV = 面积（LVOT）\times TVI（LVOT）$$
$$SV = （0.785 \times 1.6\ cm^2）\times 14\ cm$$
$$SV = 28\ cm^3 \text{ 或 } 28\ ml$$

如果心率为每分钟 60 次，则患者的 CO 为：

$$CO = SV \times HR$$
$$CO = 28\ ml \times 60 \text{ 次 / 分}$$

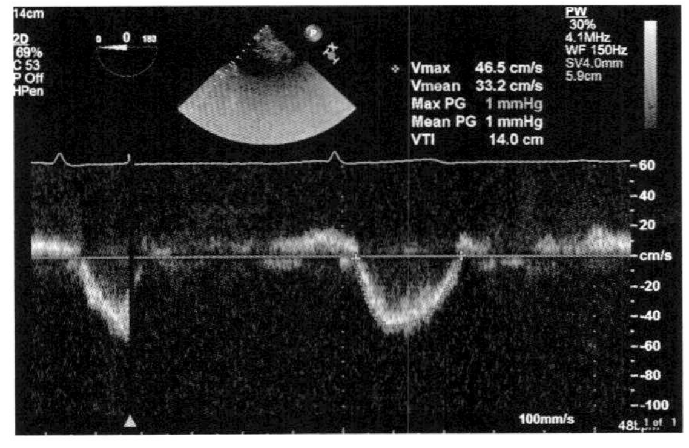

在深胃底切面使用脉冲多普勒技术检查左心室流出道（LVOT）。血液在 LVOT 中的流动方向是远离食管的。因此，流速曲线位于基线以下。通过 LVOT 的流速是 46.5 cm/s，在 LVOT 没有病理改变时，此流速被视作沿 LVOT 射出的正常流速。描记流速环（虚线）可以获得时间-流速间期（TVI）。本病例中的 TVI 为 14 cm（Reproduced with permission from Wasnick J，Hillel Z，Kramer D，et al. Cardiac Anesthesia & Transesophageal Echocardiography. New York，NY：McGraw-Hill Education；2011.）

$$CO = 1.68 \text{ L/min}$$

对于一个中等身材的成年人来说，CO 为 1.7 L/min 时不能满足机体代谢需求。

3. 下列代偿机制与收缩性心力衰竭有关，**除了**：
   A. 肾素-血管紧张素-醛固酮系统的激活减少
   B. 精氨酸加压素释放增加
   C. 交感神经系统激活
   D. 心室扩张

正确答案：A。收缩性心力衰竭的患者试图通过增加交感神经传出、液体潴留以及肾素-血管紧张素-醛固酮系统的激活来进行代偿。随着时间的延长，心肌出现偏心性肥厚，左心室舒张末期容积增加。

4. 心源性休克患者最有可能出现哪条 Starling 曲线（如下图所示）？

A. 曲线 A

B. 曲线 B

C. 曲线 C

D. 曲线 D

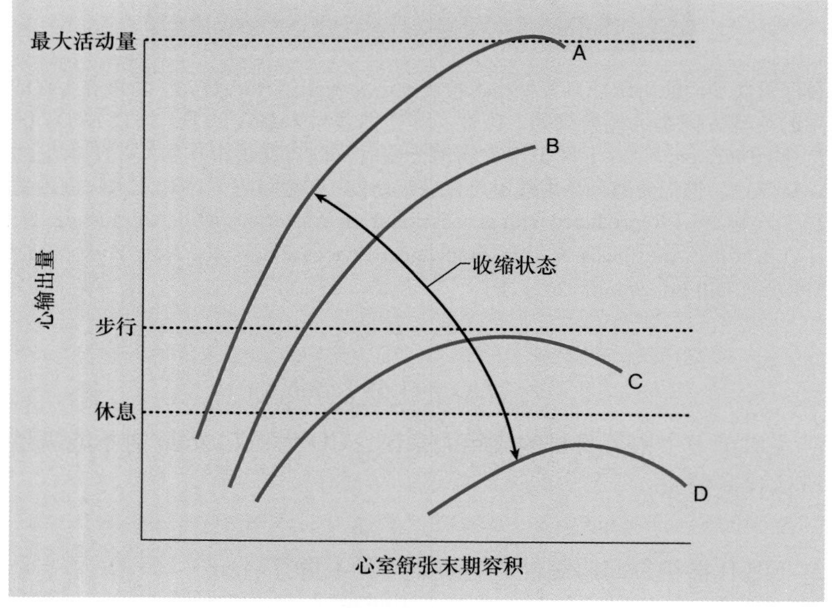

［Reproduced with permission from Braunwald E，Ross J，Sonnenblick EH. Mechanisms of contraction of the normal and failing heart. N Engl J Med. 1967 Oct 12；277（15）：794-800.］

正确答案：D。曲线 D 反映的是心源性休克患者的 Starling 曲线。心力衰竭时，机体需要通过更高的心室充盈量以代偿不断减少的心输出量。健康的心脏在休息和运动（分别为曲线 B 和 A）时，通过相应地降低舒张末期容积增加心输出量。心力衰竭时，代偿机制导致舒张末期容积增加。在休克状态下，心脏泵出的血液不足以满足机体的代谢需求，导致组织缺血、代谢性酸中毒以及乳酸浓度升高。

5. 下图所示压力-容积环上的 E-A 段表示：

A. 等容收缩

B. 等容舒张

C. 心室收缩射血

D. 舒张充盈

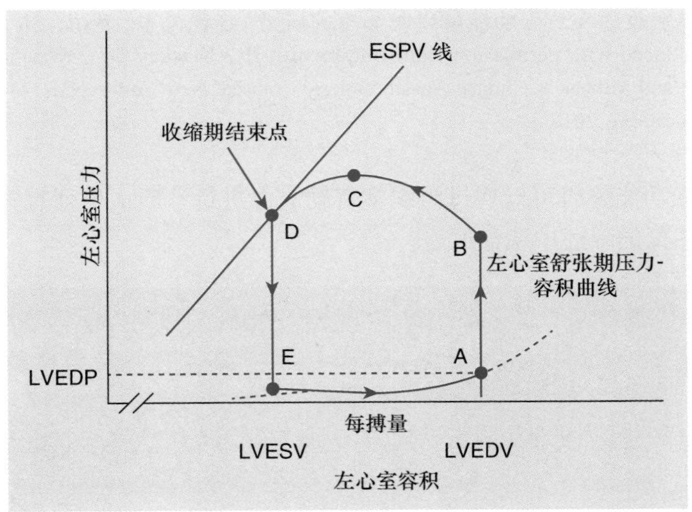

ESPV，收缩末期压力-容积；LVEDP，左心室舒张末压；LVESV，左心室收缩末容积；LVEDV，左心室舒张末容积

（Reproduced with permission from Hoffman WJ，Wasnick JD. Postoperative Critical Care of the Massachusetts General Hospital. 2nd ed. Boston，MA：Little，Brown and Company；1992.）

正确答案：D。压力-容积环显示了每次心搏期间左心室的血流动力学变化。A-B 段反映等容收缩，B-D 段反映收缩射血，D-E 段反映等容舒张。收缩性心力衰竭患者需要增加左心室舒张末期容积作为维持每搏量的代偿机制。舒张功能障碍的患者心室舒张功能受损，导致相同容积下左心室压力高于正常心室（见下图）。

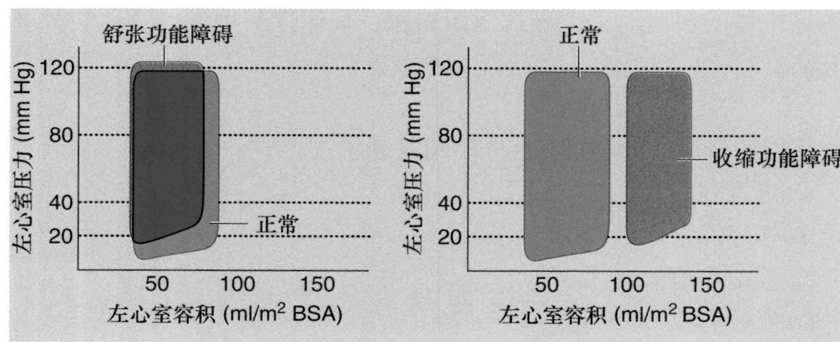

单纯心室收缩和舒张功能障碍时心室的压力-容积关系。BSA，体表面积（Reproduced with permission from Butterworth JF，Mackey DC，Wasnick JD：Morgan and Mikhail's Clinical Anesthesiology，6th ed. New York，NY：McGraw-Hill Education；2018.）

6. 舒张功能障碍可以通过组织多普勒成像进行诊断。下列有关多普勒图像的叙述中错误的是？

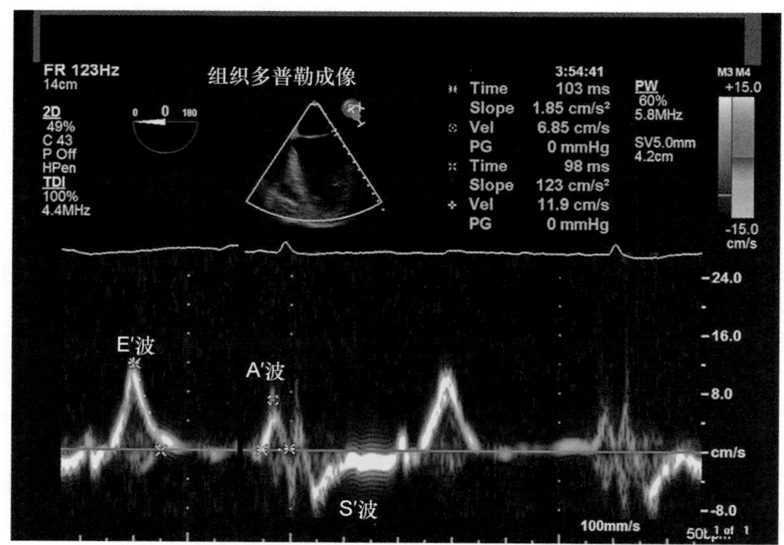

（Reproduced with permission from Wasnick JD，Nicoara A：Cardiac Anesthesia and Transesophageal Echocardiography，2nd ed. New York，NY：McGraw-Hill Education；2019.）

A. E′波＜ 8 cm/s 与舒张功能障碍相关

B. E′波与舒张晚期充盈相关

C. A′波反映心房收缩对心室舒张充盈的贡献

D. S′波反映收缩期二尖瓣瓣环外侧远离 TEE 探头的运动

正确答案：B。E′波与舒张早期充盈相关。在左心室舒张容积相同的情况下，舒张功能受损患者的左心室舒张压可能高于舒张功能代偿患者。此类患者在围术期输液时可能发生肺淤血。

7. 外科医师实施了三根血管的旁路移植手术。当试图让患者脱离心肺转流时，麻醉医师报告 TEE 检查在图中所示蓝色阴影区域出现了新发的心室壁运动异常。

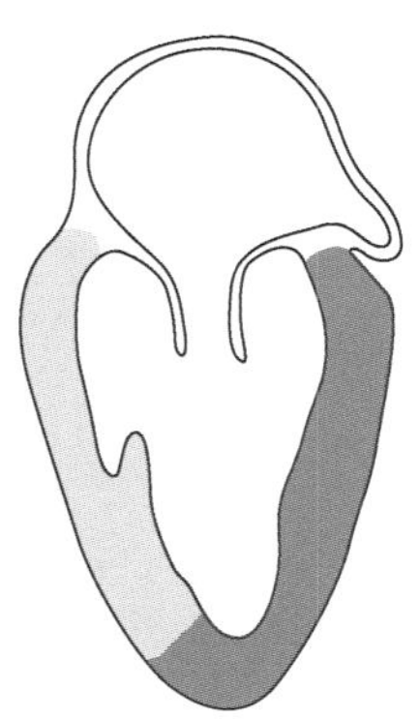

[Modified with permission from Shanewise JS，Cheung AT，Aronson S，et al. ASE/SCA guidelines for performing a comprehensive intraoperative multiplane transesophageal echocardiography examination；recommendations of the American Society of Echocardiography Council for Intraoperative Echocardiography and the Society for Cardiovascular Anesthesiologists Task Force for Certification in Perioperative Transesophageal Echocardiography. Anesth Analg. 1999 Oct；89(4)：870-884.]

蓝色阴影区域是：

A. 下壁

B. 前壁

C. 前侧壁
D. 间隔壁

正确答案：B。图中所示的两腔心切面显示了前壁（蓝色）和下壁（灰色）。当脱机时出现新发的心室壁运动异常，外科医师应检查向该心室壁供血的桥血管，保证桥血管保持通畅。

8. 患者在手术后返回心脏科重症监护室，重症监护室医师希望使用超声心动图估算肺动脉收缩压（pulmonary artery systolic pressure，PASP）。估算时**不**需要下列哪项？
A. 中心静脉压（central venous pressure，CVP）
B. 三尖瓣反流峰值速度
C. 二尖瓣反流峰值速度
D. 无任何肺动脉瓣膜病变

正确答案：C。估算 PASP 并不需要了解二尖瓣反流峰值速度。如果患者无肺动脉瓣病变，则右心室收缩压应等于 PASP。将三尖瓣反流峰值速度代入伯努利方程可以估算右心房和右心室的压力差。

因此，

$$\text{右心室收缩压（RVSP）}=\text{肺动脉收缩压（PASP）}$$

$$\text{压力差}=\text{RVSP}-\text{CVP}$$

压力差$=4V^2$，其中 V 是三尖瓣反流峰值速度（以 m/s 为单位）

$$4V^2=\text{RVSP}-\text{CVP}$$

$$4V^2+\text{CVP}=\text{RVSP}=\text{PASP}$$

应知应会

- 强心药物的作用机制。
- 使用 TEE 估算每搏量。
- 心力衰竭的代偿性反应。

- 压力-容积环的解读。
- 使用超声心动图诊断舒张功能障碍。
- 使用 TEE 估算 PASP。

推荐阅读

Bollinger D, Seeberger M, Kasper J, et al. Different effects of sevoflurane, desflurane, and isoflurane on early and late left ventricular diastolic function in young healthy adults. *Br J Anaesth*. 2010;104:547.

Butterworth IV JF, Mackey DC, Wasnick JD, eds. Cardiovascular physiology & anesthesia. In: *Morgan & Mikhail's Clinical Anesthesiology*. 6th ed. New York, NY: McGraw-Hill Education; 2018:343-380.

Colson P, Ryckwaert F, Coriat P. Renin angiotensin system antagonists and anesthesia. *Anesth Analg*. 1999;89:1143.

de Baaij JH, Hoenderop JG, Bindels RJ. Magnesium in man: Implications for health and disease. *Physiol Rev*. 2015;95:1.

De Hert S. Physiology of hemodynamic homeostasis. *Best Pract Res Clin Anesthesiol*. 2012;26:409.

Duncan A, Alfirevic A, Sessler D, Popovic Z, Thomas J. Perioperative assessment of myocardial deformation. *Anesth Analg*. 2014;118:525.

Epstein AE, Olshansky B, Naccarelli GV, et al. Practical management guide for clinicians who treat patients with amiodarone. *Am J Med*. 2016;129:468.

Forrest P. Anaesthesia and right ventricular failure. *Anaesth Intensive Care*. 2009;37:370.

Francis G, Barots J, Adatya S. Inotropes. *J Am Coll Cardiol*. 2014;63:2069.

Groban L, Butterworth J. Perioperative management of chronic heart failure. *Anesth Analg*. 2006;103:557.

Harjola VP, Mebazaa A, Čelutkienė J, et al. Contemporary management of acute right ventricular failure: A statement from the heart failure association and the Working Group on Pulmonary Circulation and Right Ventricular Function of the European Society of Cardiology. *Eur J Heart Fail*. 2016;18:226.

Jacobsohn E, Chorn R, O'Connor M. The role of the vasculature in regulating venous return and cardiac output: Historical and graphical approach. *Can J Anaesth*. 1997;44:849.

Ross S, Foex P. Protective effects of anaesthetics in reversible and irreversible ischemia-reperfusion injury. *Br J Anaesth*. 1999;82:622.

Shi WY, Li S, Collins N, et al. Peri-operative levosimendan in patients undergoing cardiac surgery: An overview of the evidence. *Heart Lung Circ*. 2015;24:667.

Van Gelder IC, Tuinenburg AE, Schoonderwoerd BS, et al. Pharmacologic versus direct-current electrical cardioversion of atrial flutter and fibrillation. *Am J Cardiol*. 1999;84:147R.

Woods J, Monteiro P, Rhodes A. Right ventricular dysfunction. *Curr Opin Crit Care*. 2007;13:535.

Yost CS. Potassium channels. Basic aspects, functional roles and medical significance. *Anesthesiology*. 1999;90:1186.

第 17 章
合并心血管疾病患者的麻醉

金笛 译 肖玮 校

病例 1 颈动脉内膜剥脱术术前评估

Sarah Armour，MD

1. 患者为 57 岁女性，既往有高血压及高脂血症病史，为行短暂性脑缺血发作（transient ischemic attacks，TIAs）评估就诊。患者无脑卒中病史，否认心肌梗死或冠状动脉疾病病史，确诊腹主动脉瘤（abdominal aortic aneurysm，AAA），直径 4.5 cm。吸烟史 20 年，每日 1 包烟。进行影像学检查后，拟行颈动脉内膜剥脱术。

根据美国心脏病学会（American College of Cardiology，ACC）/美国心脏协会（American Heart Association，AHA）2014 年发布的术前心血管评估指南，以下哪项是患者下一步诊疗的最佳选择？

A. 行 12 导联心电图评价活动性心脏疾病

B. 由于患者存在直径 4.5 cm 的腹主动脉瘤，请血管外科医师会诊

C. 评价患者心脏功能储备

D. 此手术是急诊手术，应直接送至手术室

E. 取消手术。根据目前掌握的信息，此患者非手术适应证

正确答案：C。根据 ACC/AHA 指南，颈动脉内膜剥脱术（carotid endarterectomy，CEA）出现心血管不良预后的风险为 1% ～ 5%。

CEA 并不是急诊手术（选项 D），且患者并无活动性心脏病（如不稳定冠脉综合征，显著心律失常，严重瓣膜疾病或充血性心力衰竭——选项 A）。由于腹主动脉瘤直径小于 5 cm，无须请血管外科会诊（选项 B），且目前掌握的信息中未提示患者非手术适应证（选项 E）。选项 C 是唯一可能改变患者管理策略的信息，因此正确。

病例 2 心脏病史不明确的患者行急诊手术

Sarah Armour，MD

1. 患者为 25 岁男性，右下腹疼痛加重伴恶心、呕吐 24 小时。行腹腔镜阑尾切除术术前评估时，发现患者既往有呼吸困难及劳累后胸痛病史，且有年轻时心源性死亡的家族史。根据目前信息，以下内容均为恰当的麻醉管理方法，**除了**：
   A. 经食管超声心动图（transesophageal echocardiography，TEE）
   B. 去氧肾上腺素
   C. 补液
   D. 麻黄碱
   E. β 受体阻滞剂

正确答案：D。由于有因年轻时心源性死亡的家族史，患者的病史令人最担心他合并肥厚型心肌病，肥厚型心肌病患者的治疗旨在通过维持足够的血管内容量和后负荷，以及降低心肌收缩力（使用 β 受体阻滞剂），尽量减轻左心室流出道（left-ventricular outflow tract，LVOT）梗阻。麻黄碱增加心肌收缩力，可能加重左心室流出道梗阻；对于肥厚型心肌病的患者，应避免使用麻黄碱（以及其他正性肌力药物）。TEE 可以协助诊断并监测流出道梗阻。

病例 3 近期血管重建患者行乳腺切除术

Sarah Armour，MD

1. 患者为 65 岁女性，诊断乳腺浸润性导管癌。患者拟行右侧乳腺切除术，为行麻醉前评估就诊。发现乳腺癌前 1 个月，患者行心导管检查发现左冠状动脉前降支中段 70% 狭窄，并植入药物洗脱支架一枚。此后患者开始双联抗血小板治疗（阿司匹林及氯吡格雷）。下列哪项是安全管理患者多种合并症的最佳措施?
   A. 与手术医师及心脏科医师共同商议，权衡继续双联抗血小板治疗的手术出血风险以及停止双联抗血小板治疗发生严重心血管事件的风险
   B. 术前 7 日停用阿司匹林，继续服用氯吡格雷
   C. 由于患者停止抗血小板治疗后出现灾难性支架内血栓形成的风险高，应继续服用阿司匹林及氯吡格雷至手术当日
   D. 继续服用阿司匹林，术前 3 日停用氯吡格雷
   E. 停用氯吡格雷，术前 5 日开始使用糖蛋白Ⅱb/Ⅲa 拮抗剂

正确答案：A。此患者患乳腺浸润性导管癌，必须行手术治疗，且患者近期植入药物洗脱支架，使其麻醉管理较有挑战性。目前指南认为植入药物洗脱支架后应不间断行双联抗血小板治疗（如阿司匹林和噻吩吡啶类药物）12 个月，植入裸金属支架后应不间断行双联抗血小板治疗 4 ～ 6 周。但本患者需要行非择期手术，可能有必要中断抗凝治疗。手术医师应与心脏科医师讨论，权衡停止抗血小板治疗的风险和减少手术出血并发症的获益。幸运的是，乳腺癌手术较少导致大量出血。如果大手术前必须停用噻吩吡啶类药物，应继续服用阿司匹林并尽早恢复使用噻吩吡啶类药物。目前没有证据证明使用华法林、抗凝剂或糖蛋白Ⅱb/Ⅲa 拮抗剂可以降低停止口服抗血小板药物后支架内血栓形成的风险。

病例 4 移植心脏的病理生理学

Sarah Armour，MD

1. 患者为 39 岁男性，为行骨盆骨折修复术就诊。患者 5 年前曾行心脏移植术。关于典型的移植心脏的生理学和药理学，以下哪项是**错误**的？
   A. 心输出量正常
   B. 心脏传导正常
   C. 对循环儿茶酚胺的反应增强
   D. 移植心脏显著依赖于前负荷
   E. 冠状动脉的自动调节丧失

正确答案：E。其他选项均正确。移植心脏的冠状动脉自动调节是保留的。

参考文献

Fleisher LA. The value of preoperative assessment before noncardiac surgery in the era of value-based care. *Circulation*. 2017;136(19):1769-1771.

Fleisher LA, Fleischmann KE, Auerbach AD, et al. 2014 ACC/AHA guideline on perioperative cardiovascular evaluation and management of patients undergoing noncardiac surgery: a report of the American College of Cardiology/American Heart Association Task Force on Practice Guidelines. *Circulation*. 2014;130:e278-e333.

Rabin J, Kaczorowski DJ. Perioperative management of the cardiac transplant recipient. *Crit Care Clin*. 2019;35(1):45-60.

病例 5 术前门诊的心脏评估

Robert Johnston，MD，Thomas McHugh，MD，Johannes DeRiese，MD

1. 一位 77 岁男性膀胱癌患者为行术前评估至术前评估门诊就诊。患者活动耐量好，但既往有吸烟史及高脂血症病史，曾使用他汀类药物治疗。根据 ACC/AHA 指南，应在术前对患者进行的下一项评估为?

A. 预约心导管检查

B. 预约运动负荷试验

C. 评价围术期发生主要不良心脏事件（major adverse cardiac events，MACE）的风险

D. 使用经胸超声心动图评价收缩和舒张功能

正确答案：C。目前 ACC/AHA 指南建议如果 MACE 风险小于1%，则无须行进一步检查，患者应进行手术。只有在运动耐量差（小于 4 METs）的患者 MACE 风险增高时建议进行额外的心脏检查。下表总结了 2014 年 ACC/AHA 围术期评估指南的内容。

附加术前评估的推荐总结

建议	COR	LOE
12 导联心电图		
除行低风险手术外，对于已知有冠心病或其他显著结构性心脏病的患者，术前行静息态 12 导联心电图是合理的	Ⅱa	B
除行低风险手术外，对于无症状的患者，可以考虑术前行静息态 12 导联心电图	Ⅱb	B
对于行低风险手术的无症状患者，常规行术前静息态 12 导联心电图并无益处	Ⅲ：无获益	B
评估 LV 功能		
对于有不明原因呼吸困难的患者，行术前 LV 功能评估是合理的	Ⅱa	C
对于 HF 伴呼吸困难加重或有其他病情改变的患者，行术前 LV 功能评估是合理的	Ⅱa	C
对于病情稳定的患者，可以考虑再次评估 LV 功能	Ⅱb	C
不推荐常规行术前 LV 功能评估	Ⅲ：无获益	B

（续表）

建议	COR	LOE
运动负荷试验评估心肌缺血和功能储备		
对于风险高但心脏功能储备良好的患者，放弃进一步运动测试并进行手术是合理的	Ⅱa	B
对于风险高但心脏功能储备不明的患者，如果行运动测试评价功能储备有可能改变对患者的治疗，检查可能是合理的	Ⅱb	B
对于风险高但心脏功能储备中等至良好的患者，放弃进一步运动测试并进行手术可能是合理的	Ⅱb	B
对于风险高但心脏功能储备较差或不明的患者，行运动测试及心脏影像学检查评估心肌缺血可能是合理的	Ⅱb	C
常规无创负荷试验对于低风险非心脏手术无益处	Ⅲ：无获益	B
心肺运动试验		
行风险较大手术的患者可以考虑行心肺运动试验	Ⅱb	B
非心脏手术前行无创药物负荷试验		
对于心脏功能储备较差、行非心脏手术的高风险患者，如果行 DSE 或 MPI 可以改变对患者的治疗，检查是合理的	Ⅱa	B
常规行无创负荷试验对于低风险非心脏手术无益处	Ⅲ：无获益	B
术前冠状动脉造影术		
不推荐术前常规行冠状动脉造影术	Ⅲ：无获益	C

COR，推荐等级；DSE，多巴酚丁胺负荷超声心动图；EGG，心电图；HF，心力衰竭；LOE，证据等级；LV，左心室；MPI，心肌灌注显像。

Reproduced with permission from Fleisher LA，Fleischman KE，Auerbach AD，et al. 2014 ACC/AHA guideline on perioperative cardiovascular evaluation and management of patients undergoing noncardiac surgery：A report of the American College of Cardiology/American Heart Association Task Force on practice guidelines. J Am Coll Cardiol. 2014 Dec 9；64(22)：e77-e137

2. 一位同事告诉你，她常规为所有 75 岁以上的患者预约负荷试验。根据 ACC/AHA 指南，这一行为属于哪一推荐等级？

A. 等级Ⅰ（获益＞＞＞风险）

B. 等级Ⅱa（获益＞＞风险）

C. 等级Ⅱb（获益＞/＝风险）

D. 等级Ⅲ（无获益/有害）

正确答案：D。低危患者不是常规筛查的适应证。

3. 下一位就诊患者拟行膀胱镜检查。患者既往有心力衰竭病史，射血分数减低（25%）。基础用药包括卡维地洛和一种血管紧张素转化酶抑制剂。患者患有结构性心脏病，并有心力衰竭的症状和体征。根据美国心脏病学会基金会（American College of Cardiology Foundation，ACCF）/AHA 指南，患有结构性心脏病并有心力衰竭症状的患者属于心力衰竭的哪一期？

A. A 期

B. B 期

C. C 期

D. D 期

正确答案：C。患有结构性心脏病并有心力衰竭症状的患者，无论射血分数是否减低，均属于 C 期。见下图。

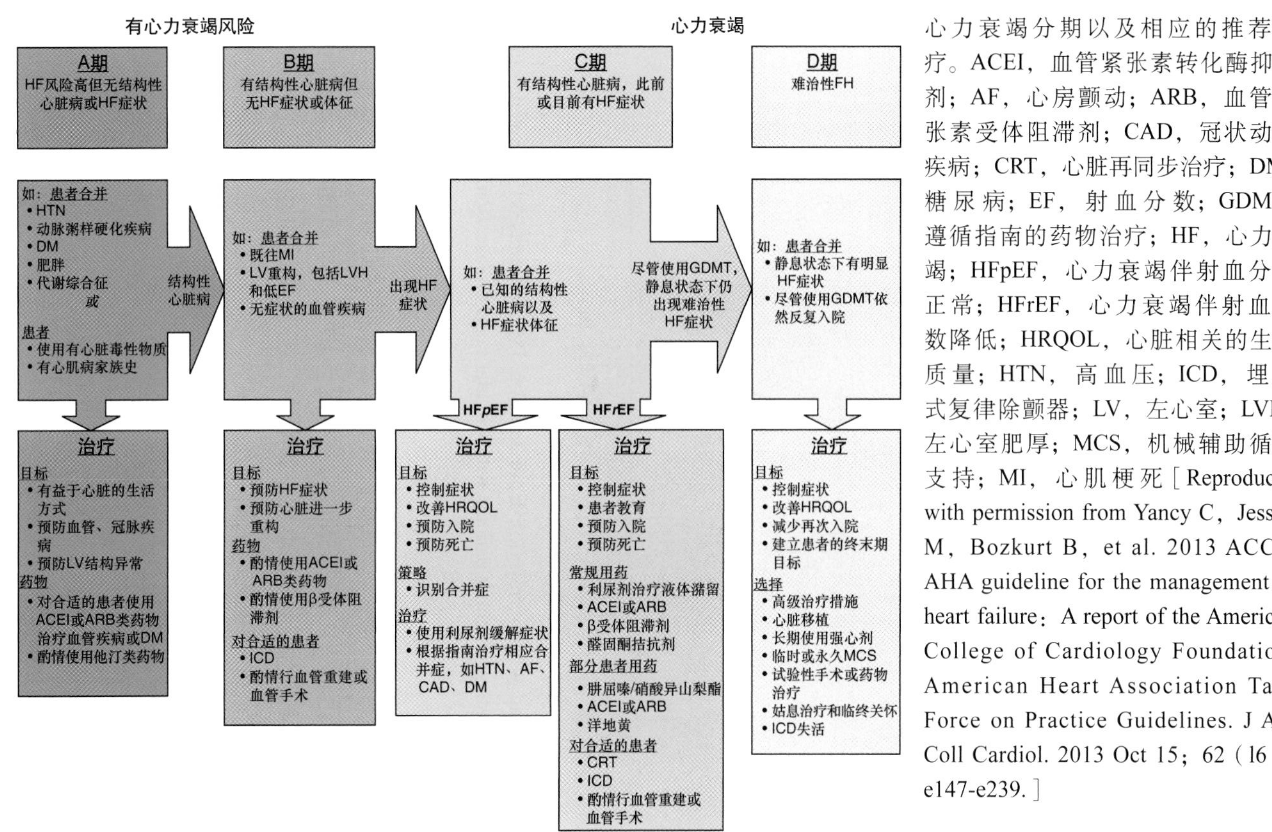

心力衰竭分期以及相应的推荐治疗。ACEI，血管紧张素转化酶抑制剂；AF，心房颤动；ARB，血管紧张素受体阻滞剂；CAD，冠状动脉疾病；CRT，心脏再同步治疗；DM，糖尿病；EF，射血分数；GDMT，遵循指南的药物治疗；HF，心力衰竭；HFpEF，心力衰竭伴射血分数正常；HFrEF，心力衰竭伴射血分数降低；HRQOL，心脏相关的生活质量；HTN，高血压；ICD，埋藏式复律除颤器；LV，左心室；LVH，左心室肥厚；MCS，机械辅助循环支持；MI，心肌梗死［Reproduced with permission from Yancy C，Jessup M，Bozkurt B，et al. 2013 ACCF/AHA guideline for the management of heart failure：A report of the American College of Cardiology Foundation/American Heart Association Task Force on Practice Guidelines. J Am Coll Cardiol. 2013 Oct 15；62（16）：e147-e239.］

4. 下一位评估的患者伴有因风湿性心脏病导致的二尖瓣狭窄。如果A环代表的是正常心功能患者的压力-容积环，下列哪一项的压力-容积环与二尖瓣狭窄患者相符？

A. A环
B. B环
C. C环
D. D环
E. E环

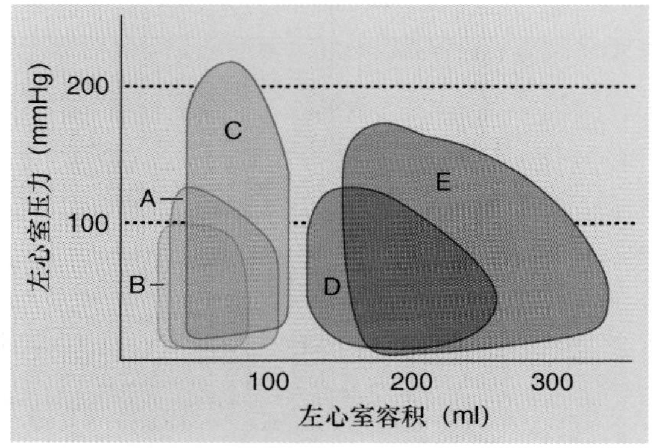

（Reproduced with permission from Jackson JM，Thomas SJ，Lowenstein E. Anesthetic management of patients with valvular heart disease. Semin Anesth. 1982；1：239.）

正确答案：B。二尖瓣狭窄患者舒张期时血液流入受狭窄的瓣膜限制，因而左心室扩张时负荷不足。由于心动过速时充盈时间缩短，舒张期充盈进一步恶化。同样的，心房颤动也由于无心房收缩辅助心室充盈，继发舒张期充盈不足。久而久之，二尖瓣狭窄患者会继发肺动脉高压和右心室衰竭，若在全身麻醉诱导时未能维持右心室前负荷，可能出现血流动力学崩溃。

5. 在上图中，哪个压力-容积环反映主动脉瓣狭窄（aortic stenosis，AS）患者的曲线？

A. A 环
B. B 环
C. C 环
D. D 环
E. E 环

正确答案：C。AS 患者为了将血液从狭窄的主动脉瓣口射出，会出现高心室内压力和左心室肥厚。

6. 严重 AS 患者的麻醉目标包括以下内容，**除了：**
   A. 维持正常窦性节律
   B. 减少全身血管阻力
   C. 维持血管内容量
   D. 避免心动过速

正确答案：B。降低全身血管阻力会导致 AS 患者低血压。血管张力降低时，狭窄的主动脉瓣限制了左心室射出血液，导致血压和冠状动脉充盈压下降。AS 患者通常需要维持正常的窦性节律、心率以及外周血管阻力。心动过速会减少收缩期射血时间，妨碍心脏减少收缩末期容量和维持心输出量。

7. 进行麻醉评估后，患者在手术当日生命体征为：心率 90 次 / 分，血压 190/100 mmHg，呼吸频率 20 次 / 分。患者如常服用降压药，包括噻嗪类利尿剂和美托洛尔。术前访视时，患者在服用相同降压药的情况下血压维持在 150/80 mmHg。此时最佳的选择是：
   A. 取消手术
   B. 不行全身麻醉，在椎管内麻醉下进行手术
   C. 在全身麻醉或椎管内麻醉下行手术
   D. 麻醉患者，血压维持在术前访视时患者基线血压的 20% 以内

正确答案：D。在马上要进行手术时，由于焦虑而出现一过性血压升高是较常见的。这位患者常规服用了降压药，且既往按此配方服药时血压控制相对较好。无论选择何种麻醉方法，服用利尿剂和其他抗高血压药物的高血压患者在围术期均可能出现较大的血压波动。在这种情况下，患者应继续进行手术。即使诱导前控制血压，也容易出现高血压或低血压。麻醉医师必须为麻醉诱导后升压和降压都做好准备。在血压正常的患者中，理想的平均动脉压不应低于 65 mmHg，并控制在基线血压的 20% 以内。高血压患者脑血流调节能力改变，需要维持较高的平均动脉压以保持足够的脑血流。

8. 下图中彩色流束符合哪种瓣膜病变？
   A. 二尖瓣狭窄
   B. 二尖瓣反流
   C. 主动脉瓣狭窄
   D. 三尖瓣反流

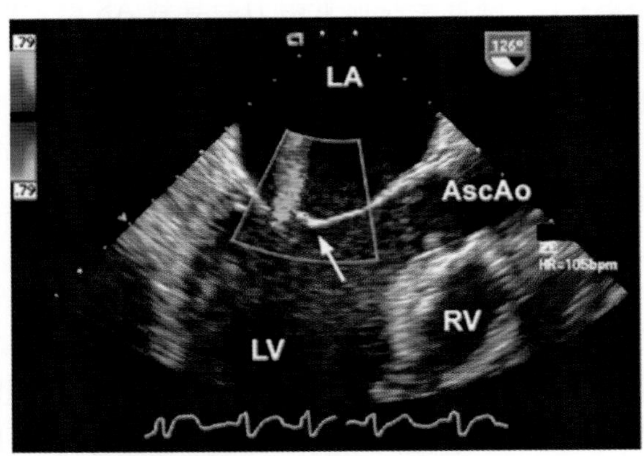

（Reproduced with permission from Mathew JP，Swaminathan M，Ayoub CM. Clinical Manual and Review of Transesophageal Echocardiography. 2nd ed. New York，NY：McGraw-Hill Education；2010.）

正确答案：B。这是二尖瓣反流的血流束。在这幅 TEE 成像中可见左心室（LV）、左心房（LA）、二尖瓣前叶（箭头）、右心室

（RV）及升主动脉（AscAo）。

9. 患者就诊于内镜科室，拟行结肠镜评估间歇性消化道出血。患者合并晚期心力衰竭，使用持续血流左心室辅助装置（left-ventricular assist device，LVAD）。以下选项均可导致 LVAD 负荷不足，**除了：**

A. 低血容量

B. 肺动脉高压

C. 右心衰竭

D. 二尖瓣狭窄

E. 主动脉瓣反流

正确答案：E。答案 A 至 D 均可导致位于左心室尖端的 LVAD 流入端的预充容量减少。主动脉瓣反流不影响 LVAD 流入，但是血液会通过未闭合的主动脉瓣反流入左心室，而未进入体循环，影响 LVAD 向组织输送血液。在植入 LVAD 时应纠正二尖瓣狭窄和重度主动脉瓣反流。卵圆孔未闭或其他导致左右心相通的病变（如房间隔缺损）也应在植入 LVAD 时予以纠正，以防未氧合血液随着 LVAD 血流通过解剖异常产生右向左分流。

应知应会

- 术前心脏评估内容。
- 心力衰竭分期。
- 压力-容积环的解读。
- 导致左心室辅助装置负荷不足的可能原因。

推荐阅读

Fleisher LA, Fleischmann KE, Auerbach AD, et al. 2014 ACC/AHA Guideline on Perioperative Cardiovascular Evaluation and Management of Patients Undergoing Noncardiac Surgery: A report of the American College of Cardiology/American Heart Association Task Force on Practice Guidelines. Available at: http://www.onlinejacc.org/

content/64/22/e77. Accessed September 6, 2019.
Heart Failure Guidelines Toolkit. Available at: https://www.heart.org/en/health-topics/heart-failure/heart-failure-tools-resources/heart-failure-guidelines-toolkit. Accessed September 6, 2019.

病例 6 Fontan 循环患者行腹腔镜胆囊切除术

Mukesh Wadhwa，DO，Brian McClure，DO

一位曾行全腔静脉–肺动脉吻合术（见下页图）的 32 岁患者拟行腹腔镜胆囊切除术。患者有先天性肺动脉瓣以及三尖瓣闭锁病史，曾行多期单心室手术。约 3 年前曾因复发性心房扑动行射频消融术。术前超声心动图提示心室功能好，Fontan 循环通路开放，无心房内分流，轻度房室瓣反流。患者由心脏科医师密切随诊，目前不需要进一步手术治疗。患者活动耐量好，中度活动时无呼吸困难。行全面术前评估后，与患者讨论治疗选择，决定在全麻下行腹腔镜胆囊切除术。

1. Fontan 术包括以下哪一步骤?
   A. 置换闭锁的三尖瓣
   B. 将静脉循环自右心房转移至直接与肺动脉相连
   C. 在锁骨下动脉与肺动脉间建立分流
   D. 维持动脉导管开放

正确答案：B。Fontan 术通常为第三期姑息手术，患者以单心室（single ventricle，SV）供给体循环。三尖瓣闭锁是 SV 的一种病理类型。在三尖瓣闭锁的患者中，肺血流不足，仅当有血液通过房间隔缺损和开放的动脉导管时才能存活。

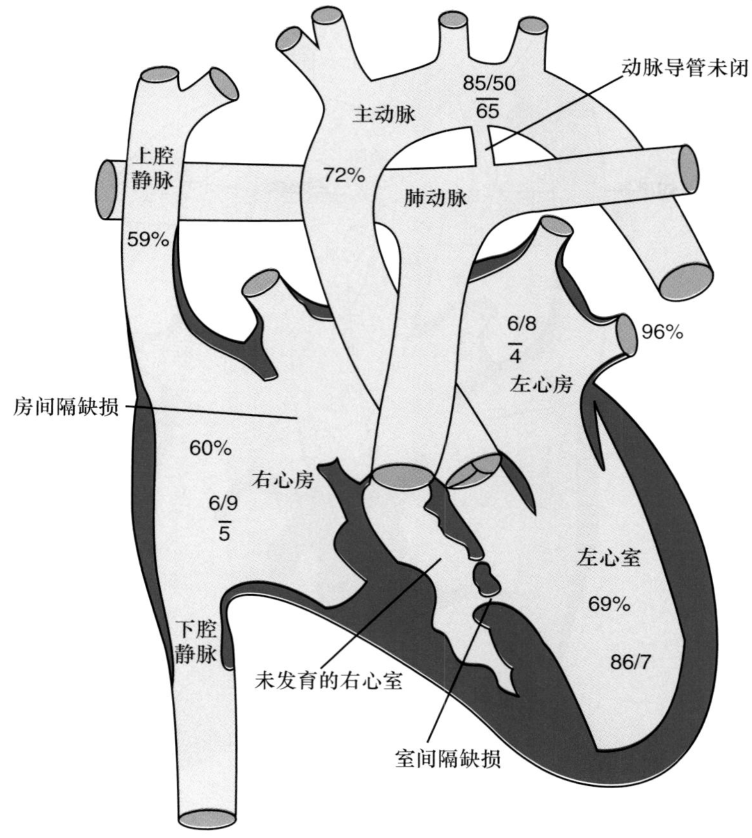

三尖瓣闭锁及房间隔缺损（atrial septal defect，ASD）形成的单心室［Modified with permission from Leyvi G，Wasnick JD：Single-ventricle patient：pathophysiology and anesthetic management，J Cardiothorac Vasc Anesth. 2010 Feb；24（1）：121-130.］

患者的第一期管理旨在通过维持动脉导管开放改善肺血流。输注前列腺素可维持导管开放。建立 Blalock-Thomas-Taussig（BTT）分流可进一步增加肺血流，改善发绀。BTT 分流为体循环向肺循环分流。下图描绘了新的分流，以及 SV 心脏中各心腔的预计氧饱和度变化。

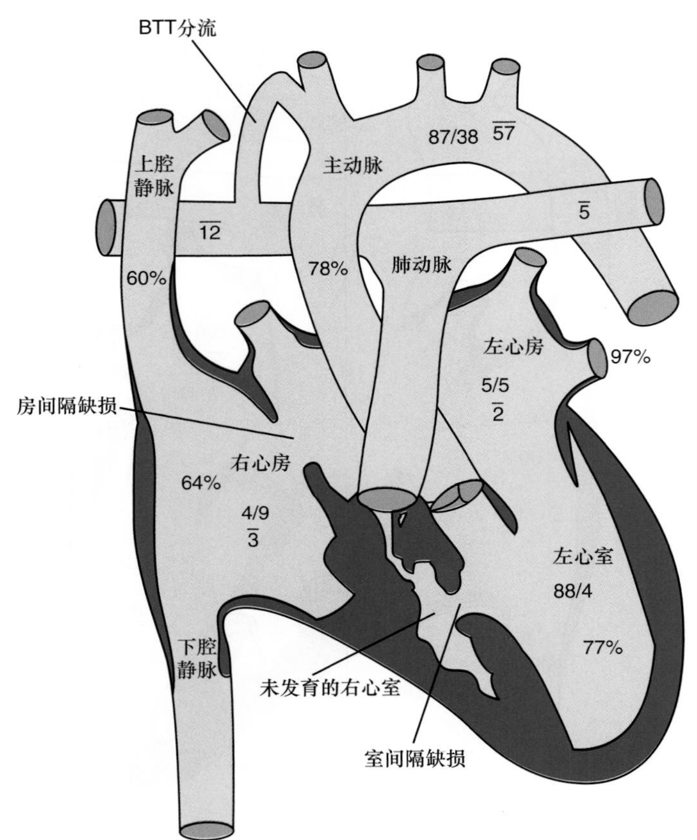

在发绀患者中行BTT分流增加肺血流［Modified with permission from Leyvi G，Wasnick JD：Single-ventricle patient：pathophysiology and anesthetic management，J Cardiothorac Vasc Anesth. 2010 Feb；24（1）：121-130.］

第二期的姑息治疗包括行Glenn分流。Glenn术将上腔静脉（superior vena cava，SVC）的静脉血直接引流至肺动脉。下腔静脉（inferior vena cava，IVC）的血流仍返回至SV进入体循环，造成持续发绀。见下图。

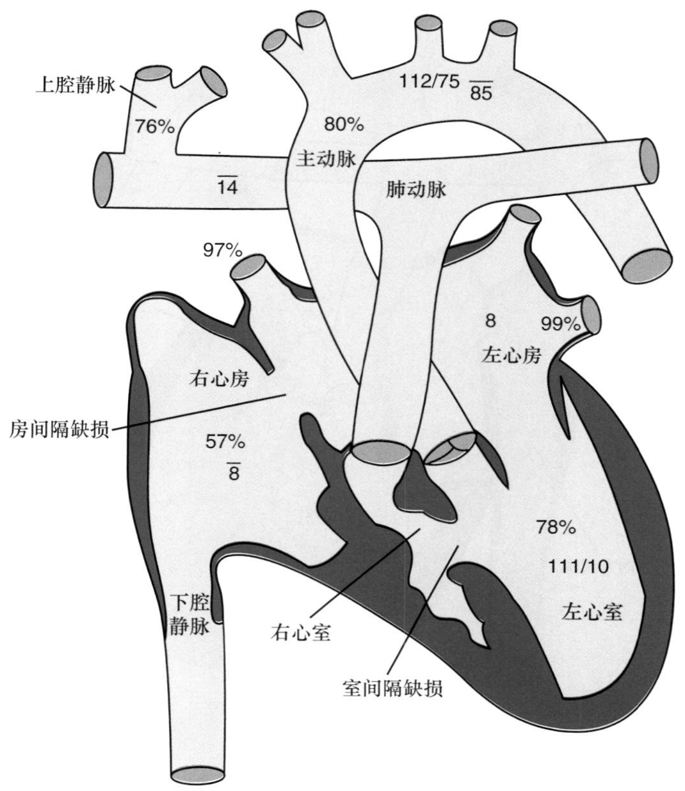

Glenn 术将上腔静脉的血流转入肺动脉［Modified with permission from Leyvi G，Wasnick JD：Single-ventricle patient：pathophysiology and anesthetic management，J Cardiothorac Vasc Anesth. 2010 Feb；24（1）：121-130.］

Fontan 术是三尖瓣闭锁患者姑息治疗的最后一期。IVC 内的血流也直接流入肺动脉，SV 与体静脉回流血液完全分离，形成完全的腔静脉–肺动脉连接。此术式中，主肺动脉被分离，Glenn 分流［双向 Glenn 术（bidirectional Glenn，BDG）］内的血流与 IVC 内血流合并，使静脉血流绕过心脏直接进入肺循环。见下页图。

由于 Fontan 术完全将静脉血流转流至肺循环，因此选项 B 是正确的。Fontan 术并不置换闭锁的瓣膜。三尖瓣闭锁患者的右心室未发育。选项 C 和 D 是三尖瓣闭锁患者改善肺血流的治疗方法，但是用于最后一期姑息手术或 Fontan 术之前。

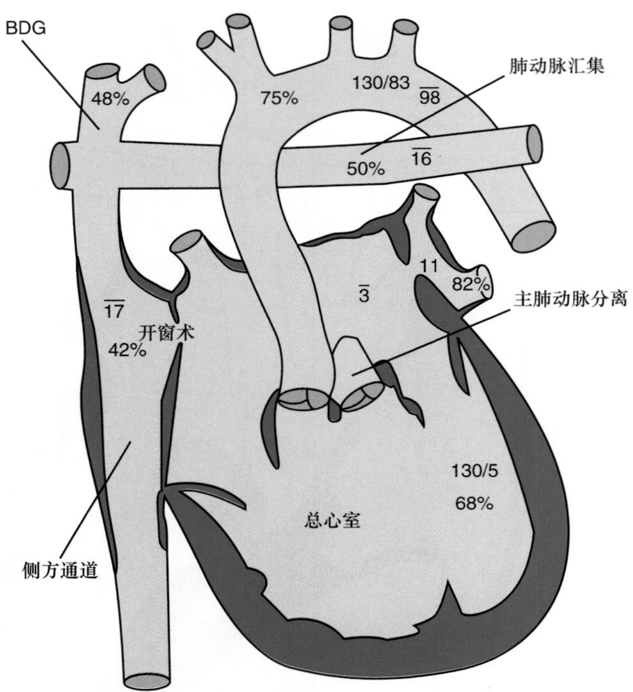

Fontan 术使用侧方通道将静脉血流导入肺动脉用于单心室的姑息治疗［Modified with permission from Leyvi G，Wasnick JD：Single-ventricle patient：pathophysiology and anesthetic management，J Cardiothorac Vasc Anesth. 2010 Feb；24（1）：121-130.］

2. 三尖瓣闭锁患者最常见的临床表现为：

A. 发绀

B. 肺血流＞＞体循环血流

C. 肺水肿

D. SaO_2 ＞ 99%

正确答案：A。三尖瓣闭锁患者没有足够的血液经闭锁的三尖瓣进入右心室，再射入肺动脉。这类患者的血液通过房间隔和室间隔缺损形成右向左分流，因此出现发绀。在行 BTT 分流前，动脉导管开放对维持肺血流是非常必要的。

三尖瓣闭锁与发绀有关。肺血流增加及过负荷主要与肺循环增加有关，可见于左心发育不全综合征患者。

左心发育不良不全综合征（或主动脉瓣闭锁）患者的左心室未发育（见下图）。肺血流过多，导致心力衰竭和肺水肿。此时体循环灌注不足，而右心室未发育时肺循环灌注不足。

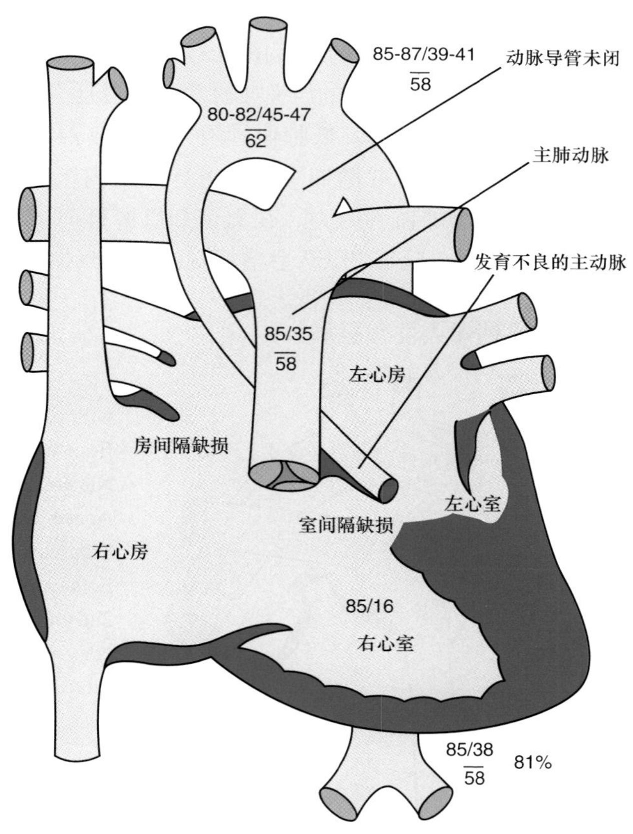

左心发育不全综合征（Reproduced with permission from Wasnick JD, Nicoara A: Cardiac Anesthesia and Transesophageal Echocardiography, 2nd ed. New York, NY: McGraw-Hill Education; 2019.）

3. 这位 Fontan 循环的成年患者现已进入手术室，拟行腹腔镜胆囊切除术。行常规监测，并在诱导前行动脉置管以密切监测血压。使用丙泊酚和罗库溴铵进行全身麻醉诱导。插管顺利。但是正压通气时，患者出现低血压。下一步最合适的做法是：

A. 使用氦氧混合气体通气
B. 减少呼吸机潮气量以降低肺血管阻力
C. 施加呼气末正压（positive end-expiratory pressure，PEEP）
D. 以上均不是

正确答案：B。Fontan 术后的患者依赖无右心室辅助的肺循环血流。中心静脉压与心室舒张末压的压差（称为“跨肺压”）是驱动肺血流以及心输出量的主要动力。低肺血管阻力可以改善 Fontan 术患者的循环。前文中正压通气并增加潮气量可导致胸内压过高，减少回心的静脉血量，并增加血管阻力。在氧饱和度降低时，吸入纯氧较氦氧混合气体更合适。施加 PEEP 会增加胸内压，减少静脉回流。

4. 下图反映的是哪种先天性心脏病？

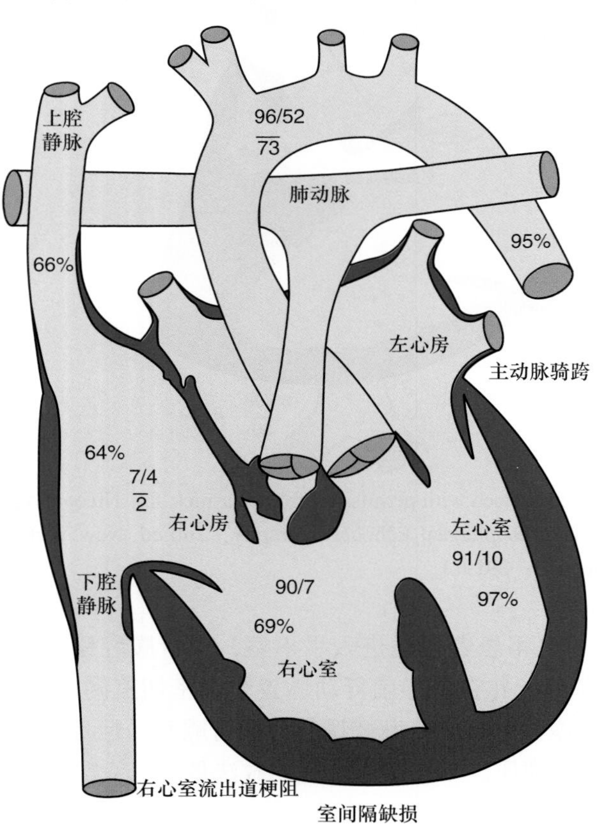

（Reproduced with permission from Wasnick JD, Nicoara A：Cardiac Anesthesia and Transesophageal Echocardiography, 2nd ed. New York, NY：McGraw-Hill Education；2019.）

A. 继发孔型房间隔缺损
B. 室间隔缺损
C. 完全性房室管畸形
D. 法洛四联征

正确答案：D。法洛四联征的特点是右心室肥厚、室间隔缺损、右心室流出道梗阻及主动脉骑跨。

继发孔型房间隔缺损模式见下图。

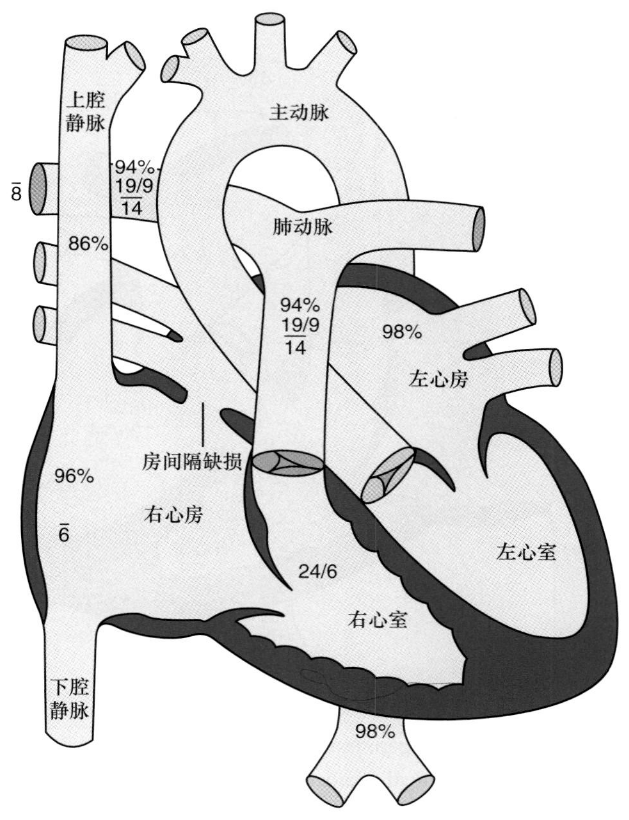

图例为继发孔型房间隔缺损，标注了心脏各部位压力及氧饱和度（Reproduced with permission from Wasnick JD，Nicoara A：Cardiac Anesthesia and Transesophageal Echocardiography，2nd ed. New York，NY：McGraw-Hill Education；2019.）

血流总体方向为左向右，但随着肺动脉高压的出现，血流方向可变为右向左，导致 Eisenmenger 综合征。

室间隔缺损（ventricular septal defects，VSDs）有很多类型。近 80% 的 VSDs 是Ⅱ型或膜周部 VSDs，见下图。

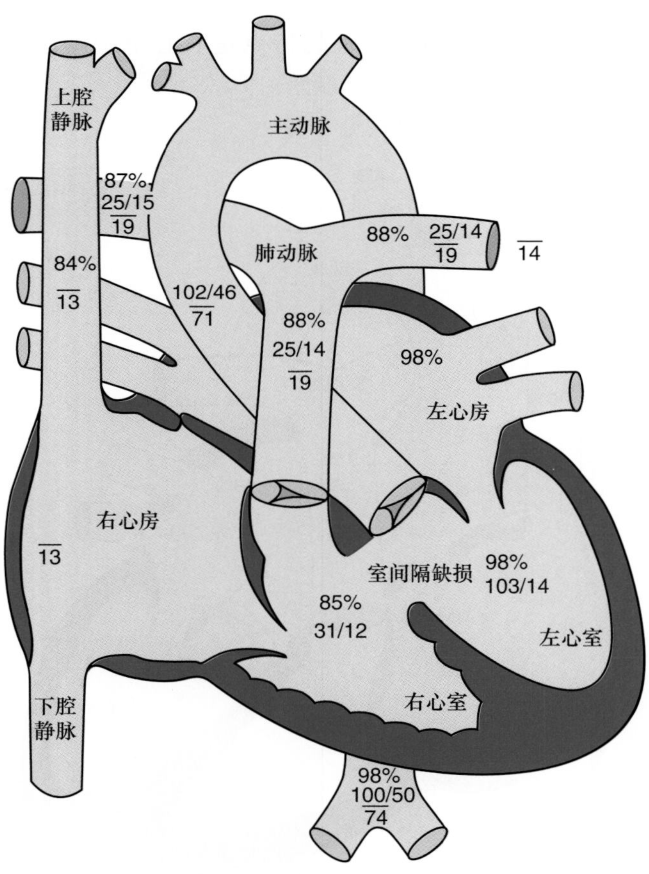

Ⅱ 型 VSD（Reproduced with permission from Wasnick JD，Nicoara A：Cardiac Anesthesia and Transesophageal Echocardiography，2nd ed. New York，NY：McGraw-Hill Education；2019.）

房室管或心内膜垫的形成可导致完全性房室管畸形，包括原发孔房间隔缺损、二尖瓣裂和 VSD。见下图。

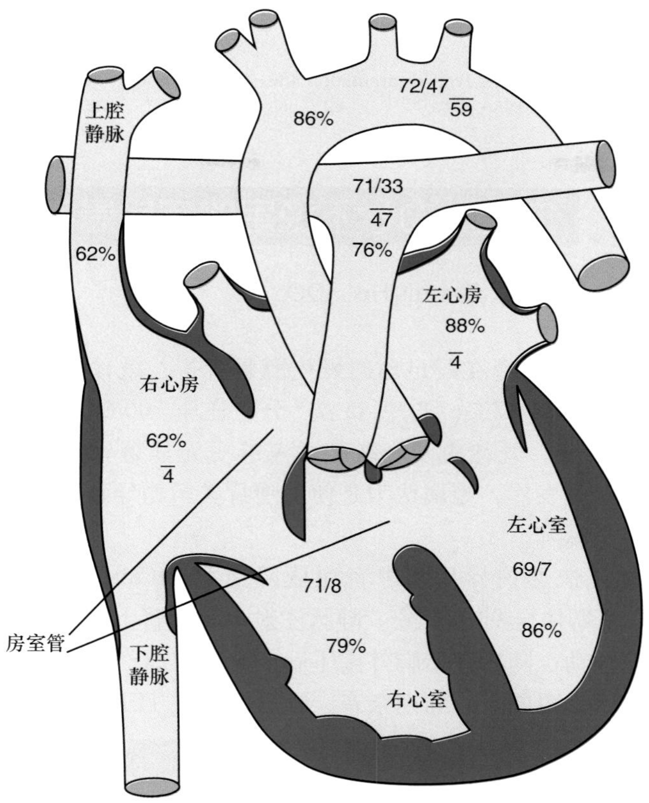

完全性房室管畸形（Reproduced with permission from Wasnick JD，Nicoara A：Cardiac Anesthesia and Transesophageal Echocardiography，2nd ed. New York，NY：McGraw-Hill Education；2019.）

对先天性心脏病患者的管理通常着重于维持体循环和肺循环血流的平衡。保证肺循环和体循环血流相等对预防发绀、避免肺水肿和确保体循环灌注是至关重要的。

应知应会

- 需行 Fontan 术的先天性心脏病患者相关的病理生理机制。
- 与右向左分流相关的症状及常见的临床表现。
- Fontan 术后成年患者的生理学。

推荐阅读

Gewillig M, Brown SC. The Fontan circulation after 45 years: update in physiology. *Heart*. 2016;102(14):1081-1086.

病例 7 血流动力学不稳定的年轻患者

John Welker，MD，Dennis Ho，DO

一位 17 岁患者在踢足球时发生股骨骨折，就诊于急诊。术前生命体征为体温 37℃，心率 85 次 / 分，血压 100/60 mmHg，呼吸频率 18 次 / 分。既往史及麻醉相关家族史无显著异常。但患者的哥哥偶有晕厥发作，家属认为是使用阿片类药物导致的。患者倾向于进行全身麻醉。

在常规快速诱导后，患者血压降至 50/30 mmHg，SaO_2 降至 84%，心率增快至 90 次 / 分。静脉注射 10 mg 肾上腺素，患者很快出现心室颤动。随后开始胸外按压后，成功除颤。

心脏听诊可闻及收缩期杂音，随后进行了 TEE 检查。

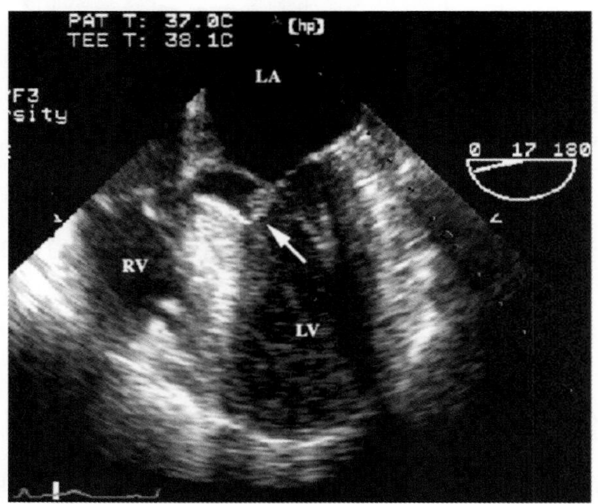

（Reproduced with permission from Mathew JP，Swaminathan M，Ayoub CM. Clinical Manual and Review of Transesophageal Echocardiography. 2nd ed. New York，NY：McGraw-Hill Education；2010.）

1. 可能的诊断是？
   A. 冠状动脉疾病
   B. 肥厚型心肌病
   C. 气胸
   D. 脂肪栓塞

正确答案：B。此肥厚型心肌病（hypertrophic cardiomyopathy，HCM）患者的 TEE 图像显示收缩期二尖瓣前向活动紧贴室间隔（箭头）。HCM 是一种常染色体显性遗传病，超过 50% 的患者有亲属患病。男性及女性均可发病，人群总体患病风险约为 1∶500。与本例患者一样，许多患者并无左心室流出道动力学梗阻。但是，无动力学梗阻时也可出现心脏性猝死，且猝死通常是 HCM 的首发表现。

HCM 症状包括呼吸困难、无法耐受活动、心悸、胸痛、晕厥、心脏性猝死。本患者家属有晕厥史，因此也可能患有 HCM。非梗阻性 HCM 患者常出现舒张功能异常，随着左心室舒张末压逐渐增高而出现呼吸困难。

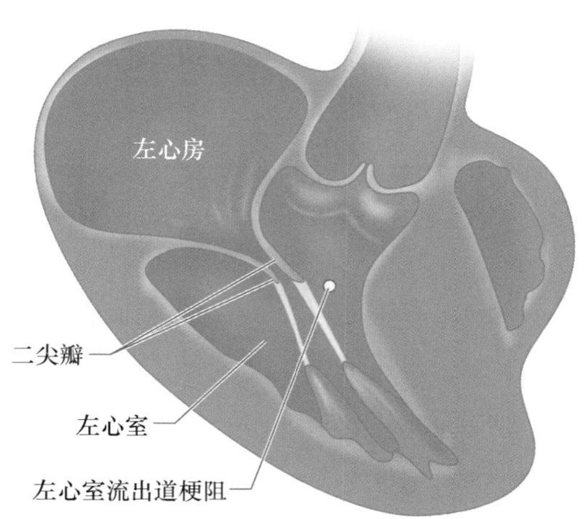

（Reproduced with permission from Wasnick J，Hillel Z，Kramer D，et al. Cardiac Anesthesia & Transesophageal Echocardiography. New York，NY：McGraw-Hill Education；2011.）

上图展示了当二尖瓣前叶贴紧室间隔时出现动力学梗阻的部位。左心室内出现压力差，继发二尖瓣反流以减轻左心室内的压力。

2. 如果 HCM 患者围术期出现低血压，以下均为适宜的处理，**除了：**

A. 米力农

B. β 受体阻滞剂

C. 钙通道阻滞剂

D. 补液

E. 去氧肾上腺素

正确答案：A。降低心肌收缩力以及增加左心室容量可以缓解梗阻。同样的，增加血管张力的药物（如血管加压素、去氧肾上腺素）可降低心脏收缩时产生的压力差。而强心药物（如多巴胺、多巴酚丁胺、米力农）增加心肌收缩力且可能降低血管张力，进一步增加压力差并导致血流动力学恶化。

HCM 的治疗包括心肌切除术和二尖瓣成形术。手术治疗可以消除二尖瓣前叶在收缩期的前向活动。行心肌切除术时常同时进行二尖瓣成形术，将二尖瓣前后叶联合点后移。由于 HCM 患者存在心源性猝死的风险，通常也行植入埋藏式复律除颤器（implantable cardioverter-defibrillator，ICD）治疗。

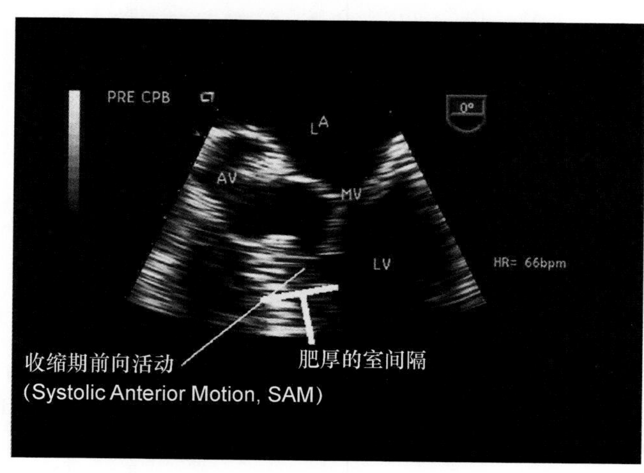

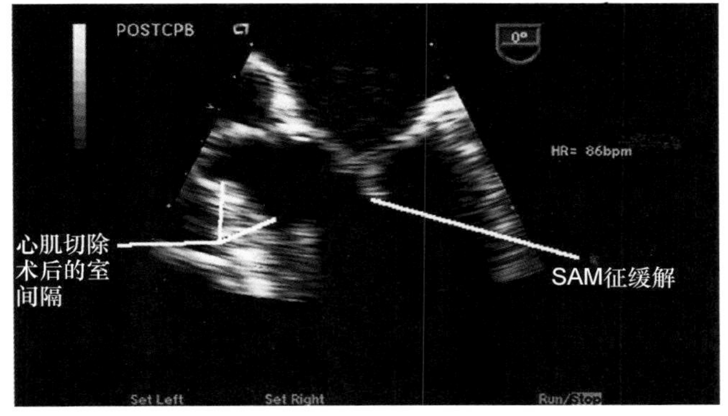

(Reproduced with permission from Wasnick J, Hillel Z, Kramer D, et al. Cardiac Anesthesia & Transesophageal Echocardiography. New York, NY: McGraw-Hill Education; 2011.)

许多患者使用 β 阻滞剂、钙离子拮抗剂和 ICD 植入治疗。

应知应会

- HCM 患者的管理。
- HCM 患者的 TEE 图像。

推荐阅读

Veselka J, Anavekar NS, Charron P. Hypertrophic obstructive cardiomyopathy. *Lancet*. 2017;389(10075):1253-1267.

病例 8 心脏移植术后患者行肺肿物评估

Gary Welch, MD, Brian Hirsch, MD

患者为 60 岁男性，曾行心脏移植术，因肺肿物拟行支气管镜检查及活组织检查。患者因住院行腹主动脉瘤血管内修复时意外发现肺肿物。约 17 年前因严重的心肌病行原位心脏移植。目前服用抗排异药物、血管紧张素转化酶抑制剂、利尿剂和小剂量阿司匹林。

1. 下列哪项是心脏移植术后最常出现的？
   A. 主动脉瓣狭窄
   B. 二尖瓣后叶功能异常
   C. 心房颤动伴快心室率
   D. 动脉血栓形成
   E. 冠状动脉疾病

正确答案：E。上述选项中，冠状动脉疾病（coronary artery disease，CAD）是在心脏移植患者中最常见的。约 50% 的心脏移植患者会出现冠状动脉弥漫性阻塞，导致 CAD。闭塞性动脉病变反映了血管内皮的慢性排异反应。淋巴细胞的聚集促发了慢性炎症状态，导致血管逐渐瘢痕化并阻塞。三尖瓣反流是最常见于移植术后患者的瓣膜病变，而非左心瓣膜疾病。三尖瓣反流通常由肺动脉高压导致。

不可逆的肺血管疾病合并肺血管阻力（pulmonary vascular resistance，PVR）高于 6 ～ 8 Wood 单位是原位心脏移植的禁忌证。此类患者通常需要行心肺移植。左心衰竭可能导致严重的肺动脉高压合并右心室衰竭。移植心脏的右心并不能适应这种压力，可能经常发生右心衰竭，需要使用强心药、伊洛前列素和一氧化氮（nitric oxide，NO）降低 PVR。如果 PVR 较高导致移植心脏无法给左心提供足够的负荷量，可能有必要使用右心室辅助装置。

2. 下列药物中，哪项在增加心输出量方面效果最弱？
   A. 麻黄碱
   B. 肾上腺素
   C. 异丙肾上腺素
   D. 多巴酚丁胺
   E. 米力农

正确答案：A。移植心脏失去了交感、副交感神经系统的支配。麻黄碱是一种间接产生作用的药物，主要通过释放内源性儿茶酚胺生效。其他药物直接作用于心脏，可能改善心功能。

3. 下列哪项对此 ECG 图像的解读最佳?

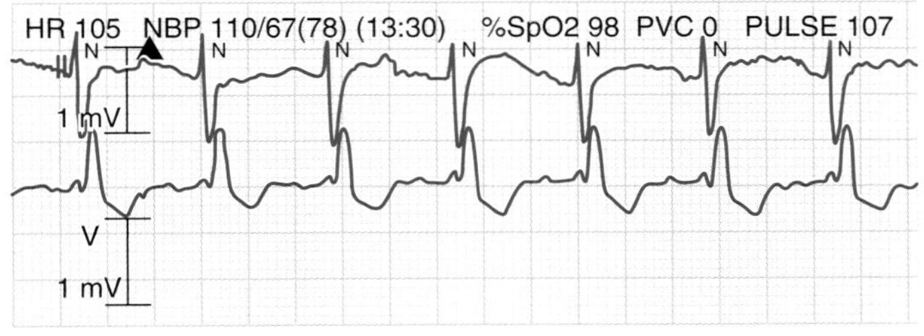

A. 一度房室传导阻滞

B. 心房颤动

C. P 波未下传

D. 交界区心律

E. 心肌缺血

正确答案：C。根据 P 波后 QRS 波时长小于 120 ms 可排除一度房室传导阻滞。节律正常，心房颤动可能性很小。QRS 波群位于 P 波后可排除交界区心律。传导异常时诊断心肌缺血较困难。最可能的答案是 C。移植时，供体和受体的心房均存在，产生两个独立的 P 波。

4. 请将免疫抑制剂与其作用机制配对。

A. 钙调磷酸酶抑制剂	1. 硫唑嘌呤
B. 嘌呤合成抑制剂	2. 甲泼尼龙
C. 白介素 -2 受体阻滞剂	3. 巴利昔单抗
D. 糖皮质激素免疫抑制	4. 环孢素 A

正确的配对为：

A → 4（环孢素 A）

B → 1（硫唑嘌呤）

C → 3（巴利昔单抗）

D → 2（甲泼尼龙）

免疫抑制治疗通常包括多种药物。与移植团队讨论给药时间（移植心脏恢复循环前）是很重要的。免疫抑制虽然对供体存活是非常必要的，但可能导致恶性肿瘤和感染等远期问题。

5. 患者在气管插管全麻下行支气管镜检查，术中气管插管内出现大量血液。术者要求行左双腔支气管插管以行肺隔离。气管内的血液遮挡了纤支镜视野，无法引导双腔管到位。将主气管套囊充气后，双侧肺可闻及呼吸音。随后将支气管套囊充气并夹闭主气管导管。但仍可闻及双侧呼吸音。这提示：
A. 支气管腔仍位于气管内
B. 支气管腔位于右支气管内
C. 支气管导管插入左支气管过深
D. 支气管导管插入右支气管深度不足

正确答案：A。持续闻及双侧呼吸音提示支气管腔未进入支气管。如果左双腔管的支气管腔置入右支气管，夹闭主气管管腔后仅可闻及右侧呼吸音。支气管导管插入左支气管过深仅可闻及单侧呼吸音。左双腔管的支气管腔应置入左侧，避免阻断右上叶通气。

应知应会

- 心脏移植患者的潜在并发症。
- 通过听诊辨别双腔支气管导管位置。

病例 9 患者出现意外的血流动力学不稳定

Toni Manougian，MD

一位 17 岁男性患者在篮球训练时摔倒，导致腕部骨折，拟行手术治疗。患者未合并其他损伤。既往无麻醉史，其父母倾向于选择全身麻醉。患者神志清醒，定向力正常，血压 100/60 mmHg，心率 70 次 / 分，呼吸频率 16 次 / 分，无发热。

使用丙泊酚和罗库溴铵进行全身麻醉诱导，使用七氟烷进行麻醉维持，吸入氧浓度为 30%。

诱导后，患者血压下降至 60/40 mmHg，心率增快。通过乳酸林格液给予 10 mg 麻黄碱。但患者出现心室颤动。

1. 下一步应进行哪项操作？
   A. 给予 40 单位血管加压素
   B. 同步电复律
   C. 尝试除颤 3 次
   D. 尝试除颤 1 次

正确答案：D。应立即尝试除颤，随后进行心肺复苏（cardiopulmonary resuscitation，CPR）及药物治疗。肾上腺素治疗心室颤动有效。目前已不推荐重叠式除颤，推荐给予单次除颤随后行胸外按压。同步电复律适用于快速室上性节律合并血流动力学不稳定，而非心室颤动。

2. 除颤不成功，开始行 CPR。呼气末 CO_2 低于______以及动脉舒张压低于______提示按压不充分。
   A. 20 mmHg；20 mmHg
   B. 10 mmHg；10 mmHg
   C. 10 mmHg；20 mmHg
   D. 20 mmHg；10 mmHg

正确答案：C。新的 CPR 流程强调给予足够的胸外按压。呼气末 CO_2 大于 10 mmHg 被视为胸外按压有效的表现，动脉舒张压高于 20 mmHg 也是胸外按压有效的指征。下表概述了心室颤动患者的管理流程。

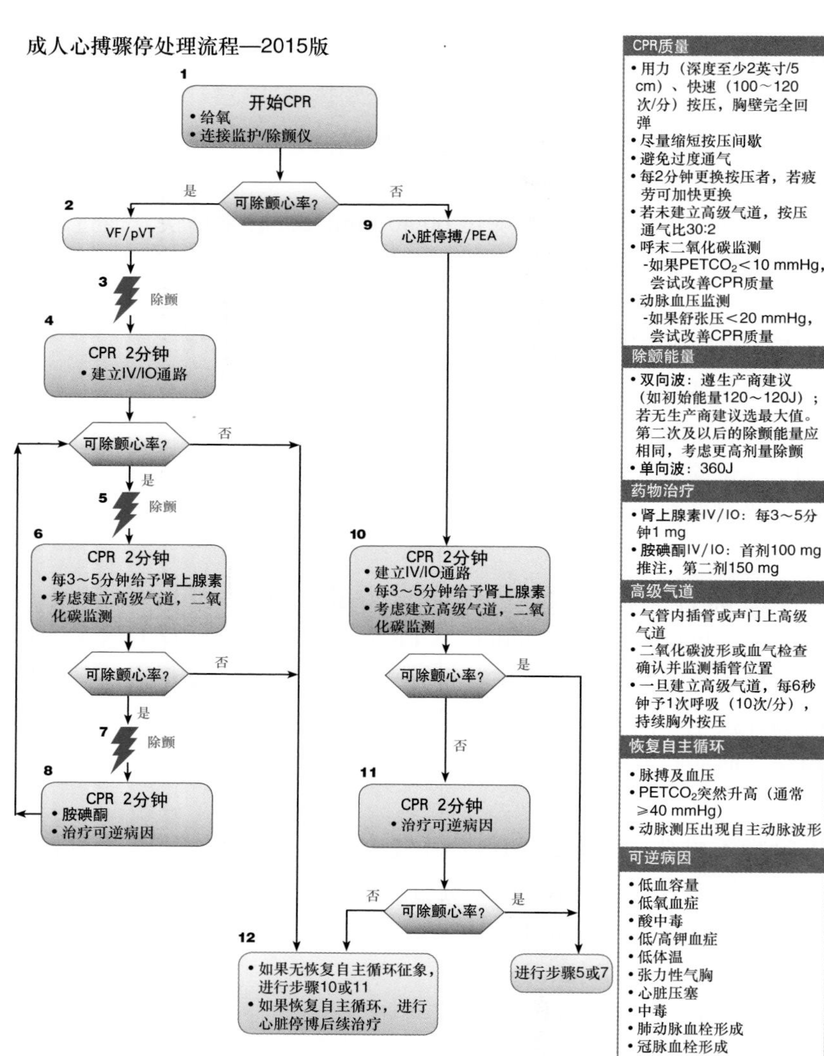
成人心搏骤停处理流程—2015版
1
开始CPR
• 给氧
• 连接监护/除颤仪
可除颤心率？
是
否
2
VF/pVT
3
除颤
4
CPR 2分钟
• 建立IV/IO通路
可除颤心率？
否
是
5
除颤
6
CPR 2分钟
• 每3～5分钟给予肾上腺素
• 考虑建立高级气道，二氧化碳监测
可除颤心率？
否
是
7
除颤
8
CPR 2分钟
• 胺碘酮
• 治疗可逆病因
9
心脏停搏/PEA
10
CPR 2分钟
• 建立IV/IO通路
• 每3～5分钟给予肾上腺素
• 考虑建立高级气道，二氧化碳监测
可除颤心率？
是
否
11
CPR 2分钟
• 治疗可逆病因
可除颤心率？
否
是
12
• 如果无恢复自主循环征象，进行步骤10或11
• 如果恢复自主循环，进行心脏停博后续治疗
进行步骤5或7
CPR质量
• 用力（深度至少2英寸/5 cm）、快速（100～120次/分）按压，胸壁完全回弹
• 尽量缩短按压间歇
• 避免过度通气
• 每2分钟更换按压者，若疲劳可加快更换
• 若未建立高级气道，按压通气比30:2
• 呼末二氧化碳监测
-如果PETCO2＜10 mmHg，尝试改善CPR质量
• 动脉血压监测
-如果舒张压＜20 mmHg，尝试改善CPR质量
除颤能量
• 双向波：遵生产商建议（如初始能量120～120J）；若无生产商建议选最大值。第二次及以后的除颤能量应相同，考虑更高剂量除颤
• 单向波：360J
药物治疗
• 肾上腺素IV/IO：每3～5分钟1 mg
• 胺碘酮IV/IO：首剂100 mg推注，第二剂150 mg
高级气道
• 气管内插管或声门上高级气道
• 二氧化碳波形或血气检查确认并监测插管位置
• 一旦建立高级气道，每6秒钟予1次呼吸（10次/分），持续胸外按压
恢复自主循环
• 脉搏及血压
• PETCO2突然升高（通常≥40 mmHg）
• 动脉测压出现自主动脉波形
可逆病因
• 低血容量
• 低氧血症
• 酸中毒
• 低/高钾血症
• 低体温
• 张力性气胸
• 心脏压塞
• 中毒
• 肺动脉血栓形成
• 冠脉血栓形成

心室颤动（ventricular fibrillation，VF）及无脉室速（pulseless ventricular tachycardia，VT）（VF/VT）的处理流程。无脉室速的治疗与心室颤动相同。注意：本表强调了施救者及医务人员在面对所有无监护的心脏停搏成人患者时，均需将其视为由 VF/VT 导致。本表中，流程进入下一步时均假设患者仍处于心搏停止状态。CPR，心肺复苏；IV/IO，静脉内或骨髓内；PEA，无脉电活动［Reproduced with permission from Link MS，Berkow LC，Kudenchuk PJ，et al. Part 7：Adult Advanced Cardiovascular Life Support：2015 American Heart Association Guidelines Update for Cardiopulmonary Resuscitation and Emergency Cardiovascular Care，Circulation. 2015 Nov 3；132（18 Suppl 2）：S444-S464.］

患者自主循环恢复。急行经胸超声心动图（transthoracic echocardiogram，TTE）检查。

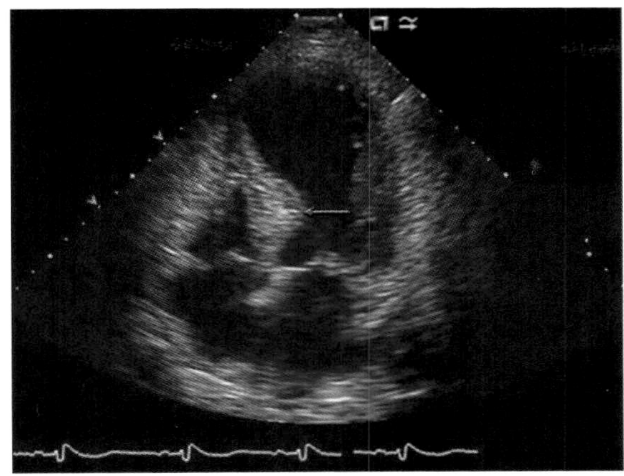

（Reproduced with permission from Levitov A，Mayo PH，Slonim AD：Critical Care Ultrasonography，2nd ed. New York，NY：McGraw-Hill Education；2014.）

3. 箭头所在的位置是哪个心腔?

A. 右心房

B. 左心房

C. 右心室

D. 左心室

正确答案：D。以下两张图片展示了 TTE 和 TEE 时各心腔位置。

TTE：

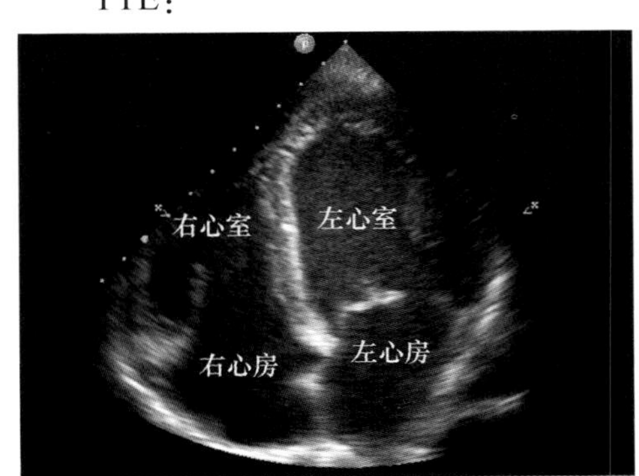

（Reproduced with permission from Carmody KA，Moore CL，Feller-Kopman：Handbook of Critical Care and Emergency Ultrasound. New York，NY：McGraw-Hill；2011.）

TEE：

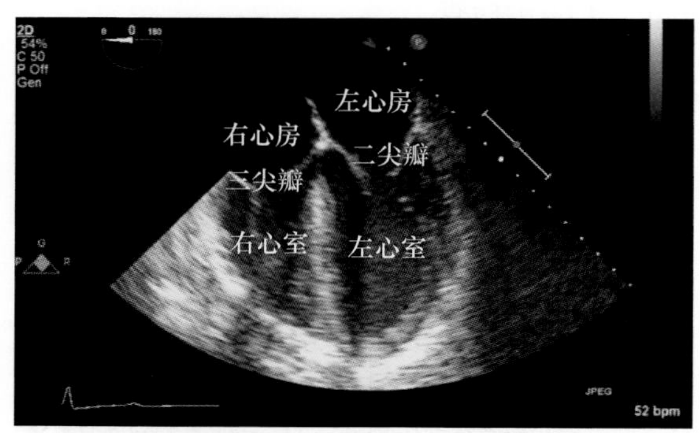

（Reproduced with permission from Wasnick J，Hillel Z，Kramer D，et al. Cardiac Anesthesia & Transesophageal Echocardiography. New York，NY：McGraw-Hill Education；2011.）

4. 此 TTE 图像表现最可能与以下哪项有关？

A. 心脏舒张早期杂音

B. 心脏收缩早期杂音

C. 心脏收缩晚期杂音

D. 心脏舒张晚期杂音

正确答案：C。肥厚型心肌病（HCM）是常染色体显性疾病，成人患病率 1∶500。箭头所指部位是 HCM 患者增厚的室间隔。许多患者并不知道自己患病，心源性猝死通常是首发表现。症状包括活动不耐受、心悸、呼吸困难。心肌收缩力增强时，二尖瓣前叶可能阻塞左心室流出道（left-ventricular outflow tract，LVOT），导致心室内压力升高以及二尖瓣反流。治疗着重于降低心肌收缩力以及维持心室内容量。围术期维持充足的容量是至关重要的。主要增加外周血管阻力的药物可以用于治疗低血压，如去氧肾上腺素、血管加压素等。

在患者心脏停搏后进一步询问家族史，发现其 23 岁的哥哥于 2 年前心源性猝死。下图显示了二尖瓣前叶阻塞 LVOT。

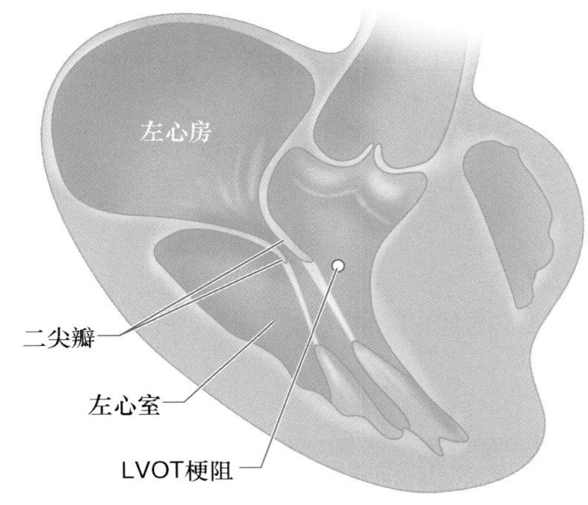

(Reproduced with permission from Wasnick J, Hillel Z, Kramer D, et al. Cardiac Anesthesia & Transesophageal Echocardiography. New York, NY: McGraw-Hill Education; 2011.)

HCM 的药物治疗包括 β 阻滞剂和钙离子拮抗剂。对于出现左心室流出道动力学梗阻的患者，可手术缩减肥厚的室间隔以缓解梗阻。

5. 患者心脏停搏后成功苏醒并顺利康复，开始进行 HCM 药物治疗。随后患者拟再次行腕部骨折手术。行臂丛神经阻滞麻醉。患者诉耳鸣随后出现惊厥和循环崩溃。心脏毒性最大的局麻药是：
   A. 利多卡因
   B. 左布比卡因
   C. 布比卡因
   D. 罗哌卡因

正确答案：C。布比卡因是上述药物中心脏毒性最大的。布比卡因和罗哌卡因均含手性碳原子，因此可以以两种对映异构体或光学异构体形式存在。R 型异构体与钠通道的亲和力较 S 型异构体更强。罗哌卡因是 S 型异构体。左布比卡因是布比卡因的 S 型异构体。布比卡因是外消旋混合物。应立即开始输注20%脂肪乳，第一分钟内给予1.5 ml/kg，随后在进行高级心脏生命支持（advanced cardiac life support，ACLS）的同时持续输注并按需推注，直至自主循环恢复。

应知应会

- 除颤方法。
- TEE及TTE图像的心腔鉴别。

病例10 围术期ECG改变

Lydia Conlay，MD，PhD，MBA；Clayton Adams，MD

患者为67岁男性，体重92 kg，为行择期切口疝修补术至术前门诊就诊。患者有高血压、痛风及胃食管反流病史，因自感服药后症状无缓解而自行停用药物。此前的手术未出现并发症。患者自述偶有心悸，但否认晕厥病史。常规检查包括ECG，结果见下图。

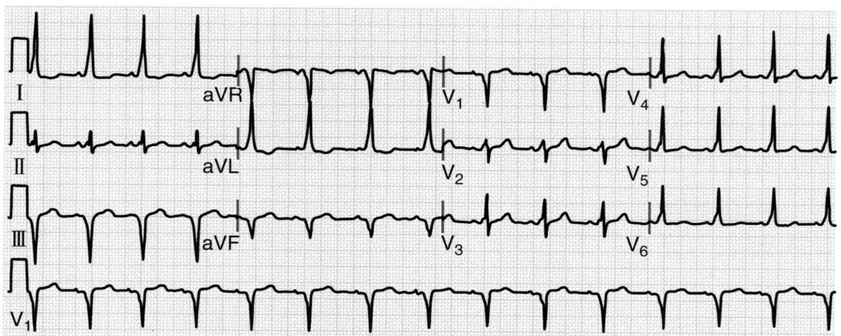

（Reproduced with permission from Knoop KJ，Stack LB，Storrow AB，et al. The Atlas of Emergency Medicine，3rd ed. New York，NY：McGraw-Hill Education；2016. ECG contributor：James V. Ritchie，MD.）

1. 再次进入检查室时，你发现患者心率增快至 195 次 / 分，血压 135/76 mmHg，氧饱和度 99%，呼吸规律，频率 14 次 / 分，精神差。下一步最佳的措施是：
   A. 给予胺碘酮
   B. 给予美托洛尔
   C. 电复律
   D. 给予维拉帕米

正确答案：C。根据 ECG 上的 δ 波可判断此患者患有 Wolff-Parkinson-White（WPW）综合征。WPW 综合征患者由于快速型心律失常导致出现严重症状（如精神状态改变、血压不稳定）时需要进行电复律。对 WPW 综合征患者应避免使用阻断房室（atrioventricular，AV）结传导的药物，尤其是在急性心动过速时。房室结被阻断时，信号更易通过 WPW 旁路传导，可能导致不稳定的室性节律。因此，应避免使用 β 阻滞剂如美托洛尔（选项 B）和钙通道阻滞剂如维拉帕米（选项 D）。这种情况下也不推荐静脉使用胺碘酮（选项 A）。

2. 经治疗，患者恢复了此前的心律。但你进入诊室时，患者再次出现心动过速，心率 235 次 / 分。血压平稳，130/75 mmHg，但氧饱和度降至 75%，精神状态再次变差。对此患者下一步最佳的处理是：
   A. 电复律
   B. 给予胺碘酮
   C. 气管插管
   D. A 和 C

正确答案：D。对于急性失代偿的患者，必须先使其生命体征恢复稳定。患者意识状态变差且氧合差，因此控制气道是首要任务。

3. 数日后，你在术间时接诊一台急性切口疝绞窄手术。你很快意识到这就是门诊接诊过的患者。患者被接入术间，麻醉诱导顺利。

术中患者心率增快至 165 次 / 分，监视器上的波形似乎是窄 QRS 波群心动过速。下一步最合适的处理是：

A. 静脉给予拉贝洛尔

B. 行心脏复律

C. 静脉给予氯胺酮加深麻醉

D. 开始输注艾司洛尔

正确答案：B。有多种方法可以降低患者的心率，但最适宜的是电复律。拉贝洛尔的确可以降低心率，但如前所述，它可能导致异常传导增强，因此不适用于此患者。同样的，艾司洛尔也不是正确的选择。给予氯胺酮可以加深麻醉，但由于患者有心脏传导异常，这并不能改善心律失常。心脏复律可以使患者恢复固有的传导功能。

4. 术后，患者的儿子仔细考虑了自己的情况，很担心他父亲由于 WPW 综合征出现心源性猝死。以下哪项因素最增加患者心源性猝死的风险：

A. 高龄

B. 男性

C. 单异常传导旁路

D. 传导旁路不应期长

正确答案：B。男性与 WPW 综合征心源性猝死风险增加有关。其他增加风险的相关因素包括年轻、多条传导旁路、旁路不应期时间短。此类患者心源性猝死的机制通常包括心房颤动的快心室反应发展为心室颤动。阻断 AV 结传导的药物可以增加这类事发生的可能性。应告知患者的儿子约 4% 的患者患有家族性 WPW 综合征，可影响一级亲属。

应知应会

- WPW 综合征患者出现有症状的快速型心律失常时的管理方法。

- WPW 综合征患者术中出现快速型心律失常的管理。
- 不同药物对异常传导通路的影响。
- WPW 综合征心源性猝死的危险因素。

推荐阅读

Amar D. Perioperative atrial tachyarrhythmias. *Anesthesiology*. 2002;97:1618.

Atlee JL, Bernstein AD. Cardiac rhythm management devices (part I). Indications, device selection, and function. *Anesthesiology*. 2001;95:1265.

Atlee JL, Bernstein AD. Cardiac rhythm management devices (part II). Perioperative management. *Anesthesiology*. 2001;95:1492.

Braunwald E, Zipes DP, Libby P. *Heart Disease*. 9th ed. Philadelphia, PA: W.B. Saunders; 2011.

Butterworth IV JF, Mackey DC, Wasnick JD, eds. Anesthesia for patients with cardiovascular disease. In: *Morgan & Mikhail's Clinical Anesthesiology*. 6th ed. New York, NY: McGraw-Hill Education; 2018:381-440.

Chassot PG, Delabays A, Spahn DR. Preoperative evaluation of patients with, or at risk of, CAD undergoing non-cardiac surgery. *Br J Anaesth*. 2002;89:747.

Etheridge SP, Escudero CA, Blaufox AD, et al. Life-threatening event risk in children with Wolff-Parkinson-White syndrome: A multicenter international study. *JACC Clin Electrophysiol*. 2018;4(4):433-444.

Howell SJ, Sear JW, Foex P. Hypertension, hypertensive heart disease and perioperative cardiac risk. *Br J Anaesth*. 2004;92:570.

James PA, Oparil S, Carter BL, et al. 2014 evidence based guidelines for the management of high blood pressure in adults: Report from the panel members appointed to the Eight Joint National Committee (JNC8). *JAMA*. 2014;311:507.

Lake CL. *Pediatric Cardiac Anesthesia*. 4th ed. Philadelphia, PA: Lippincott Williams and Wilkins; 2004.

Otto CM. *Valvular Heart Disease*. 3rd ed. Philadelphia, PA: W.B. Saunders; 2009.

Otto CM. *Textbook of Clinical Echocardiography*. 4th ed. Philadelphia, PA: W.B. Saunders; 2009.

Park KW. Preoperative cardiac evaluation. *Anesth Clin North Am*. 2004;22:199.

Wasnick J, Hillel Z, Kramer D, et al. *Cardiac Anesthesia & Transesophageal Echocardiography*. New York, NY: McGraw-Hill; 2011.

第 18 章
心血管手术的麻醉

马黎娜　译　杨谦梓　校

病例 1　心脏手术患者

Elizabeth R. Rivas，MD

1. 下图中，逆行灌注心脏停搏液的导管应放置在心脏的哪个结构中？

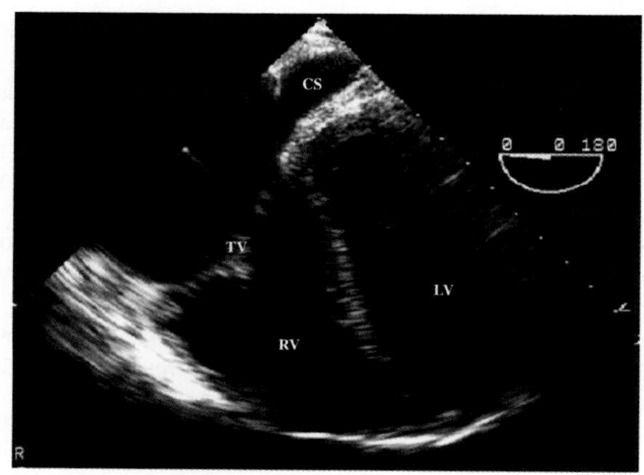

（Reproduced with permission from Mathew JP，Nicoara A，Ayoub CM. Clinical Manual and Review of Transesophageal Echocardiography，3rd ed. New York，NY：McGraw-Hill Education；2019.）

A. 右心室（right ventricle，RV）
B. 左心室（left ventricle，LV）

C. 冠状窦（coronary sinus，CS）
D. 三尖瓣（tricuspid valve，TV）

正确答案：C。心脏停搏液可以按照顺行和（或）逆行方式灌流到心脏。顺行灌注心脏停搏液是通过外科医生在主动脉中放置小导管，当主动脉钳夹后，将心脏停搏液通过冠状动脉输送到心肌。逆行灌注心脏停搏液是通过放置在冠状窦（CS）中的导管来实现的。CS 汇聚了心脏的静脉血。随着导管置入 CS 以及周围的气囊膨胀，心脏停搏液通过静脉系统以逆行方式输送到心肌。此图像中还能看到三尖瓣（TV）、右心室（RV）和左心室（LV）。

2. 心肺转流术（cardiopulmonary bypass，CPB）开始后，下列哪种药物的血清浓度可能会发生显著下降？
A. 罗库溴铵
B. 芬太尼
C. 舒芬太尼
D. 上述所有

正确答案：A。大多数水溶性药物（如非去极化肌松药）的血浆和血清浓度在 CPB 开始时急剧下降，但大多数脂溶性药物（如芬太尼和舒芬太尼）的血药浓度变化并不显著。

3. CPB 开始后会发生以下哪种生理变化？
A. 补体系统的活性增加
B. 凝血系统的活性增加
C. 激肽释放酶系统的活性增加
D. 以上所有

正确答案：D。CPB 可以激活以上三个系统，并可以产生导致血管麻痹的全身性炎症反应。许多研究试图分辨调节炎症反应的干预措施（例如，应用类固醇）是否会改善患者的预后。目前，尚未发现对患者结局有益的影响。

4. 一名 45 岁的患者已经接上心肺转流导管，灌注师正在尝试启动 CPB。通向主动脉的导管压力增加。你的下一步干预包括以下哪一项?

A. 给予降血压药物

B. 增加麻醉深度

C. 追加肝素

D. 在外科医生对导管部位进行检查时，用经食管超声心动图（TEE）检查主动脉

正确答案：D。插入的主动脉导管会在主动脉壁内产生假腔，从而造成主动脉夹层。CPB 开始时导管中的高压提醒灌注师导管可能放错位置或外科医生未能移除管夹。如下所示，在 TEE 检查中可以看到主动脉夹层，同时可以看到真腔（true lumen，TL）和假腔（false lumen，FL）。

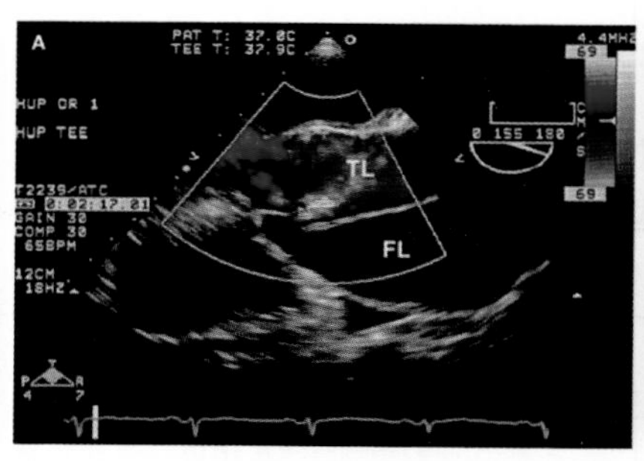

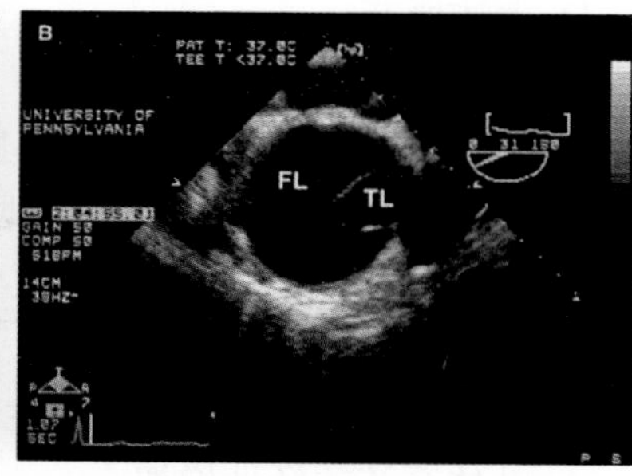

（Reproduced with permission from Longnecker DE，Mackey SC，Newman MF，et al. Anesthesiology，3rd ed. New York，NY：McGraw-Hill Education；2018.）

CPB 启动相关的主动脉夹层是一种潜在的致命并发症，需要修复主动脉。

5. 一位 65 岁的患者在接受主动脉瓣置换术和冠状动脉旁路移植术后 CPB 正在逐渐撤机。在给予鱼精蛋白以逆转肝素抗凝作用时，

患者出现低血压且 TEE 检查可见右心室功能障碍。急性右心室衰竭的可能原因包括：

A. 鱼精蛋白反应

B. 右冠状动脉空气栓塞

C. 右冠状动脉移植的旁路扭转

D. A 和 B

E. A、B 和 C

正确答案：E。严重的鱼精蛋白反应通常与肺动脉压力增加和继发的右心室衰竭有关。移植的旁路扭转或空气栓塞干扰右心室的血液供应可能会导致右心室功能受损。当麻醉医师尝试改善右心室功能时，外科医生应检查所有的冠状动脉移植血管。在评估右心室功能障碍的原因时，患者可能需要再次肝素化并重新 CPB 以稳定血流动力学功能。

6. 得出结论是：患者一过性空气栓塞，右心室功能已改善。在存在和不存在肝素酶的情况下活化凝血时间相同并已恢复到基线值，但患者似乎有持续的微血管出血。你的下一步干预应该是什么？

A. 给予 2 个单位的单采血小板

B. 加给鱼精蛋白

C. 进行血栓弹力图检查

D. 与外科医生讨论策略

E. C 和 D

正确答案：E。CPB 撤机后进行性出血是常见现象。外科医生必须排除所有的手术出血部位。血栓弹力图可以诊断各种凝血异常状态（例如凝血因子缺乏、血小板功能障碍和纤维蛋白溶解），进而可以针对性地输注血液制品。然而，如果尚无诊断性测试结果或出血进展迅速，则可以给予经验性治疗。

7. 一名 55 岁的冠状动脉左主支严重病变的患者被送往手术室进行

冠状动脉旁路移植术。采用氯胺酮、舒芬太尼和咪达唑仑麻醉诱导后，患者的血压降至60/30 mmHg。心电图显示ST段压低。此时的适当干预**不包括**以下哪一项内容：

A. 给予去甲肾上腺素

B. 给予血管加压素

C. 给予硝酸甘油

D. 为紧急胸骨切开和启动CPB做好准备

正确答案：C。患者在麻醉诱导后出现低血压和缺血。应尽量通过使用血管收缩药物来提高血压。同时，患者有进一步血流动力学障碍的风险，可能需要紧急启动CPB。此时给予硝酸甘油可能会加重低血压，导致心搏骤停。

8. 患者对去甲肾上腺素有反应，ST段恢复到基线。决定不需要应急启动CPB；然而，麻醉医师和外科医生决定放置主动脉内球囊反搏装置。以下关于主动脉内球囊反搏的陈述**除了哪一项外**都是正确的：

A. 球囊在收缩期膨胀

B. 球囊应位于左锁骨下动脉远端

C. 主动脉瓣关闭不全患者不应使用球囊反搏

D. 球囊在主动脉压力追踪到重搏切迹后膨胀

正确答案：A。球囊应在舒张期膨胀，可提高冠状动脉灌注压。在左心室射血前球囊立即放气降低后负荷，可增加心室射血。为有效增加冠状动脉血流和心输出量，患者不得有主动脉瓣关闭不全。

9. 手术顺利。术后患者逐渐发展为酸中毒，血管加压素的需求也逐渐增加。心指数已下降到1.5 L/（min · m^2），血压为90/60 mmHg，中心静脉压为25 mmHg。以下哪项是最有价值的诊断性操作？

A. 放置肺动脉漂浮导管

B. 确定每搏输出量变化

C. 输注 500 ml 生理盐水
D. 进行诊断性 TEE 检查

正确答案：D。心脏手术后血流动力学不稳定的鉴别诊断包括左/右心室衰竭、血容量不足、药物反应和心脏压塞。在所提供的选项中，没有任何一项措施在筛查围手术期血流动力学不稳定的原因方面能比得上紧急 TEE。在心指数降低的情况下中心静脉压升高可能继发于心室衰竭或心脏压塞。心脏压塞需要再次手术以探查心包腔。新发的心室衰竭可能继发于旁路移植失败，可能需要重新手术或紧急心导管检查以评估移植血管的通畅性。

应知应会

- 顺行和逆行灌注心脏停搏液的区别。
- 围手术期右心室衰竭的原因。
- 主动脉内球囊反搏的球囊膨胀。

病例 2 心脏手术后患者的问题

John D.Wasnick，MD，MPH

1. 你被呼叫到心脏外科重症监护室评估一名 70 kg、83 岁的机械通气患者。该患者在冠状动脉旁路移植手术顺利结束后已在重症监护室待了 1 小时。生命体征包括：血压 70/30 mmHg，心率 100 次/分（DDD 起搏），SaO_2 92%，中心静脉压 20 mmHg，肺动脉压 40/20 mmHg，心指数 1.3 L/（min · m^2）。护理人员报告说，在没有改变医嘱的情况下，他们已经给予了最大量的去甲肾上腺素，他们希望你现在增开医嘱。你的下一步行动是：
   A. 增加去甲肾上腺素的输注量
   B. 开始输注血管加压素

C. 让 CT 手术团队处于待命状态
D. 输注 1000 ml 胶体液

正确答案：C。对于所有心脏手术后的患者来说，术后都可能出现不稳定的情况。该患者可能正在发生心脏压塞，表现为充盈压升高、心指数降低和循环血压降低。

鉴别诊断包括旁路移植失败并继发心室衰竭、血容量不足和心脏压塞。虽然给予血管收缩药物和容量管理可能会改善血流动力学，但应让手术团队做好准备，患者可能需要再次接受手术探查。

2. 联系外科医生同时，你开始静脉输液，输注肾上腺素，并监测动脉血气，结果为：pH 7.22、PaO_2 200 mmHg、$PaCO_2$ 20 mmHg 和 HCO_3^- 12 mEq/L。这种血气反映了以下哪项？
A. 代谢性碱中毒
B. 代谢性酸中毒
C. 代谢性酸中毒伴呼吸性碱中毒
D. 代谢性碱中毒伴呼吸性酸中毒

正确答案：C。该患者过度机械通气，导致 $PaCO_2$ 降低至 20 mmHg（正常值，35 ～ 45 mmHg）。患者有代谢性酸中毒，碳酸氢盐浓度下降到仅 12 mEq/L。继发于心源性、低血容量或容量再分配的休克状态的低灌注可导致代谢性酸中毒。在这种情况下的治疗旨在纠正低灌注的根本原因。

3. 尽管给予容量支持并增加血管收缩，但患者状态继续恶化，表现为肺动脉压力持续增加，心指数持续降低。你放置了一个 TEE 探头以尽快鉴别诊断（术后即刻 TEE 检查是正常的）。TEE 显示左心室前壁运动减退。根据 TEE 诊断，你的下一步行动是：
A. 进行床边开胸术
B. 继续输液
C. 放置主动脉内球囊反搏

D. 送至心导管室

正确答案：C。TEE 显示左心室前壁运动不全。应立即采取的行动包括放置主动脉内球囊反搏以改善心肌灌注和心指数，以及使用正性肌力药物。急性室壁运动异常的可能原因包括旁路移植血管扭结、旁路移植血管断裂、内乳动脉旁路移植血管痉挛和（或）空气 / 微粒栓塞。需要与外科医生密切讨论下一步行动，以确定恢复移植血管通畅。

4. 外科医生选择将患者送回手术室探查心脏情况。外科医生注意到连接到左前降支的左内乳动脉旁路移植血管已经扭结。给予肝素后启动全流量体外循环。体外循环师报告患者有呼吸性酸中毒。你的下一步行动是：
   A. 指示体外循环师增加氧合器气体流速
   B. 测量动脉血气
   C. 增加呼吸频率
   D. 增加潮气量和呼气末正压

正确答案：A。在完全体外循环期间，增加氧合器气体流速将增加二氧化碳（CO_2）的清除率。患者的 CO_2 分压增加是由于 CO_2 产生增加或 CO_2 排出减少所致。产生增加可能继发于甲状腺疾病、静脉营养、恶性高热或全身高代谢状态。体外循环期间 CO_2 排出减少继发于氧合器气流不足。泵式氧合器在体外循环期间替代肺的功能。因此，呼吸频率、潮气量或呼气末正压的改变对气体交换几乎没有影响。应检查动脉血气以排除代谢性酸中毒和恶性高热的可能性。

应知应会

- 心脏手术后心室衰竭的鉴别诊断。
- 正确解读代谢性酸中毒合并呼吸性碱中毒的血气。

- TEE 诊断急性左心室壁运动异常。
- 心肺转流术中高碳酸血症的治疗。

推荐阅读

Butterworth IV JF, Mackey DC, Wasnick JD, eds. Anesthesia for cardiovascular surgery. In: *Morgan & Mikhail's Clinical Anesthesiology*. 6th ed. New York, NY: McGraw-Hill Education; 2018:441-494.

Engelman R, Baker RA, Likosky DS, et al. The Society of Thoracic Surgeons, The Society of Cardiovascular Anesthesiologists, and The American Society of ExtraCorporeal Technology: Clinical Practice Guidelines for Cardiopulmonary Bypass—Temperature management during cardiopulmonary bypass. *J Extra Corpor Technol*. 2015;47:145.

Fedorow CA, Moon MC, Mutch WA, Grocott HP. Lumbar cerebrospinal fluid drainage for thoracoabdominal aortic surgery: Rationale and practical considerations for management. *Anesth Analg*. 2010;111:46.

Fudulu D, Benedetto U, Pecchinenda GG, et al. Current outcomes of off-pump versus on-pump coronary artery bypass grafting: Evidence from randomized controlled trials. *J Thorac Dis*. 2016;8(suppl 10):S758.

Hosseinian L, Weiner M, Levin MA, Fischer GW. Methylene blue: Magic bullet for vasoplegia? *Anesth Analg*. 2016;122:194.

Murphy GS, Hessel EA 2nd, Groom RC. Optimal perfusion during cardiopulmonary bypass: An evidence-based approach. *Anesth Analg*. 2009;108:1394.

Parissis H, Lau MC, Parissis M, et al. Current randomized control trials, observational studies and meta analysis in off-pump coronary surgery. *J Cardiothorac Surg*. 2015;10:185.

Ramakrishna H, Rehfeldt KH, Pajaro OE. Anesthetic pharmacology and perioperative considerations for heart transplantation. *Curr Clin Pharmacol*. 2015;10:3.

Scully M, Gates C, Neave L. How we manage patients with heparin induced thrombocytopenia. *Br J Haematol*. 2016;174:9.

Seco M, Edelman JJ, Van Boxtel B, et al. Neurologic injury and protection in adult cardiac and aortic surgery. *J Cardiothorac Vasc Anesth*. 2015;29:185.

Smilowitz NR, Berger JS. Perioperative management to reduce cardiovascular events. *Circulation*. 2016;133:1125.

van Veen JJ, Makris M. Management of peri-operative anti-thrombotic therapy. *Anaesthesia*. 2015;70(suppl 1):58.

Wilkey BJ, Weitzel NS. Anesthetic considerations for surgery on the aortic arch. *Semin Cardiothorac Vasc Anesth*. 2016;20:265.

Wong WT, Lai VK, Chee YE, Lee A. Fast-track cardiac care for adult cardiac surgical patients. *Cochrane Database Syst Rev*. 2016;(9):CD003587.

第 19 章 呼吸生理学与麻醉

陈芳　吴玮　译　白刚　校

病例 1 吸烟患者行肌间沟臂丛阻滞

Bettina Schmitz，MD

患者女性，52 岁，既往有吸烟史和轻度哮喘病史，拟择期行左肩袖修复术。术前行肺功能检查（pulmonary function tests，PFTs），全麻诱导前行肌间沟臂丛神经阻滞用于术后镇痛。

1. 下列说法哪项是正确的?
   A. 潮气量包括补呼气量
   B. 补呼气量是深吸气量的一部分
   C. 肺活量包括潮气量和补呼气量
   D. 肺总容量包括肺活量和残气量

正确答案：D。如下图所示。

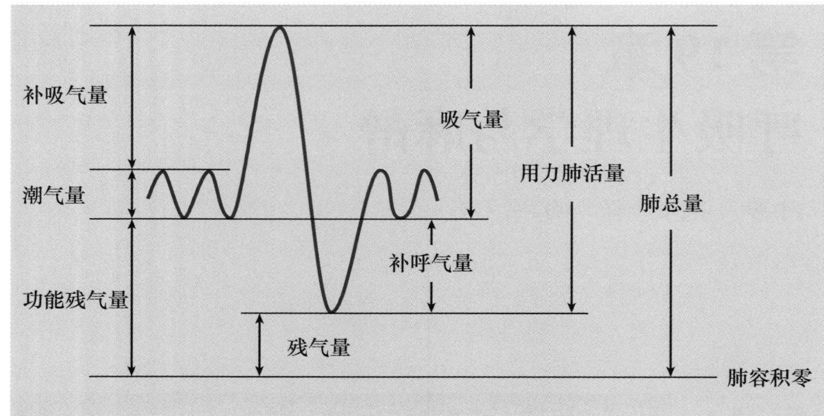

（Modified with permission from Lumb A. Nunn's Applied Respiratory Physiology. 8th ed. St. Louis，MO：Elsevier；2017.）

2. 通常情况下，一位未曾接受过任何麻醉的 22 岁女性的闭合容量是多少？
   A. 大于直立位时的功能残气量（functional residual capacity，FRC）
   B. 小于仰卧位和直立位时的 FRC
   C. 大于仰卧位时的 FRC
   D. 大于仰卧位和直立位时的 FRC

正确答案：B。闭合容量是指在肺的（重力）依赖区小气道关闭后还存在血液灌注的肺容积，因而导致肺内分流。在年轻人中，直立位和仰卧位时的闭合容量小于功能残气量；然而闭合容量随着年龄的增长而上升。

3. 以下关于呼吸力学的陈述，哪一个是**不正确**的？
   A. 全麻下 FRC 和闭合容积（closing volume）降低到相同程度
   B. 全麻下 FRC 降低 0.8 ～ 2 L
   C. 麻醉状态下呼吸做功增加是由于气道阻力增加
   D. 七氟烷Ⅲ期麻醉可导致潮气量减少和呼吸频率增加

正确答案：C。非麻醉患者仰卧位时 FRC 减少 0.8 ～ 1 L。全身麻醉时导致 FRC 在原有基础上再减少 0.4 ～ 0.5 L。原因是吸气肌张力丧失，膈肌上抬，胸壁僵硬，胸廓容积变化，从而导致肺泡塌陷和压迫性肺不张。麻醉状态下膈肌的背侧部分上移。FRC 和闭合容量（closing capacity）在麻醉下通常同等降低。吸入麻醉剂具有支气管扩张作用，同时防止因 FRC 降低而导致的气道阻力增加。呼吸做功增加是由肺和胸壁顺应性降低引起的。吸入药物的Ⅲ期全身麻醉通常伴随呼吸频率增加和潮气量减少。

4. 在苏醒室时患者主诉气促，出现这种症状最常见的原因是什么？
   A. 气胸
   B. 血胸
   C. 全脊麻
   D. 左侧膈肌麻痹

正确答案：D。该患者气促最可能的原因是肌间沟入路臂丛神经阻滞后左侧膈肌麻痹。膈神经穿过肌间沟中的前斜角肌，当常规注射 15 ～ 25 ml 的局麻药时，同侧膈神经通常可被阻滞（对侧膈神经阻滞率高达 50%）。肺活量减少可引起呼吸困难、低氧血症和高碳酸血症。肺储备受限的患者不适合行肌间沟入路臂丛神经阻滞。肌间沟入路也可阻滞喉返神经导致声音嘶哑以及阻滞颈胸神经节导致霍纳综合征。最近研究表明减少局麻药容量（5 ～ 7 ml）可减少这些副作用的发生。神经刺激仪引导下和超声引导下行肌间沟入路臂丛神经阻滞均有气胸发生的报道。

肌间沟入路其他罕见的并发症包括：局麻药误入血管导致局麻药中毒；局麻药误入椎动脉导致癫痫发作；局麻药误入蛛网膜下隙、硬膜下和硬膜外间隙导致高位脊髓麻醉；颈髓、神经根或臂丛神经的损伤。

5. 当你查看术前肺功能检查结果时，你可能会看到什么？
   A. 用力肺活量（forced vital capacity，FVC）正常，第 1 秒用力

呼气容积（forced expiratory volume，FEV_1）/FVC 为 60%

B. FVC 降低，FEV_1/FVC > 80%

C. FVC 正常，FEV_1/FVC 为 75%

D. FVC 显著降低，FEV_1/FVC > 85%

正确答案：C。FVC 是指快速用力呼气时的肺活量。FEV_1 表示用力呼气时第一秒呼气容积。

阻塞性肺疾病患者 FVC 正常，然而 FEV_1/FVC 比值降低，且与气道阻塞程度成正比。FEV_1/FVC 为 60% 表示严重气道阻塞；FEV_1 75% 可能出现在轻度哮喘和吸烟史的患者中。在限制性肺病中，FVC 和 FEV_1 均降低。

应知应会

- 肺功能检查的解读。
- 肌间沟入路臂丛神经阻滞的并发症。

病例 2 机动车事故后的创伤患者

Katrina von Kriegenbergh，MD，Ashraf N. Farag，MD

患者男性，55 岁，因摩托车事故被送入创伤治疗室。救护人员称患者被摩托车甩出，左股骨开放性骨折。患者无意识丧失。既往史包括肥胖、高血压、饮啤酒 6 瓶 / 天和吸烟史 20 年。患者主诉左下肢疼痛、胸痛和气促。动脉血气（arterial blood gas，ABG）分析结果显示 pH 7.42，$PaCO_2$ 42 mmHg，PaO_2 55 mmHg，HCO_3^- 26 mEq/L，SaO_2 88%。

1. 患者低氧血症最有可能是由以下哪种原因引起的？

A. 支气管痉挛

B. 低血容量

C. 肺栓塞

D. 肺挫伤和气胸

正确答案：D。多发伤患者必须考虑肺损伤和气胸。55 岁男性患者胸痛可能是创伤和心肌缺血引起的。心电图、胸部 X 线片和仔细的肺部听诊都是对该患者初步评估的一部分。在这些选项中，肺挫伤和气胸最有可能发生在这种情况下。如果考虑心肌缺血，所提供的信息将不足以排除这种可能性。如果患者意识丧失，吸入性肺炎同样需要考虑在低氧血症的鉴别诊断内。生理学上，低氧血症常继发于通气 / 血流比值失调。肺塌陷如气胸，以及肺损伤引起的肺实变，会降低通气 / 血流比值，从而导致肺内分流。当肺泡有血流灌注但无通气时可发生肺内分流。无效腔通气与肺内分流相反，意味着有通气无灌注。肺栓塞可致肺部有通气但无血流灌注。

2. 患者吸 100% 氧气，随后的动脉血气（ABG）显示 PaO_2 上升至 90 mmHg，SaO_2 上升至 95%。患者的血红蛋白稳定在 15 g/dl。该患者血液中的氧含量是怎么变化的？

A. 增长了 24%

B. 增长了 13%

C. 增加了 9%

D. 没有 $PaCO_2$ 无法测定

正确答案：C。氧含量可通过以下公式计算。

$$氧含量（CaO_2）=（SaO_2 \times Hb \times 1.31\ ml/dl）+（PaO_2 \times 0.003\ ml/dl/mmHg）$$

Hb 是血液中的血红蛋白浓度 g/dl。

SaO_2 是给定 PxO_2 下的血红蛋白饱和度。

CaO_2 可用 ABG 中的 PaO_2 计算：

$$CaO_2 =（SaO_2 \times Hb \times 1.31\ ml/dl）+（PaO_2 \times 0.003\ ml/dl/mmHg）$$

吸纯氧前：$CaO_2 = (0.88 \times 15 \times 1.31) + (55 \times 0.003)$

$$CaO_2 = 17.292 + 0.165$$

$$CaO_2 = 17.457\ ml/dl$$

吸纯氧后：$CaO_2 = (0.95 \times 15 \times 1.31) + (90 \times 0.003)$

$$CaO_2 = 18.6675 + 0.27$$

$$CaO_2 = 18.9375\ ml/dl$$

$$\frac{18.9375 - 17.457}{17.457} = 8.6\%$$

3. 胸部 X 线片和体格检查与肺挫伤相符，提示肺内分流增加（正常 < 5%）。最近的 ABG 显示 PaO_2 为 200 mmHg，SaO_2 为 100%。假设患者处于海平面，呼吸熵为 0.8，那么 A-a 梯度（$A\text{-}aDO_2$）是多少？

A. 450 mmHg

B. 550 mmHg

C. 650 mmHg

D. 没有 $PvCO_2$ 无法测定

正确答案：A。

$A\text{-}aDO_2 = PAO_2 - PaO_2$

PaO_2 可以通过 ABG 分析测量。

根据肺泡气体方程计算 PAO_2：

$$PAO_2 = (P_{Atm} - P_{H_2O}) \times FiO_2 - (PaCO_2/R)$$

- PAO_2 是肺泡氧分压。
- P_{Atm} 是大气压（海平面为 760 mmHg）。
- P_{H_2O} 是水蒸气压（室温下为 47 mmHg）。
- FiO_2 是吸入氧浓度。
- PaO_2 是动脉血气分析测得的动脉氧分压。
- R 是呼吸熵（CO_2 释放量 /O_2 消耗量）。

这个方程式显示了 PAO_2 是受到哪些变量影响的。PAO_2 通过

P_{Atm} 和 P_{H_2O} 随海拔和温度变化而变化。R 值取决于正在进行的细胞代谢过程，随着感染和炎症的应激会发生变化。因此，$PaCO_2$ 是唯一可以改变 PAO_2 的可操作变量；$PaCO_2$ 可以通过改变通气频率或容积来改变。

$$PAO_2 = (760 - 47) \times 1 - (44/0.8)$$
$$PAO_2 = 713 - 55$$
$$PAO_2 = 658\ \text{mmHg}$$
$$658 - 200 = 458\ \text{mmHg}$$

A-aDO_2 在健康年轻患者中正常值是 5 ～ 10 mmHg，年龄每增长 10 岁，A-aDO_2 大约增加 1 mmHg。

4. 患者行股骨骨折修复术，术中收缩压突然下降到 40 mmHg，呼气末二氧化碳（$ETCO_2$）下降到 15 mmHg。以下最有可能的原因是？
   A. 急性 ST 段抬高型心肌梗死
   B. 脂肪栓塞
   C. 脓毒症
   D. 急性低血容量

正确答案：B。尽管上述所有选项均可导致低血压，但脓毒症不太可能导致血压突然下降或呼气末二氧化碳急剧下降。急性心肌梗死可引起心力衰竭，从而可降低心输出量和增加无效腔量，导致呼气末二氧化碳降低，但发生概率较低。肺栓塞在保持通气的同时减少肺泡灌注，从而导致无效腔量增加和呼气末二氧化碳降低。急性低血容量会降低心输出量并增加无效腔通气，但通常在非常明显的大量失血的患者中出现。

5. 患者术中有明显出血，并迅速给予若干单位的红细胞悬液。以下情况**除哪项外**均可发生？
   A. 红细胞悬液中血红蛋白解离曲线左移
   B. 红细胞悬液中 50% 的血红蛋白饱和时的 PaO_2（P50）增加

C. 酸中毒时血红蛋白解离曲线右移
D. 2,3-DPG 增加，血红蛋白解离曲线右移

正确答案：B。当 2,3-DPG 减少和低温时 P50 左移。浓缩红细胞是冰冻的，且 2,3-DPG 减少，导致 P50 减少。这意味着输注的红细胞对氧有更大的亲和力，直到低于正常的氧分压时才会释放到组织中（～27 mmHg）。在酸中毒的情况下，曲线向右移动，导致在较高的氧张力下向组织释放的氧增多。参见下图。

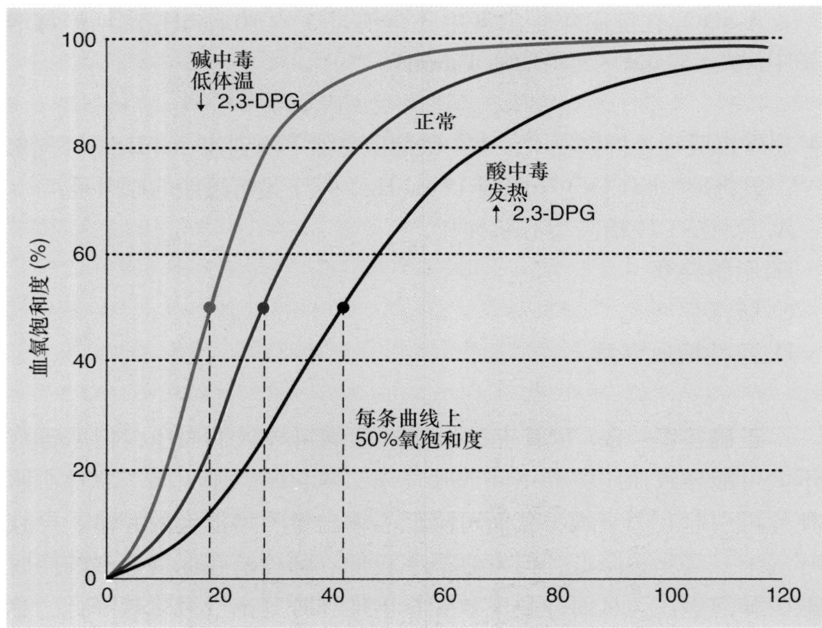

（Reproduced with permission from Butterworth JF，Mackey DC，Wasnick JD：Morgan and Mikhail's Clinical Anesthesiology，6th ed. New York，NY：McGraw-Hill Education；2018.）

6. 患者术后送入 ICU，中心静脉置管时行经食管超声心动图检查。获得以下图像：

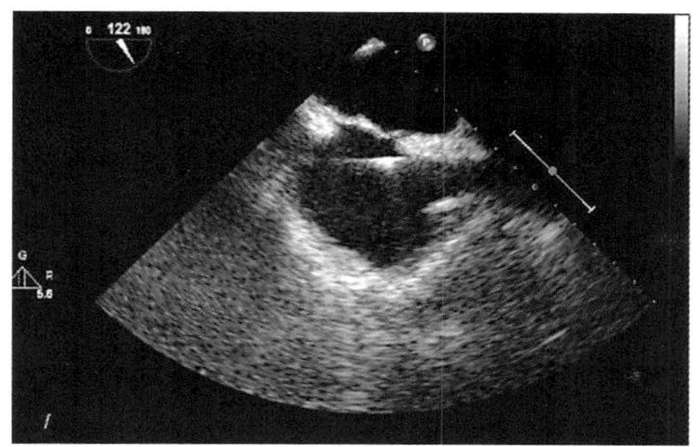

(Reproduced with permission from Butterworth JF, Mackey DC, Wasnick JD: Morgan and Mikhail's Clinical Anesthesiology, 6th ed. New York, NY: McGraw-Hill Education; 2018.)

该图像显示了以下内容，但下列哪项**除外**？

A. 右心房

B. 左心房

C. 上腔静脉中的导丝

D. 左心室

E. 房间隔

正确答案：D。除左心室外，上述结构均可见。这种双房腔静脉切面可用于检查房间隔和上、下腔静脉。见下图。

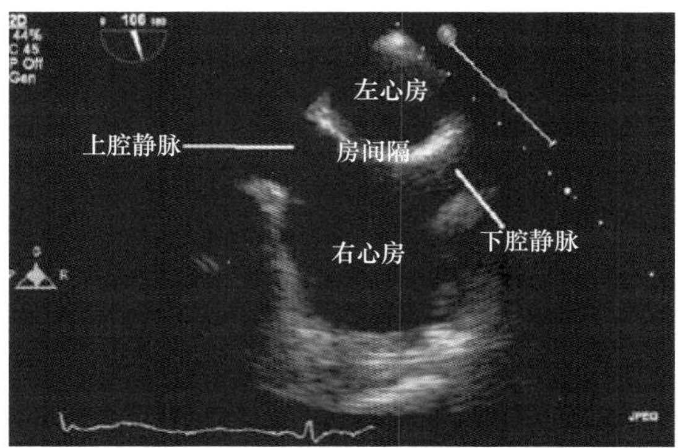

(Reproduced with permission from Wasnick JD, Nicoara A: Cardiac Anesthesia and Transesophageal Echocardiography, 2nd ed. New York, NY: McGraw-Hill Education; 2019.)

应知应会

- 氧含量的计算。
- 肺泡气体方程。
- 双房腔静脉经食管超声心动图图像结构。

推荐阅读

Baumgardner JE, Hedenstierna G. Ventilation/perfusion distributions revisited. *Curr Opin Anaesthesiol*. 2016;29:2.

Butterworth IV JF, Mackey DC, Wasnick JD, eds. Respiratory physiology & anesthesia. In: *Morgan & Mikhail's Clinical Anesthesiology*. 6th ed. New York, NY: McGraw-Hill Education; 2018:495-534.

Campos J. Update on tracheobronchial anatomy and flexible fiberoptic bronchoscopy in thoracic anesthesia. *Curr Opin Anaesthesiol*. 2009;22:4.

Hedenstierna G, Edmark L. Effects of anesthesia on the respiratory system. *Best Pract Res Clin Anaesthesiol*. 2015;29:273.

Levitsky MG. *Pulmonary Physiology*. 8th ed. New York, NY: McGraw-Hill Education; 2013.

Lohser J. Evidence based management of one lung ventilation. *Anesthesiol Clin*. 2008;26:241.

Lumb AB, Slinger P. Hypoxic pulmonary vasoconstriction: Physiology and anesthetic implications. *Anesthesiology*. 2015;122:932.

Minnich D, Mathisen D. Anatomy of the trachea, carina, and bronchi. *Thorac Surg Clin*. 2007;17:571.

Warner DO. Diaphragm function during anesthesia: Still crazy after all these years. *Anesthesiology*. 2002;97:295.

第 20 章
呼吸系统疾病患者的麻醉

秦艳丽　张晓晶　译　白刚　校

病例 1　围手术期肺部并发症

Shady Adib，MD，Lydia Conlay，MD，PhD，MBA

患者男性，27 岁，体重 92 kg，因滑雪时受伤接受前交叉韧带修复术。既往哮喘史，控制较好。每年使用沙丁胺醇吸入剂三到四次，在过敏季节更频繁，在寒冷天气慢跑时也是如此。患者此次受伤时并没有携带吸入器。患者否认呼吸困难、喘息、哮喘近期发作或近期接受类固醇治疗。

检查时患者无不适。肺部呼吸音清，未闻及哮鸣音或干啰音，呼吸运动无受限。

1. 哮喘患者接受全身麻醉风险最高的时间是：
   A. 在全身麻醉静脉诱导的过程中
   B. 在气管插管过程中
   C. 在手术刺激开始时
   D. 拔管后

正确答案：B。可以通过加深麻醉来规避这个问题。诱导或苏醒时浅全身麻醉期间的疼痛、情绪压力或刺激都可诱发支气管痉挛。

区域麻醉时不需要建立人工气道，但它并不能完全排除支气管痉挛的可能性。

2. 气管插管前可通过以下哪种方法缓解反射性支气管痉挛：
A. 给予额外剂量的静脉诱导剂
B. 用 2 ～ 3 倍最低肺泡浓度（minimum alveolar concentration，MAC）的挥发性药剂通气 5 分钟
C. 利多卡因静脉或气管内注射（1 ～ 2 mg/kg）
D. 以上所有

正确答案：D。建立人工气道时引起的支气管痉挛可首先通过给予额外剂量的静脉诱导剂加深麻醉，其次用 2 ～ 3 倍 MAC 的挥发性药剂通气 5 分钟，或静脉或者气管内注射利多卡因（1 ～ 2 mg/kg）来减轻或完全避免。注意，如果在麻醉深度不足的情况下，气管内注射利多卡因本身会引起支气管痉挛。

3. 下列哪项与阻塞性肺疾病患者的二氧化碳（CO_2）描记图相符？

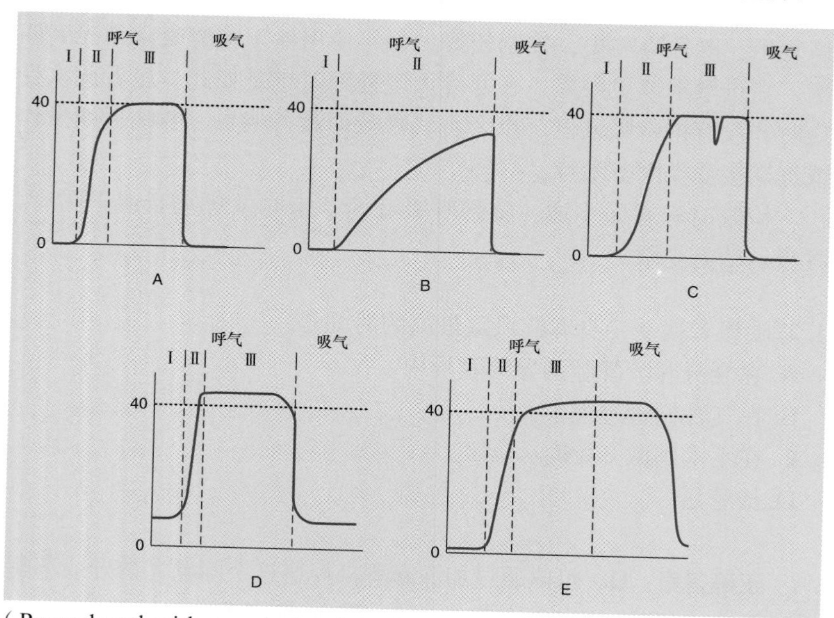

（Reproduced with permission from Butterworth JF，Mackey DC，Wasnick JD：Morgan and Mikhail's Clinical Anesthesiology，6th ed. New York，NY：McGraw-Hill Education；2018.）

A. 图 A
B. 图 B
C. 图 C
D. 图 D
E. 图 E

正确答案：B。

图 A 显示了一个正常的 CO_2 描记图，它显示了呼气的三个阶段：Ⅰ期：无效腔；Ⅱ期：无效腔和肺泡气体的混合；Ⅲ期：肺泡气体平台期。

图 B 显示了严重慢性阻塞性肺疾病患者的 CO_2 描记图。严重的支气管痉挛表现为吸气峰压升高，呼气不完全，下一次吸气前无平台期。从而增加了呼气末 CO_2 和动脉血 CO_2 之间的梯度。描记图中呼气相气流受阻表现为呼气末 CO_2 值的延迟升高，阻塞的严重程度与呼气末 CO_2 的上升速率成反比。随着呼气时间的延长，6 ml/kg 或更低的潮气量，可能有助于避免空气潴留和气压伤。

图 C 显示了Ⅲ期呼气曲线的向下偏斜，表明有自主呼吸。

图 D 显示了吸入的 CO_2 无法恢复到零。这可能表明呼气阀关闭不全或二氧化碳吸收剂耗尽。

图 E 显示了在吸气循环的部分过程中呼出的气体的持续存在，并表明存在吸气阀关闭不全。

应知应会

- 麻醉患者支气管痉挛的危险因素。
- 降低术中支气管痉挛风险的方法。
- 术中支气管痉挛的鉴别诊断。
- 二氧化碳描记图显示 CO_2 浓度波形，可以识别各种情况。

病例 2 肺纤维化患者的麻醉

Robert Johnston，MD，Thomas McHugh，MD

患者女性，44 岁，急诊行腹腔镜阑尾切除术。生命体征：心率 100 次 / 分，呼吸频率 29 次 / 分，血压 90/60 mmHg。既往有原发性肺纤维化病史，曾接受糖皮质激素和免疫抑制治疗。

1. 根据病史，预计该患者的肺功能检查可能出现以下情况，**除了**：
   A. 第 1 秒用力呼气量（FEV_1）减少
   B. 用力肺活量（FVC）减少
   C. FEV_1/FVC 比值升高
   D. 肺顺应性降低

正确答案：C。纤维化肺疾病是限制性肺疾病的一种。虽然限制性肺疾病中 FEV_1 和 FVC 均降低，但 FEV_1/FVC 的比值一般保持不变。限制性肺疾病的特征是肺顺应性降低，因此正压通气往往能产生高吸气压力和相对较小的潮气量。限制性肺病患者的呼吸功常增加，通过浅快呼吸来代偿。

2. 病历还显示，患者曾接受经食管超声心动图检查以评估呼吸困难程度。限制性肺疾病的超声心动图表现包括以下所有情况，**除了**：
   A. 二尖瓣反流
   B. 右心室扩张
   C. 室间隔变薄
   D. 三尖瓣反流
   E. 右心室衰竭

正确答案：A。肺纤维化患者常发展为肺动脉高压和右心室衰竭。右心室扩大，出现三尖瓣反流。左心室负荷不足可能继发于右心室衰竭。室间隔变薄。肺动脉高压通常导致右心结构异常。二尖瓣是左心结构，因此不会受到右心结构变化的直接影响。下面的超声心动图图像显示了与右心室功能障碍相关的变化。

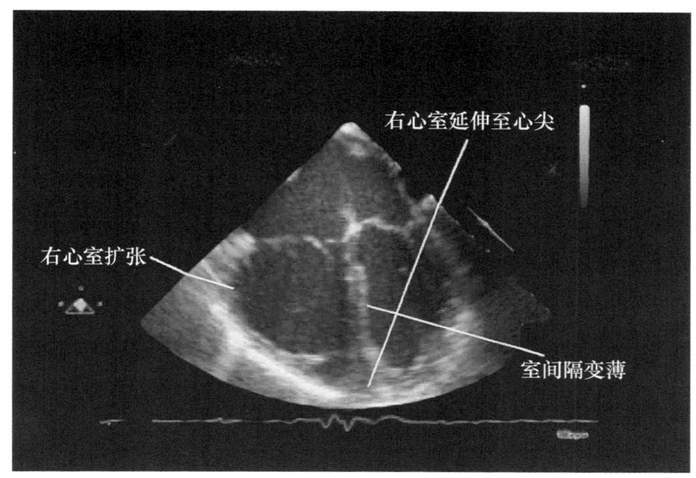

（Reproduced with permission from Wasnick JD，Nicoara A：Cardiac Anesthesia and Transesophageal Echocardiography，2nd ed. New York，NY：McGraw-Hill Education；2019.）

3. 在放置动脉导管监测血压后，全身麻醉诱导并成功插管。潮气量为 4 ～ 6 ml/kg，吸气峰值压力为 30 mmHg。手术开始后，患者的吸气压力升至 55 mmHg，收缩压降至 60 mmHg。应立即采取下列所有行动，**除了**：

A. 让外科医生关闭气腹

B. 听诊肺部

C. 检查气管插管是否有扭曲和阻塞

D. 开始吸入 NO

正确答案：D。右心衰和限制性肺疾病患者可能无法代偿正压通气和气腹引起的腹内压和胸内压增加。结果可能是静脉回流和心输出量的突然下降。此时释放气腹可降低吸气压力，改善静脉回流和心输出量，并使血压升高。然而，任何患者，无论有无肺部疾病，只要吸气压力增加，都应立即对患者的肺部和气道进行彻底的评估。听诊肺部和检查气管插管的导管可分别排除气胸和任何气道阻塞。不能确诊时，可以做纤维支气管镜检查，也可拍摄胸片。如果患者有继发于肺动脉高压的右心衰，给予 NO 可改善左心室负荷和血流动力学。当出现吸气压力突然快速升高时，NO 治疗永远不是第一选择。

4. 从气管插管中吸出黏液栓后，手术顺利进行。术毕患者成功拔管并被送到复苏室。复苏两个小时后，患者出现进行性低血压（血压 70/50 mmHg）。适当的早期处置应包括以下所有措施，**除了**：
   A. 检查腹部是否有膨隆的迹象
   B. 测量血红蛋白和血细胞比容
   C. 进行床边经胸超声心动图（transthoracic echocardiographic，TTE）检查
   D. 开始用多巴胺进行治疗
   E. 进行胸部 X 线检查

正确答案：D。在为患者吸氧和静脉扩容的同时，应立即作出鉴别诊断以确定具体的治疗方法。检查腹部以确定是否存在因出血导致的膨隆。该患者有动脉血压监测，可获得含有电解质和血细胞比容的血气分析检查。脉搏轮廓分析监测仪可以使用动脉波形来估计每搏量，以指导液体和（或）正性肌力治疗。床边 TTE 检查可以很容易地确定患者是否有低血容量、血管扩张或心室衰竭。同样有指征行胸部 X 线检查以排除之前未发现的气胸。当评估表明心室衰竭时，可以使用如多巴胺之类的正性肌力药物。然而，多巴胺疗法不会是首选治疗。

应知应会

- 肺功能检查和限制性肺疾病。
- 肺动脉高压对右心功能的影响。
- 吸气压力突然增加的管理。

推荐阅读

Butterworth IV JF, Mackey DC, Wasnick JD, eds. Anesthesia for patients with respiratory disease. In: *Morgan & Mikhail's Clinical Anesthesiology*. 6th ed. New York, NY: McGraw-Hill Education; 2018:535-552.

Canet J, Gallart L, Gomar C, et al. Prediction of postoperative pulmonary complications in a population based surgical cohort. *Anesthesiology*. 2010;113:1338.

Cox J, Jablons D. Operative and perioperative pulmonary emboli. *Thorac Surg Clin*. 2015;15:289.

Gallart L, Canet J. Post-operative pulmonary complications: Understanding definitions and risk assessment. *Best Pract Res Clin Anaesthesiol*. 2015;29:315.

Hedenstierna G, Edmark L. Effects of anesthesia on the respiratory system. *Best Pract Res Clin Anaesthesiol*. 2015;29:273.

Henzler T, Schoenberg S, Schoepf U, Fink C. Diagnosing acute pulmonary embolism: Systematic review of evidence base and cost effectiveness of imaging tests. *J Thorac Imaging*. 2012;27:304.

Hurford WE. The bronchospastic patient. *Int Anesthesiol Clin*. 2000;38:77.

Lakshminarasimhachar A, Smetana G. Preoperative evaluation: Estimation of pulmonary risk. *Anesthesiol Clin*. 2016;34:71.

Lee H, Kim J, Tagmazyan K. Treatment of stable chronic obstructive pulmonary disease: The GOLD guidelines. *Am Fam Physician*. 2013;88:655.

Radosevich M, Brown D. Anesthetic management of the adult patient with concomitant cardiac and pulmonary disease. *Anesthesiol Clin*. 2016;34:633.

Regli A, von Ungern-Sternberg B. Anesthesia and ventilation strategies in children with asthma: Part 1—preoperative assessment. *Curr Opin Anesthesiol*. 2014;27:288.

Regli A, von Ungern-Sternberg B. Anesthesia and ventilation strategies in children with asthma: Part II—intraoperative management. *Curr Opin Anesthesiol*. 2014;27:295.

Reilly JJ Jr. Evidence-based preoperative evaluation candidates for thoracotomy. *Chest*. 1999;116:474.

Salmasi V, Maheshwari K, Yang D, et al. Relationship between intraoperative hypotension, defined by either reduction from baseline or absolute thresholds, and acute kidney and myocardial injury after non cardiac surgery. *Anesthesiology*. 2017;126:47.

Smetana G. Postoperative pulmonary complications: An update on risk assessment and reduction. *Cleveland Clin J Med*. 2009;76(suppl 4):S60.

Sweitzer B, Smetana G. Identification and evaluation of the patient with lung disease. *Anesthesiol Clin*. 2009;27:673.

第 21 章 胸科手术的麻醉

曾丽琼　顾士杰　译　李成　校

病例 1　气管切除术患者

Bettina Schmitz，MD，Spencer Thomas，MD

患者男性，64 岁，拟行严重气管狭窄（管腔内径 5 mm）修复术。既往 2 型糖尿病，口服药物和饮食控制；有高血压和冠状动脉疾病病史，两年前植入支架后无不适症状。既往手术史包括 18 岁时行阑尾切除术，以及一次因严重的尿路感染伴脓毒血症，在重症监护治疗病房内（ICU）长时间插管病史。在术前评估中，你发现尽管通过鼻氧管吸氧，患者仍感到呼吸困难。可以看到及听到患者严重的呼吸窘迫和喘鸣。他在使用辅助肌群帮助呼吸。他主诉因严重的呼吸困难使他生活无法自理。

1. 你可以采取哪些干预措施来改善患者术前的呼吸困难？
   A. 通过非重复呼吸型面罩给予 100% 的氧气
   B. 沙丁胺醇喷雾剂进行呼吸治疗
   C. 通过面罩给予 79%/21% 的氦氧混合气
   D. 以上所有

正确答案：D。使用 79%/21% 的氦氧混合气可能是上述干预措施中最有效的。对于存在气道梗阻病理（包括固定气道阻塞）的患者，氦氧混合气是一种有效的治疗方法。氦降低了吸入气体的密度，导致通过阻塞部位时的气流急剧增加，从而减少了呼吸做功。外消旋肾上腺素和（或）沙丁胺醇是否有益取决于气道水肿的程度。通过非再呼吸型面罩给予 100% 的氧气也可能同样有益。

2. 术前患者接受了肺功能检查，包括流量-容积环。对于患者气道大的固定梗阻，你觉得会出现什么类型的流量-容积环？
   A. 环 A
   B. 环 B
   C. 环 C
   D. 环 D

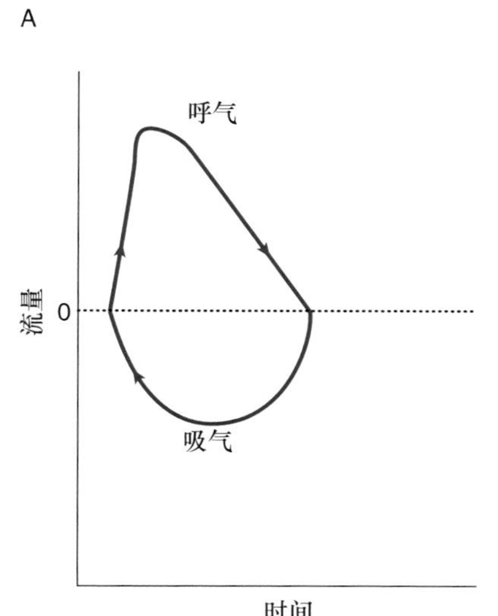

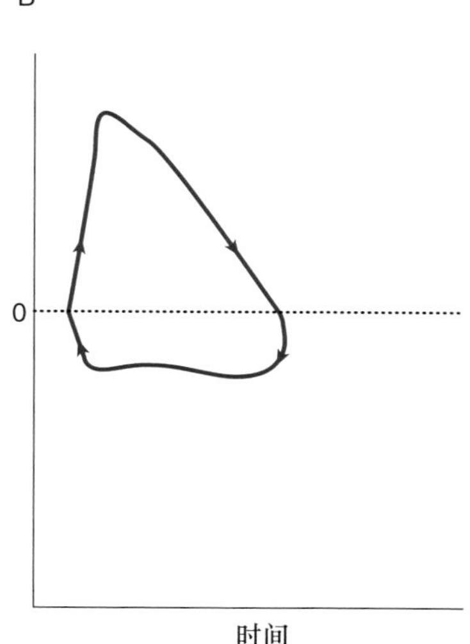

第21章 胸科手术的麻醉

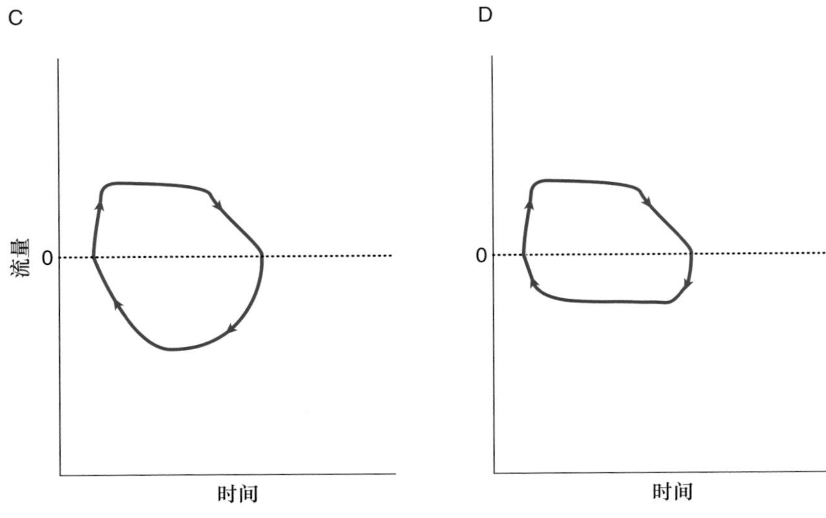

（Reproduced with permission from Butterworth JF，Mackey DC，Wasnick JD：Morgan and Mikhail's Clinical Anesthesiology，6th ed. New York，NY：McGraw-Hill Education；2018.）

正确答案：D。流量-容积环 A 通常见于无任何阻塞的患者。环 B 见于胸廓外非固定梗阻，因呼气正常但吸气受限。环 C 可见于胸廓内非固定梗阻，此时呼气受限，但吸气保留。测量流量-容积环可以确定阻塞的部位，并帮助临床医生评估病变的严重程度。

3. 对于出现大面积固定气道阻塞的患者，最合适的麻醉诱导方案是?

A. 术前给予 2 mg 咪达唑仑以缓解患者焦虑和呼吸困难，给予抗胆碱能药物抑制腺体分泌，静脉推注丙泊酚 2 mg/kg，芬太尼 2 μg/kg，利多卡因 1 mg/kg，罗库溴铵 0.9 mg/kg 诱导

B. 术前给予 2 mg 咪达唑仑，缓解患者焦虑和呼吸困难，采取快速序贯诱导

C. 避免术前给予镇静剂，采取快速序贯诱导

D. 避免术前给予镇静剂，使用七氟烷和 100% 氧气吸入诱导，保持自主呼吸同时避免使用肌肉松弛药

正确答案：D。对于气道狭窄的患者，保留自主呼吸是明智的选择。正压通气可能不适合此类患者，对于使用抗胆碱能药物减少气道分泌物是有争议的，因为理论上来说可能会增加分泌物浓缩的风险。

4. 病例没有任何并发症，你决定保留插管并将患者转移到外科重症监护治疗病房（surgical intensive care unit，SICU），计划在患者病情稳定后拔管。当你在向 SICU 护士报告时，得知急诊科（emergency department，ED）收治了一名严重呼吸窘迫的 6 岁男孩。该患者有明显的喘鸣及大量口水。急诊科护士告诉你，患者颈部侧位 X 线片检查提示拇指样会厌阴影。当你询问患者的情况时，护士告诉你他呼吸急促，胸部收缩，并坚持保持直立位。你最关心的是什么以及主要鉴别点？
   A. 因感染性哮喉导致快速进展为气道阻塞
   B. 因严重哮喘发作引起的疲劳而迅速进展为呼吸骤停
   C. 因会厌炎导致快速进展为气道阻塞
   D. 因吸入异物导致快速呼吸衰竭

正确答案：C。该患者表现为急性会厌炎。他的典型体征包括颈部 X 线显示会厌影，呼吸窘迫，偏爱直立位。会厌炎是一种常继发于 B 型流感嗜血杆菌的细菌性感染，多发于 2 ～ 6 岁儿童。患者可迅速从咽喉痛和吞咽困难发展到完全气道阻塞。因为炎症发生于所有声门上结构，也称为声门上炎。

5. 对该患儿最合适的处理是什么？
   A. 使用氧气和加湿空气保守治疗。给予外消旋肾上腺素和地塞米松静脉注射。如果该患者进展到严重的肋间回缩或呼吸疲劳或出现中枢性发绀，则进行插管
   B. 进入手术室行全身麻醉，择期气管切开术
   C. 进入手术室行全身麻醉插管以及可能的紧急气管切开术
   D. 即刻在急诊科进行清醒插管

正确答案：C。会厌炎患者的最佳方案是插管和进行抗生素治疗，因为这些干预可以挽救生命。气管插管应在手术室进行，全身麻醉诱导前必须做好紧急气管切开术的充分准备，因为随时都可能发生完全性梗阻。重要的是，在全身麻醉诱导前不应进行喉镜检查，因为这会增加患者发生喉痉挛的风险。许多专家建议患者在直立位下吸入七氟烷（或氟烷）诱导。气管内导管应该比通常使用的导管小 1/2 到 1 个尺寸。

A 选项适合于哮吼的治疗。哮吼是一种涉及会厌以下气道的上呼吸道感染。这种情况很少需要插管。患者并不需要行选项 B 描述中的气管切开术。选项 D 的可控性较低，且比选项 C 风险更高。

应知应会

- 气道狭窄患者的管理。
- 急性会厌炎的鉴别诊断。
- 儿童气道喘鸣的管理。

推荐阅读

Alam N. Lung resection in patients with marginal pulmonary function. *Thorac Surg Clin*. 2014;24:361.

Brunelli A, Kim A, Berger K, Addrizzo-Harris D. Physiologic evaluation of the patient with lung cancer being considered for resection surgery. *Chest*. 2013;143(suppl):e166S.

Butterworth IV JF, Mackey DC, Wasnick JD, eds. Anesthesia for thoracic surgery. In: *Morgan & Mikhail's Clinical Anesthesiology*. 6th ed. New York, NY: McGraw-Hill Education; 2018:553-582.

Campos J. An update on bronchial blockers during lung separation techniques in adults. *Anesth Analg*. 2003;97:1266.

Carney A, Dickinson M. Anesthesia for esophagectomy. *Anesthesiol Clin*. 2015;33:143.

Clayton-Smith A, Alston R, Adams G, et al. A comparison of the efficacy and adverse effects of double lumen endobronchial tubes and bronchial blockers in thoracic surgery: A systematic review and meta-analysis of randomized controlled trials. *J Cardiothorac Vasc Anesth*. 2015;29:955.

Della Rocca G, Coccia C. Acute lung injury in thoracic surgery. *Curr Opin Anesthesiol*. 2013;26:40.

Doan L, Augustus J, Androphy R, et al. Mitigating the impact of acute and chronic post thoracotomy pain. *J Cardiothorac Vasc Anesth*. 2014;28:1048.

Ehrenfeld JM, Walsh JL, Sandberg WS. Right- and left-sided Mallinckrodt double-lumen tubes have identical clinical performance. *Anesth Analg*. 2008;106:1847.

Falzon D, Alston RP, Coley E, Montgomery K. Lung isolation for thoracic surgery: From inception to evidence-based. *J Cardiothorac Vasc Anesth*. 2017;31:678.

Gemmill EH, Humes DJ, Catton JA. Systematic review of enhanced recovery after gastro-oesophageal cancer surgery. *Ann R Coll Surg Engl*. 2015;97:173.

Gimenez-Mila M, Klein A, Martinez G. Design and implementation of an enhanced recovery program in thoracic surgery. *J Thorac Dis*. 2016;8(suppl 1):S37.

Gothard J. Anesthetic considerations for patients with anterior mediastinal masses. *Anesthesiol Clin*. 2008;26:305.

Guldner A, Pelosi P, Abreu M. Nonventilatory strategies to prevent post operative pulmonary complications. *Curr Opin Anesthesiol*. 2013;26:141.

Hoechter D, von Dossow V. Lung transplantation: From the procedure to managing patients with lung transplantation. *Curr Opin Anesthesiol*. 2016;29:8.

Lohser J, Slinger P. Lung injury after one-lung ventilation; a review of the pathophysiologic mechanisms affecting the ventilated and collapsed lung. *Anesth Analg*. 2015;121:302.

Marseu K, Slinger P. Perioperative pulmonary dysfunction and protection. *Anaesthesia*. 2016;71(suppl 1):46.

Módolo NS, Módolo MP, Marton MA, et al. Intravenous versus inhalation anaesthesia for one-lung ventilation. *Cochrane Database Syst Rev*. 2013;(7):CD006313.

Neto A, Schultz M, Gama de Abreu M. Intraoperative ventilation strategies to prevent postoperative pulmonary complications: Systematic review, meta-analysis, and trial sequential analysis. *Best Pract Res Clin Anesthesiol*. 2015;29:331.

Rodriguez-Aldrete D, Candiotti K, Janakiraman R, et al. Trends and new evidence in the management of acute and chronic post-thoracotomy pain—an overview of the literature from 2005–2015. *J Cardiothorac Vasc Anesth*. 2016;30:762.

Slinger P. Update on anesthetic management for pneumonectomy. *Curr Opin Anaesthesiol*. 2009;22:31.

Slinger P, Johnston M. Preoperative assessment: An anesthesiologist's perspective. *Thorac Surg Clin*. 2005;15:11.

Sylvester JT, Shimoda LA, Aaronson PI, Ward JP. Hypoxic pulmonary vasoconstriction. *Physiol Rev*. 2012;92:367.

第 22 章
神经外科手术的麻醉

吴倩 俞泳 译 李成 校

病例 1 坐位后颅窝开颅手术

Swapna Chaudhuri，MD，PhD，John Welker，MD

患者男性，22 岁，身高 5 英尺 7 英寸（约 1.7 m），体重 73 kg，计划接受后颅窝开颅手术。患者因“阵发性头痛、眩晕及共济失调 5 周”入院。在麻醉医生进行术前评估时，患者自诉近期有新发的高血压病史，既往在 8 岁时曾接受过桡骨远端骨折手术，否认麻醉并发症。目前该患者接受的药物治疗包括：左乙拉西坦、地塞米松和昂丹司琼。患者有嗜睡的表现，其他无不适症状。患者血压为 156/82 mmHg，心率 80 次 / 分，呼吸 16 次 / 分。实验室检查：血红蛋白、电解质水平正常，血糖 160 mg/dl；头颅磁共振图像（magnetic resonance images，MRI）显示：左侧小脑扁桃体区发现一枚 3 cm 大小的囊性病变伴占位效应。在最新图像中（患者使用地塞米松后）周围水肿较前减少。

1. 外科医生拟行坐位后颅窝手术。以下哪项**不是**坐位手术禁忌证：
   A. 血流动力学不稳定
   B. 持续性卵圆孔未闭
   C. 严重的颈椎椎管狭窄
   D. 病态肥胖

正确答案：D。通过对后颅窝的一些病例研究，笔者发现外科医生更喜欢坐（半卧）位手术。然而，这个体位显著增加了某些疾病的发病风险，最严重的是静脉空气栓塞（venous air embolism，VAE）。在直立位，只要手术切口高于心脏水平，就会在静脉系统中产生负压，使空气进入开放的静脉或静脉窦。卵圆孔未闭可使夹带的空气直接进入动脉循环（反常的空气栓塞）。VAE 发生时，直立位会加重低血压，并减少右心房水平以下静脉回流，间接影响心输出量。对于严重颈椎管狭窄的患者，在直立位置发生的颈部屈曲会导致脊髓受压，并使患者面临脊髓神经损伤或四肢瘫痪的风险。病态肥胖使得技术上很难采取坐位，但这不是禁忌证。事实上，对于病态肥胖患者，相对于仰卧位而言，坐位可能会对通气情况有所改善。

2. 与仰卧位相比，坐位手术相关的并发症**不包括**以下哪项：
   A. 巨舌症和面部水肿
   B. 气脑（颅腔积气）
   C. 失血增加
   D. 四肢瘫痪

正确答案：C。在坐姿时，过度的颈部屈曲易使患者因静脉充血和伴随的面部水肿而导致面部和上呼吸道肿胀。由于脑脊液（cerebrospinal fluid，CSF）体积减小和直立位时蛛网膜下腔开放，患者发生气脑的风险增加。硬脑膜闭合后，可能会导致大脑受压，并导致觉醒延迟和神经损伤。如前所述，坐位时颈部屈曲造成的脊髓压迫会使患者面临四肢瘫痪的风险。但是坐姿与失血增加无关。事实上，坐位手术有利于静脉引流，可能减少失血，提供更好的手术术野。

3. 麻醉诱导气管插管后，外周动脉导管和中心静脉导管顺利置入。以下哪个监测是检测 VAE 最敏感的指标？
   A. 呼气末氮气监测
   B. 心前区多普勒超声检查

C. 经食管超声心动图

D. 呼气末二氧化碳（CO_2）监测

正确答案：C。临床有若干监测手段可用于检测术中空气栓塞。其中经食管超声心动图（transesophageal echocardiography，TEE）被认为是最敏感的。TEE 可检测到小至 0.25 ml 的气泡。此外，它还可以检测心脏的卵圆孔未闭以及 VAE 导致的任何心功能变化。呼气末氮气监测对 VAE 具有特异性，但不如 TEE 灵敏。预计 VAE 发生时的术中二氧化碳监测会提示呼气末 CO_2（end-tidal CO_2，$EtCO_2$）突然下降；然而还有多种其他情况可以导致 $EtCO_2$ 下降，如心输出量减少、胸腔无效腔增加和过度换气。对于心前区多普勒超声检查，探头放置在右心房位置（胸骨右侧第 3 和第 6 肋骨之间）并固定到位。VAE 发生时，当空气栓塞进入心脏循环，多普勒信号的规律摆动被特征性的"磨轮"样杂声中断。术中多普勒超声在检测小 VAE 方面不如 TEE 敏感。

4. 若选择多孔导管开放中心静脉通路，导管尖端的最佳定位**不能**通过以下哪项来确认：

A. 血管内心电图显示"双相"P 波

B. 放射性检查确认导管尖端位于上腔静脉与心房交界处

C. TEE

D. 从右心室回拉，同时监测血管内压力

正确答案：D。为了在 VAE 发生后最快抽回空气，多孔中心静脉导管应放置在上腔静脉和右心房的交界处。通过使用充满盐水的导管作为"V"导联，可以实现血管内心电图确认来正确定位。当导管向右心房推进时，出现双相 P 波；一旦导管尖端进一步进入心脏，这种特性就会变为单向偏转。如果心电图有这种变化，同时可使用放射造影剂注射透视来确认导管尖端位置。在监测血管内压的同时从右心室拉回可以区分右心房压力和右心室压力，但不能可靠地识别腔静脉与心房交界处。最后，通过 TEE 观察中心静脉导管可用于确认正确的导管定位，这是大多数手术室中最简单、最方便的技术。

5. 麻醉维持是通过静脉输注丙泊酚、瑞芬太尼和吸入最低浓度的异氟烷（0.3 MAC）麻醉。然而 5 h 的手术过程结束后，患者发生苏醒期嗜睡。该患者出现苏醒延迟的常见原因**不包括**以下哪种情况：
   A. 张力性气脑
   B. 由于长时间的手术牵张而导致的脑水肿
   C. 丙泊酚输注综合征
   D. 术中小脑梗死

正确答案：C。丙泊酚输注综合征（propofol infusion syndrome，PRIS）临床非常罕见，成人和儿童患者长时间输注（＞48 h）可能会发生。它通常与代谢性酸中毒、低血压、乳酸升高、肌红蛋白尿、横纹肌溶解症和甘油三酯血症有关。在上述场景中，PRIS 不太可能发生。苏醒期嗜睡这种临床情况可能发生于术后颅内压（intracranial pressure，ICP）升高的患者；此外，硬脑膜闭合后残存的空气会导致张力性气脑。这是一种神经外科急症，需要立即减压。长时间的手术操作和过度紧张会导致脑水肿，也可能导致 ICP 升高。然而，这通常不是外科急症。脑水肿可以通过使用渗透性利尿剂、过度换气或治疗任何伴随的高血压来治疗。术中小脑梗死虽然不常见，但可能于小脑血管的手术操作、术中血流动力学不稳定及小脑灌注不足时出现。这会导致神经系统评分下降或迟发的急症，诊断需要通过神经影像学检查来协助完成。然而，苏醒延迟的最可能原因是长时间麻醉后没有足够的时间让丙泊酚代谢。

应知应会

- 为什么 VAE 是坐位神经外科手术期间的一个特别关注点？
- 坐位神经外科手术期间监测 VAE 更好的方法是什么？
- 在坐位神经外科手术期间将中心静脉导管的尖端置于何处，才是最佳位置？

病例 2 后颅窝占位的患者

John Welker，MD，Swapna Chaudhuri，MD，PhD，John D. Wasnick，MD，MPH

患者女性，45 岁，拟坐位下行后颅窝手术以移除后颅窝的占位性病变。患者之前曾行脑室造瘘术治疗因梗阻性脑积水导致的继发性颅内压升高。

1. 关于脑血流量（cerebral blood flow，CBF），下列说法正确的是哪项：
   A. PaO_2 在 80 ～ 120 mmHg 范围内，CBF 与 PaO_2 成正比
   B. 当 $PaCO_2$ 变化时，CBF 约波动在 5 ～ 10 ml/（100 g · mmHg）
   C. 代谢性酸中毒对 CBF 的影响大于呼吸性酸中毒
   D. 当 PaO_2 显著变化时会改变 CBF

正确答案：D。对 CBF 最重要的外部影响是呼吸气体分压。当 $PaCO_2$ 在 20 ～ 80 mmHg 之间时，CBF 与之成正比，但 PaO_2 在正常范围内时，CBF 与之无明显变化关系。每 100 g 脑组织中，$PaCO_2$

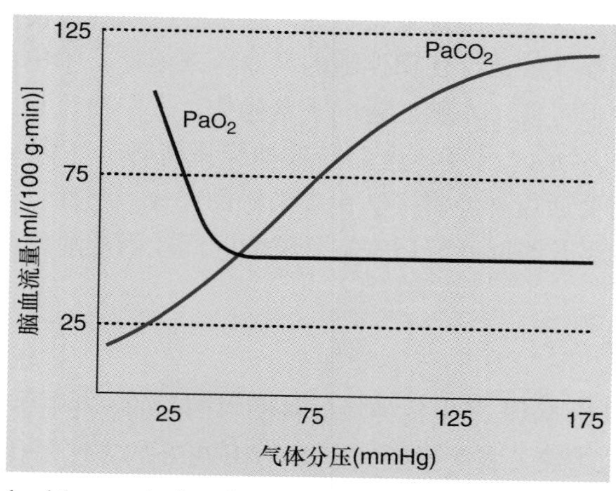

（Reproduced with permission from Butterworth JF，Mackey DC，Wasnick JD：Morgan and Mikhail's Clinical Anesthesiology，6th ed. New York，NY：McGraw-Hill Education；2018.）

每变化 1 mmHg，脑血流量也相应变化 1 ～ 2 ml。急性代谢性酸中毒不影响 CBF，因为氢离子不能穿过血脑屏障，而 CO_2 可以。只有 PaO_2 显著变化时才会改变 CBF。

2. 麻醉诱导后插入 TEE 探头，监测坐位有无发生静脉空气栓塞。TEE 超声检查显示食管中段双腔切面以检查房间隔的卵圆孔未闭。将下图中的字母与以下结构配对：左心房（left atrium，LA）、右心房（right atrium，RA）、上腔静脉（superior vena cava，SVC）和下腔静脉（inferior vena cava，IVC）。

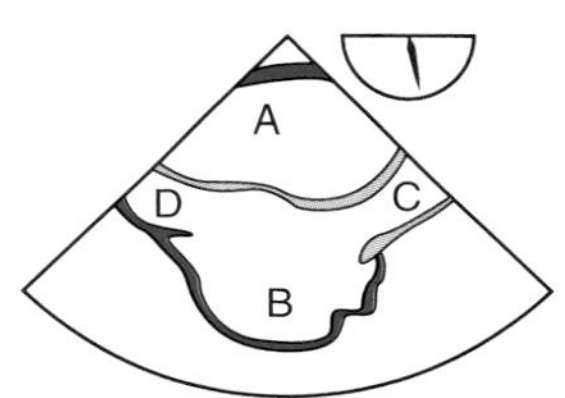

食管中段双腔静脉切面

［Adapted with permission from Shanewise JS，Cheung AT，Aronson S，et al. ASE/SCA guidelines for performing a comprehensive intraoperative multiplane transesophageal echocardiography examination：recommendations of the American Society of Echocardiography Council for Intraoperative Echocardiography and the Society of Cardiovascular Anesthesiologists Task Force for Certification in Perioperative Transesophageal Echocardiography，Anesth Analg. 1999 Oct；89（4）：870-884.］

正确答案：A（LA）、B（RA）、C（SVC）、D（IVC）。TEE 多普勒超声是监测静脉空气栓塞最灵敏的手段。TEE 可以排除卵圆孔未闭，后者会增加患者发生左侧空气栓塞的风险。$EtCO_2$ 气体分压的突然降低是肺泡无效腔增加引起的空气栓塞的一种较不敏感的检测方法。

3. 在手术过程中，$EtCO_2$ 从 35 mmHg 降低到 20 mmHg。鉴别诊断**不包括**以下哪项：

A. 静脉空气栓塞

B. 心输出量减少
C. 肺泡无效腔减少
D. 血容量不足

正确答案：C。在静脉空气栓塞、心输出量减少和血容量不足的情况下，可能会出现肺泡无效腔通气增加（V/Q = ∞）。当灌注与通气匹配时，$EtCO_2$ 更接近于动脉 CO_2。降低通气肺灌注的事件会增加无效腔通气。

4. 手术顺利结束后，患者被平稳转运到脑外科重症监护室。在那里，你需要为另一名拟进行颅内动脉瘤栓塞术的55岁女性进行术前评估。患者3天前曾发生蛛网膜下腔出血（subarachnoid hemorrhage，SAH）。患者目前表现为嗜睡、意识模糊和轻度局灶性神经功能障碍。上述表现对应SAH的Hunt和Hess分级的哪个等级？
A. Ⅰ
B. Ⅱ
C. Ⅲ
D. Ⅳ

正确答案：C。Hunt和Hess量表提供了SAH的临床严重程度评估。

Hunt和Hess分级

分级	临床表现
Ⅰ	无症状或轻微头痛，颈部微强直
Ⅱ	中度至重度头痛，颈强直，除有脑神经麻痹外，无其他神经功能缺失
Ⅲ	嗜睡、意识模糊或轻度局灶性神经功能缺失
Ⅳ	昏迷，中度至重度偏瘫，可能早期去大脑强直和自主系统紊乱
Ⅴ	深度昏迷、去大脑强直和濒死状态

［Reproduced with permission from Priebe HJ. Aneurysmal subarachnoid haemorrhage and the anaesthetist，Br J Anaesth. 2007 Jul；99（1）：102-118.］

下面的 Fisher 分级量表提供了 SAH 的计算机断层扫描（CT）评分系统。

颅脑计算机断层扫描（CCT）的 Fisher 分级量表

分级	CCT 结果
1	无蛛网膜下腔出血
2	广泛蛛网膜下腔出血或垂直面上的厚度≤ 1 mm
3	蛛网膜下腔局部血肿和（或）垂直面上的厚度＞ 1 mm
4	脑内或脑室内血肿伴弥漫性出血或无蛛网膜下腔出血

[Reproduced with permission from Priebe HJ. Aneurysmal subarachnoid haemorrhage and the anaesthetist，Br J Anaesth. 2007 Jul；99（1）：102-118.]

5. 该患者可能出现脑动脉血管痉挛和迟发性脑缺血（delayed cerebral ischemia，DCI）。关于血管痉挛的严重程度，下列哪项是令人担忧的表现：
   A. 经颅多普勒超声示血流速度降低（＜ 200 cm/s）
   B. Lindegaard 比率＜ 3
   C. Lindegaard 比率＞ 3
   D. 脑组织氧分压＞ 20 mmHg

正确答案：C。当存在血管痉挛时，血流速度会增加。Lindegaard 比值用于比较颈动脉的血流速度与大脑中动脉的血流速度。比率＞ 3 表示严重的血管痉挛。脑组织氧分压＜ 20 mmHg 也是脑组织灌注不良的一个指标。脑动脉血管痉挛的治疗包括尼莫地平和“3H”疗法，即提高血容量（hypervolemia）、血液稀释（hemodilution）和升高血压（hypertension）。最近，有人认为等容升压的治疗方法优于传统的“3H”疗法。

6. 在重症监护治疗病房的监护仪上患者心电图出现 ST 段和 T 波变化。床旁经胸超声心动图显示左心室中段和心尖部运动障碍，心脏基本功能正常。该患者最可能的诊断是：
   A. 前壁心肌梗死

B. 急性主动脉夹层

C. 急性主动脉瓣关闭不全

D. 应激性心肌病

正确答案：D。多普勒超声心动图可以排除急性主动脉瓣关闭不全。主动脉夹层是由升主动脉中存在的夹层瓣和可能的主动脉瓣结构破裂来发现的。前壁心肌梗死通常会影响左前降支的分布区域。这名近期出现蛛网膜下腔出血的患者有患应激性心肌病（Takotsubo 心肌病）的风险。Takotsubo 心肌病最常见于绝经后妇女。尽管 Takotsubo 心肌病患者缺乏闭塞性冠状动脉疾病的证据，但缘于儿茶酚胺过量对心脏的影响，会最终发展为左心室功能障碍。

病例 3 创伤性脑损伤

Sabry Khalil，MD

患者男性，47 岁，因机动车事故送至急诊。患者昏睡伴躁动，面部及口腔内出血，左侧颧骨凹陷性骨折。心率为 118 次 / 分，血压为 188/98 mmHg。予 6 L/min 氧气面罩吸氧时氧饱和度为 91%。呼吸很浅。体温为 38.5℃。查体：患者病态肥胖，颈粗，颈部佩带坚硬的颈托，无其他可供参考的病史。已邀请神经外科医生会诊。实验室数据包括血气分析 pH 7.15、$PaCO_2$ 51 mmHg、PO_2 68 mmHg、血细胞比容 27%、K 4.9 mEq/L、Na 147 mEq/L、BUN 42 mEq/L、葡萄糖 360 mg/dl。

1. 此时最佳的急救方法是：

A. 紧急将患者送去扫描脑 CT

B. 紧急置入 ICP 监测器

C. 开始快速输注甘露醇（0.5 g/kg）

D. 快速诱导和气管插管，建立备用气道急救

正确答案：D。该患者遭受了严重的创伤，并有创伤性脑损伤（traumatic brain injury，TBI）的迹象。患者目前存在低氧血症和高碳酸血症，极可能出现呼吸衰竭。他的 $PaCO_2$ 升高可引起脑血容量和颅内压升高，降低脑灌注压。脑灌注压是平均动脉压和颅内压之间的差值。快速诱导控制气道可防止呼吸衰竭和误吸，并能进行有创 ICP 监测和放射学评估，以确定脑损伤的性质和程度。由于尚未确定是否存在颈椎损伤，因此需要轴线稳定。

扫描头颅 CT 很重要，但该患者已出现昏睡和烦躁的情况，应在确保气道安全稳定后再进行检查。ICP 监测可能有助于指导治疗，但不应优先于对气道的控制。一旦诊断为颅脑损伤伴 ICP 升高，可适当采用甘露醇渗透治疗。

2. 根据上一个问题中的信息，计算出该患者的血清渗透压是多少：

A. ＞ 285 mmol/L

B. ＞ 295 mmol/L

C. ＞ 305 mmol/L

D. ＞ 315 mmol/L

正确答案：D。血清渗透压可指导治疗以减少脑水肿。低血浆渗透压有利于血管内容量通过脑损伤患者的渗漏的、受创伤的血脑屏障扩散到大脑中。血清渗透压通过以下公式计算：

$$
\begin{aligned}
\text{血清渗透压} &= 2\ Na + \text{葡萄糖}/18 + BUN/2.8 \\
&= 2\times 147 + 360/18 + 42/2.8 \\
&= 294 + 20 + 15 \\
&= 329\ mmol/L
\end{aligned}
$$

该患者已处于高渗状态，因此可能不会使用甘露醇（0.5 g/kg）。

3. 美国脑外伤基金会（Brain Trauma Foundation，BTF）对 TBI 患者推荐的脑灌注压是多少？

A. 40 ～ 60 mmHg

B. 50 ～ 70 mmHg
C. 60 ～ 80 mmHg
D. 70 ～ 90 mmHg
E. 80 ～ 100 mmHg

正确答案：B。BTF 推荐的脑灌注压为 50 ～ 70 mmHg，脑外伤患者颅内压小于 20 mmHg。

4. CT 扫描显示硬膜下血肿，颅内压测量为 29 mmHg。到目前为止，该患者遭受了几个继发性脑部损伤？
A. 1
B. 2
C. 3
D. 4

正确答案：D。TBI 包括原发性损伤和继发性损伤。原发性损伤通常是创伤破坏正常解剖相关的局灶性损伤。原发性损伤包括硬膜下血肿、硬膜外血肿、脑实质出血和弥漫性非局灶性轴索损伤。继发性损伤是可以预防的，包括缺氧（PaO_2 ＜ 60 或氧饱和度＜ 90%）、高碳酸（$PaCO_2$ ＞ 45）、低碳酸（$PaCO_2$ ＜ 30）、高热（温度＞ 38℃）、高血糖（血糖水平＞ 200）、低血糖（血糖水平＜ 60）、颅内高压（ICP ＞ 20）、低血压（收缩压＜ 90 mmHg 或脑灌注压＜ 50 mmHg）。

应知应会

- 神经创伤中继发性损伤管理的重要性。
- TBI 中 ICP 和脑灌注压的神经学评估和治疗。
- ICP 监测的指征。
- 计算血清渗透压以选择使用晶体液 / 利尿剂。

病例 4 颈椎椎板切除术患者

Ashraf N. Farag，MD，Chase Clanton，MD

患者女性，32 岁，计划在俯卧位下进行颈椎椎板切除术。患者有哮喘和因子 V Leiden 突变病史，偶尔会自行使用沙丁胺醇吸入剂治疗，并每天服用 5 mg 华法林。患者否认曾因哮喘住院，15 岁时发生了轻微的肺栓塞，3 年前有短暂性脑缺血发作（transient ischemic attack，TIA），但没有任何神经系统后遗症。6 个月前，患者出现右手疼痛，颈椎 MRI 显示 $C_{5\sim6}$ 颈椎间盘突出。患者自述使用可待因后会出现严重的皮疹和面部肿胀。患者生命体征为：血压 116/74 mmHg，心率 69 次 / 分，呼吸频率 14 次 / 分，SpO_2 100%。全血细胞计数和实验室代谢检查无异常。昨日测得的国际标准化比值为 1.3。查体无异常。

1. 患者的气道 Mallampati 分级为Ⅱ级，颈部和下颌活动良好。头部或颈部周围没有支撑装置或颈圈。当患者做伸头动作时，手臂会出现乏力。根据目前已知的条件，最差的插管方法是：
   A. 全麻后行直接喉镜下气管插管
   B. 在脊柱轴线固定下行全麻后直接喉镜下气管插管
   C. 纤支镜（fiber-optic laryngoscopy，FOL）下清醒气管插管
   D. 在脊柱轴线固定下行全麻后间接喉镜下气管插管

正确答案：A。方法 C 是最保守的方法，如果没有更多信息的情况下是合适的。然而，患者颈部的稳定性将影响决策。如果颈部稳定，可以在全身麻醉下通过直接喉镜经口插入气管导管。在进行气道管理之前，必须查看可用的影像资料并与外科医生讨论。该患者表现出颈部运动的神经系统症状；然而她没有在颈部使用稳定装置，搬动头部可能导致脊髓受损。

纤支镜（FOL）下清醒气管插管可以进行神经学检查，以评估插管或定位任何的继发性损伤。全麻后插管需要脊柱轴线固定，使

用视频喉镜可能最容易进行。

2. 全麻诱导后，患者出现心动过速。仔细观察监护仪，可发现节律规则的心率和心房扑动波。一段时间后患者并没有转为窦性心律。这种心律失常的典型心率范围是多少？
   A. 心房率 350 ～ 500 次 / 分，心室率 60 ～ 170 次 / 分
   B. 心房率 250 ～ 350 次 / 分，心室率 150 次 / 分
   C. 心房率 130 ～ 200 次 / 分
   D. 心室率 90 ～ 120 次 / 分

正确答案：B。该患者出现了心房扑动，但这并不总是意味着心脏病。对于有血栓形成风险的患者来说，这可能是甲状腺功能亢进的迹象，也可能是肺栓塞的表现。

心房率通常是 300 次 / 分，心室率 150 次 / 分，2∶1 传导，B 是正确答案。心电图节律规整，QRS 波群正常，颤振波常见于Ⅱ和 V1 导联。用艾司洛尔控制心室反应，患者恢复窦性心律。

3. 呼吸机上的气道高压警报响起，气道峰压增加，平台压保持正常。检查气道回路没有泄漏。改用气囊面罩通气，听诊双侧呼吸音清晰。鉴别诊断包括以下哪项？
   A. 张力性气胸
   B. 支气管内插管
   C. 气道分泌物
   D. 气道压迫
   E. 以上所有

正确答案：E。以上所有选项都可能导致气道峰压的增加。在进行脊柱手术时，必须始终考虑患者俯卧位时气管导管的弯曲扭结。

推荐阅读

Bell R, Vo A, Vexnedaroglu E, et al. The endovascular operating room as an extension of the intensive care unit: Changing strategies in the management of neurovascular disease. *Neurosurgery*. 2006;59:S3.

Bilotta F, Guerra C, Rosa G. Update on anesthesia for craniotomy. *Curr Opin Anesthesiol*. 2013;26:517.

Butterworth IV JF, Mackey DC, Wasnick JD, eds. Anesthesia for neurosurgery. In: *Morgan & Mikhail's Clinical Anesthesiology*. 6th ed. New York, NY: McGraw-Hill Education; 2018:601-620.

Dinsmore J. Anaesthesia for elective neurosurgery. *Br J Anaesth*. 2007;99:68.

Dority J, Oldham J. Subarachnoid hemorrhage: An update. *Anesthesiol Clin*. 2016;34:577.

Flexman A, Meng L, Gelb A. Outcomes in neuroanesthesia: What matters most? *Can J Anesth*. 2016;63:205.

Goyal M, Yu AY, Menon BK, et al. Endovascular therapy in acute ischemic stroke: Challenges and transition from trials to bedside. *Stroke*. 2016;47:548.

Gupta AK, Azami J. Update of neuromonitoring. *Curr Anaesth Crit Care*. 2002;13:120.

Huh J, Raghupathi R. New concepts in treatment of pediatric traumatic brain injury. *Anesthesiol Clin*. 2009;27:213.

Jinadasa S, Boone M. Controversies in the management of traumatic brain injury. *Anesthesiol Clin*. 2016;34:557.

Nadjat C, Ziv K, Osborn I. Anesthesia for carotid and cerebrovascular procedures in interventional neuroradiology. *Int Anesthesiol Clin*. 2009;47:29.

Priebe H. Aneurysmal subarachnoid haemorrhage and the anaesthetist. *Br J Anaesth*. 2007;99:102.

Quillinan N, Herson P, Traystman RJ. Neuropathophysiology of brain injury. *Anesthesiol Clin*. 2016;34:453.

Rowland M, Hadjipavlou G, Kelly M, et al. Delayed cerebral ischaemia after subarachnoid haemorrhage: Looking beyond vasospam. *Br J Anaesth*. 2012;109:315.

Sharma D, Vavilala M. Perioperative management of adult traumatic brain injury. *Anesthesiol Clin*. 2012;30:333.

Todd M. Outcomes after neuroanesthesia and neurosurgery; what makes a difference? *Anesthesiol Clin*. 2012;30:399.

第 23 章
神经、精神疾病患者的麻醉

李真　黄成　译　李成　校

病例 1　抗精神病药物恶性综合征

Elizabeth Rebello，MD

患者男性，28 岁，因膝关节损伤在七氟烷麻醉下行膝关节镜检查，麻醉过程平稳，术后入麻醉复苏室，目前情绪有些激动。既往有精神分裂症，近期膝关节受伤，服用氟哌啶醇控制病情。术前用药为咪达唑仑、甲氧氯普胺、法莫替丁。目前患者在复苏室出现烦躁不安、大汗淋漓、神志不清，并有肌肉痉挛。生命体征：体温 38.4℃，心率 110 次 / 分，血压 165/90 mmHg，呼吸频率 20 次 / 分。鉴别诊断包括恶性高热、抗胆碱能药物中毒、抗精神病药物恶性综合征（neuroleptic malignant syndrome，NMS）和 5- 羟色胺综合征。

1. NMS 有一个 5- 羟色胺综合征不具有的典型特征是：
   A. 反射减弱
   B. 肌肉张力增加
   C. 心动过速
   D. 出汗

正确答案：A。NMS 是一种严重的危及生命的疾病，一般是由多巴胺受体拮抗剂类药物引起的不良反应，也可能是因为快速停用多巴胺能药物，其特征是肌肉强直、运动迟缓、反射减退、体温过高、自主神经功能紊乱和精神状态异常。5- 羟色胺综合征的特征是运动亢进、反射亢进和肌阵挛。发病时程是区别 NMS 与 5- 羟色胺综合征的另一个特征；5- 羟色胺综合征起病很快，而 NMS 可能在几天内缓慢进展。NMS 还必须与恶性高热相鉴别，后者也表现为肌肉强直、自主神经紊乱和高热，但恶性高热通常与疾病家族史和全麻过程中接触强效卤化吸入麻醉药和琥珀胆碱有关。

2. 以下哪种药物不会导致 NMS：
   A. 氟哌啶醇
   B. 锂
   C. 昂丹司琼
   D. 甲氧氯普胺
   E. 奥氮平

正确答案：C。NMS 与使用昂丹司琼无关。NMS 可能由第一代（氟哌啶醇、氯丙嗪）、第二代（氯氮平、奥氮平、利培酮）和第三代（阿立哌唑）抗精神病药物引起。此外，NMS 与甲氧氯普胺、阿莫沙平、苯乙肼和锂的使用以及多巴胺能药物（如左旋多巴、溴隐亭和金刚烷胺）的突然停用有关。

3. 以下哪个实验室指标升高与 NMS 有关？
   A. 血清铁
   B. 白细胞计数（white blood cell count，WBC）
   C. 镁
   D. 钾

正确答案：B。发生 NMS 时，WBC、肌酸磷酸激酶（creatine phosphokinase，CPK）和肝酶（乳酸脱氢酶、天冬氨酸转氨酶）等实验室指标会升高。WBC 和 CPK 升高可能是由肌肉活动增加和横纹肌溶解所致。此外，NMS 患者的血清铁水平通常较低。

4. 抗精神病药物恶性综合征可使用以下哪种药物：
   A. 苯海拉明
   B. 赛庚啶
   C. 异丙嗪
   D. 溴隐亭

正确答案：D。溴隐亭是一种多巴胺能药物，是治疗 NMS 最常用的药物。治疗 NMS 时应停止使用疑似引发反应药物，如果 NMS 是由于突然停用多巴胺能药物，则应继续使用。盐酸金刚烷胺和左旋多巴是用于治疗 NMS 的多巴胺能替代药。丹曲林是一种通过抑制肌质网钙释放而起作用的肌肉松弛剂，也可以使用。其他可能对治疗 NMS 有用的药物有苯二氮䓬类药物（有助于控制躁动）、卡马西平和可乐定。据报道，在对标准治疗方法无效的病例中，电休克治疗可以改善 NMS 的一些症状。NMS 患者因肾衰竭和弥散性血管内凝血而发生并发症的风险增加。如果 CPK 水平高度升高，应积极支持治疗以及水化治疗，将急性肾损伤的风险降至最低。体温过高的可以使用冷却毯、冰袋和冰盐水洗胃。

应知应会

- NMS 的典型症状。
- 可能导致 NMS 的药物。
- NMS 区别于 5- 羟色胺综合征和恶性高热的鉴别因素。
- NMS 的治疗方法。

参考文献

Friedman L, Weinrauch LA, D'Elia JA. Metoclopramide-induced neuroleptic malignant syndrome. *Arch Intern Med*. 1987;147:1495-1497.

Gillman P. Neuroleptic malignant syndrome: Mechanisms, interactions, and causality. *Movement Disord*. 2010;25:1780-1790.

Oruch R, Pryme IF, Engelsen BA, Lund A. Neuroleptic malignant syndrome: An easily overlooked neurologic emergency. *Neuropsychiatr Dis Treat*. 2017;13:161-175.
Perry P, Wilborn C. Serotonin syndrome vs. neuroleptic malignant syndrome: A contrast of causes, diagnoses, and management. *Ann Clin Psychiatry*. 2012;24:155-162.
Strawn J, Keck P. Neuroleptic malignant syndrome. *Am J Psychiatry*. 2007;164:870-876.
Tsuchiya N, Morimura E. Postoperative neuroleptic malignant syndrome that occurred repeatedly in a patient with cerebral palsy. *Pediatr Anesth*. 2007;17:281-284.
Ware MR, Feller DB, Hall KL. Neuroleptic malignant syndrome: Diagnosis and management. *Prim Care Companion CNS Disord*. 2018;20(1):pii: 17r02185.
Young C, Kaufman B. Neuroleptic malignant syndrome postoperative onset due to levodopa withdrawal. *J Clin Anesth*. 1995;7:652-626.

病例 2 5- 羟色胺综合征

Elizabeth Rebello，MD

一名 19 岁的大学生拟进行择期宫腔镜检查，她在术前门诊出现了轻微的烦躁和定向力障碍，并伴有身体抽搐。既往史包括抑郁症、季节性过敏和近期脚踝扭伤。长期服用的药物有舍曲林（左洛复）、西替利嗪（仙特明）和苯丁胺（芬特明，Lomaira，Suprenza），最近还因脚踝疼痛使用曲马多（盐酸曲马多片剂）。初步诊断为 5- 羟色胺综合征。

1. 以下哪种症状最符合 5- 羟色胺综合征？
   A. 心动过缓
   B. 肌肉强直
   C. 肌阵挛
   D. 低血压

正确答案：C。5- 羟色胺综合征是一种由 5- 羟色胺能药物引起的发病迅速，危及生命的疾病，以精神状态改变、神经肌肉张力异常和自主神经功能亢进为特征。精神症状包括头痛、精神错乱、躁动、幻觉和昏迷；躯体症状包括阵挛、震颤和反射亢进；自主神经高反应性可表现为寒战、出汗、高血压、心动过速和体温升高。疾病的程度从轻微到严重不等，这种疾病可能会发展为休克、癫痫、急性肾衰竭、昏迷和死亡。5- 羟色胺综合征是一种临床诊断、没有具有确诊意义的实验室检查。心动过缓、肌强直和低血压不是 5- 羟色胺综合征的特异性表现。Hunter 5- 羟色胺毒性标准可用于辅助诊断，即在使用 5- 羟色胺能药物的情况下，包括以下临床体征中的任何一组即可诊断：

- 高眼压，体温＞ 38℃（100.4 ℉），以及眼阵挛或诱导性阵挛
- 眼阵挛伴躁动或出汗
- 自发阵挛
- 震颤和反射亢进
- 诱导性阵挛，伴躁动或出汗

2. 以下哪种药物**不会**导致 5- 羟色胺综合征：

A. 昂丹司琼

B. 劳拉西泮

C. 圣约翰草

D. 哌替啶

正确答案：B。高剂量的单一 5- 羟色胺能药物，不管是否与其他增加 5- 羟色胺的药物一起使用，都可能导致患者易患 5- 羟色胺综合征。下表列出了可能使患者患 5- 羟色胺综合征的药物。

可能使患者易患 5- 羟色胺综合征的药物

抗抑郁药	单胺氧化酶抑制剂（苯乙肼、司来吉兰） 三环类抗抑郁药（阿米替林、地昔帕明、去甲替林、多塞平） 选择性 5- 羟色胺再摄取抑制剂（SSRIs）（西酞普兰、帕罗西汀、舍曲林、氟西汀） 其他（丁螺环酮、曲唑酮、米氮平）
阿片类药物	

（续表）

中枢神经系统	苯丁胺 可卡因 哌甲酯
抗惊厥药	卡马西平、丙戊酸
非处方止咳药	右美沙芬
抗生素	利奈唑胺
草药补充剂	圣约翰草 育亨宾 肉豆蔻 人参
止吐药	昂丹司琼 甲氧氯普胺

下表提供了药物引起 5- 羟色胺升高的可能机制。

5- 羟色胺升高的机制

1. 减少 5- 羟色胺分解（单胺氧化酶抑制剂、利奈唑胺）
2. 减少 5- 羟色胺再摄取（SSRIs、右美沙芬、美沙酮、芬太尼、曲马多、哌替啶、三环类抗抑郁药、可卡因、圣约翰草）
3. 增加 5- 羟色胺前体（丁螺环酮）
4. 增加 5- 羟色胺的释放（可卡因、哌甲酯、丁螺环酮、锂）

3. 5- 羟色胺综合征和 NMS（一种由多巴胺受体拮抗剂性质的药物引起或快速停用多巴胺能药物所致的严重危及生命的疾病）都与自主神经功能障碍和精神状态改变有关。存在于 5- 羟色胺综合征、但是不存在于 NMS 的一种明显特征是：
   A. 运动功能亢进
   B. 运动迟缓
   C. 铅管样强直
   D. 起病缓慢

正确答案：A。运动功能亢进和肌阵挛是5-羟色胺综合征的特征表现，但肌肉强直和运动迟缓与NMS有关。疾病进程是5-羟色胺综合征区别与NMS的另一个特征：与NMS在几天内逐渐进展不同，5-羟色胺综合征起病快。

4. 5-羟色胺综合征的治疗药物包括：
   A. 苯海拉明
   B. 赛庚啶
   C. 异丙嗪
   D. 溴隐亭

正确答案：B。5-羟色胺综合征的治疗包括停用5-羟色胺能药物及服用5-羟色胺拮抗剂，如塞庚啶（只有口服制剂）。此外，还可以使用苯二氮䓬类药物治疗躁动。不推荐使用对乙酰氨基酚进行退热治疗，因为该疾病体温升高是由于肌肉活动，而不是下丘脑活动。此外，还应采取措施控制体温过高和自主神经功能紊乱，如冷却毯、放置动脉导管，以及必要时使用β-受体阻滞剂。如果药物过量发生在一小时以内，可以洗胃和注射活性炭。

应知应会

- 5-羟色胺综合征的典型症状。
- 可能导致5-羟色胺综合征的药物。
- 5-羟色胺综合征与NMS的鉴别因素。
- 5-羟色胺综合征的治疗方法。

推荐阅读

Butterworth IV JF, Mackey DC, Wasnick JD, eds. Anesthesia for patients with neurologic and psychiatric disease. In: *Morgan & Mikhail's Clinical Anesthesiology*. 6th ed. New York, NY: McGraw-Hill Education; 2018:621-636.

参考文献

Bijl D. The serotonin syndrome. *Neth J Med*. 2004;62:309-313.

Bouer E, Shannon M. The serotonin syndrome. *N Engl J Med*. 2005;352:1112-1120.

Dunkley E, Isbister G, Sibbritt D, et al. The Hunter serotonin toxicity criteria: Simple and accurate diagnostic decision rules for serotonin toxicity. *QJM*. 2003;96:635-642.

Fraswe J, South M. Life-threatening fluvoxamine overdose in a 4-year-old child. *Intensive Care Med*. 1999;25:548.

Iqbal M, Basil M, Kaplan J, et al. Overview of serotonin syndrome. *Ann Clin Psychiatry*. 2012;24: 310-318.

Perry P, Wilborn C. Serotonin syndrome vs. neuroleptic malignant syndrome: A contrast of causes, diagnoses, and management. *Ann Clin Psychiatry*. 2012;24:155-162.

Rastogi R, Swarm R, Patel TA. Opioid association with serotonin syndrome. Implications to the practitioners. *Anesthesiology*. 2011;115:1291-1298.

Shaikh ZS, Malins TJ. Serotonin syndrome: Take a closer look at the unwell surgical patient. *Ann R Coll Surg Engl*. 2011;93:569-572.

第 24 章

神经肌肉疾病患者的麻醉

秦文东　张慧星　译　李成　校

病例 1　重症肌无力患者门诊手术

Jennifer Wu，MD，MBA

一名 70 岁重症肌无力患者，计划 4 天内在一个独立的门诊手术中心接受足部手术。术前护士打电话给他，将他的病例给麻醉医师核查。患者否认其他疾病。口服药物有吡斯的明，3 小时一次，90 mg/ 次；泼尼松，一天一次，每次 10 mg。

1. 下列哪项是重症肌无力的特征？
   A. 肌肉无力，可以通过反复努力改善
   B. 骨骼肌疲劳
   C. 接触吸入麻醉药后僵硬
   D. 延迟的肌肉放松
   E. 脱髓鞘引起的不可预测的复发和缓解症状

正确答案：B。重症肌无力是一种自身免疫性疾病，其特征是由于神经肌肉接口处的突触后乙酰胆碱受体的自身免疫性破坏导致骨骼肌虚弱、易疲劳。一般是近端肌肉受到影响，分加重期和缓解期。选项 A 是 Lambert-Eaton 肌无力综合征，一种副肿瘤综合征，导致近端肌肉无力，经常与小细胞肺癌或其他恶性肿瘤有关。选项

C 是恶性高热，一种肌肉疾病，由吸入麻醉药或琥珀胆碱触发，导致心动过速、高热、高碳酸和肌肉强直。选项 D 是肌强直性营养不良，即肌肉收缩后放松速度减慢。与重症肌无力不同，肌强直性营养不良的虚弱发生在远端肌肉。选项 E 是多发性硬化症，一种神经系统疾病而不是神经肌肉疾病，脱髓鞘发生在大脑和脊髓。

2. 假设你计划使用区域麻醉，你会如何指导患者术前用药？
   A. 不吃药
   B. 在手术当天早上服用以满足应激用量的泼尼松，喝一小口水
   C. 手术当天早上按预定时间服用吡斯的明，喝一小口水
   D. 手术当天早上按预定时间服用泼尼松和吡斯的明，喝一小口水
   E. 手术当天早上，将吡斯的明剂量增加一倍，喝一小口水

正确答案：D。患者可在手术当天上午继续之前的泼尼松联合溴吡斯的明（乙酰胆碱酯酶抑制剂）治疗方案。口服吡斯的明的患者如果停用早晨剂量可能会感到无力。在需要肌松的手术中（如腹部手术），如果患者可以耐受，一些临床医生也会让患者停用晨间剂量。但这个患者不需要肌松。口服药物和水可以在手术预计开始前 1 ～ 2 小时一起服用。选项 B 建议口服以满足应激用量的皮质类固醇药物。应该在手术开始时静脉注射。选项 E 不正确，因为没有指征需要加倍吡斯的明剂量。其他乙酰胆碱酯酶抑制剂，例如依罗福铵或新斯的明，可在必要时静脉给药。

3. 患者在手术当天到达独立的门诊手术中心，拒绝局部麻醉。相对来说，你觉得最好的麻醉方案是什么？
   A. 丙泊酚和琥珀胆碱全麻气管插管
   B. 用丙泊酚、罗库溴铵和琥珀胆碱进行全身麻醉和气管插管
   C. 丙泊酚和罗库溴铵气管插管全身麻醉
   D. 使用面罩进行全身麻醉

正确答案：A。虽然大部分人认为在重症肌无力患者中使用气

管内管全身麻醉比使用喉罩（LMA）更安全，因为这些患者有更高的误吸风险。然而，许多临床医生还是会选择LMA。只有很少临床医生会只使用面罩进行这种全身麻醉。虽然琥珀胆碱使用时可能需要更大剂量（2 mg/kg），肌松时间会延长5～10 min，但还是安全的。选项B不正确，因为极少剂量的罗库溴铵就可能导致深肌松作用。

4. 患者被拔除气管导管并被送到麻醉后监护病房（PACU）。他变得很乏力。麻醉医师给予依酚氯铵，乏力改善约5 min。患者乏力的原因是什么？
   A. 肌无力危象
   B. 胆碱能危象
   C. 阿片类药物过量
   D. 残余肌肉松弛剂

正确答案：A。依酚氯铵是短效乙酰胆碱酯酶抑制剂，可以改善肌无力危象所致的乏力。其治疗方法为支持性护理和长效乙酰胆碱酯酶抑制剂，例如吡斯的明。选项B，胆碱能危象，发生于使用过量的乙酰胆碱酯酶抑制剂时。使用依酚氯铵治疗会加重胆碱能危象。阿片类药物过量和残留的肌肉松弛可发生在PACU，但使用依酚氯铵不会改善。

应知应会

- 如何区分重症肌无力和其他疾病？
- 给重症肌无力患者怎样的术前指导？
- 如何安全麻醉重症肌无力患者？
- 如何评估重症肌无力患者的术后乏力？

推荐阅读

Butterworth IV JF, Mackey DC, Wasnick JD, eds. Anesthesia for patients with neuromuscular disease. In: *Morgan & Mikhail's Clinical Anesthesiology*. 6th ed. New York, NY: McGraw-Hill Education; 2018:637-650.

参考文献

Morgan GE, Mikhail MS, Murray MJ. *Clinical Anesthesiology*. New York, NY: McGraw-Hill/Lange; 2013.

Abel M, Eisenkraft JB. Anesthetic implications of myasthenia gravis. *Mt Sinai J Med*. 2002;69:31-37.

Blichfeldt-Lauridsen L, Hansen BD. Anesthesia and myasthenia gravis. *Acta Anaesthesiol Scand*. 2012;56(1):17-22.

第 25 章
肾生理学与麻醉

秦艳丽　华毛措　译　史琪清　校

病例 1　术后少尿

Lori A. Dangler，MD，MBA

患者男性，66 岁，在全身麻醉下行右侧股-腘动脉旁路手术，术后送至麻醉后监护病房（PACU）。既往主要有 40 年的吸烟史和外周血管病史。他已经复苏约 30 min 了，护士报告说自进入 PACU 以来“尿量很少”，过去 30 min 内仅有 5 ml 的尿量。

1. 成年人少尿的最佳定义是什么？
   A. ＜ 1 ml/（kg · h）
   B. ＜ 100 ml/24 h
   C. ＜ 0.5 ml/（kg · h）
   D. 血清肌酐从基线值增加＞ 1 mg/dl

正确答案：C。成人少尿的定义通常为＜ 0.5 ml/（kg · h）。对于体重＜ 10 kg 的儿童，少尿定义为＜ 1 ml/（kg · h）。无尿通常定义为＜ 100 ml/24 h。急性肾损伤（AKI）的特点是血清肌酐急剧升高比基线值增加＞ 1 mg/dl，同时伴有尿量减少。

你重点回顾了病史和病历记录，包括手术持续时间，发现没有手术或麻醉相关的问题或并发症，术中没有出现低血压，同时检查了液体平衡。你发现患者术前、术中都接受了放射性造影剂进行影像学检查。此外你进行了详细的体格检查，没有发现隐匿性出血及膀胱膨胀，并注意到集尿袋中尿液颜色似乎是浓缩的。你与他的 PACU 护士一起查看患者的诊疗过程及 PACU 内液体出入量表。患者清醒，定向正常。无发热，心率 105 次 / 分，血压 100/60 mmHg，吸空气状态下 SpO_2 96%。

2. 下一步最重要的是什么？
   A. 快速静脉注射 500 ml 液体
   B. 让护士冲洗 Foley 导尿管
   C. 放置中心静脉导管评估容量状态
   D. 静脉注射 40 mg 呋塞米

正确答案：B。心动过速伴少尿最有可能继发于低容量血症，这可导致肾灌注不足。你采取的方法应该是继续评估的同时确保有足够的静脉通路和液体负荷量进入。然而对急性少尿首先应该关注的是确保导尿管没有堵塞。只有在确保导尿管通畅，评估患者血流动力学状态，纠正低血容量以及获得尿液用于诊断性检查后，才应考虑使用利尿剂等药物（如呋塞米）来促进肾小管重吸收和尿液排出。

导尿管是通畅的，患者已经输注了 500 ml 乳酸林格液。又经过 30 min，尿量没有进一步增加。

3. 首要的最能帮助你鉴别少尿原因的实验室检查是什么？
   A. 全血细胞计数
   B. 血清肌酸激酶（CK）
   C. 血清 Na^+ 与血肌酐，尿 Na^+ 与尿肌酐
   D. 尿肌红蛋白

正确答案：C。在这种情况下，初步的实验室评估通常包括尿

液显微镜检查和钠排泄分数（fractional excretion of sodium，FE_{Na}）的计算。FE_{Na} 的计算方法如下：

$$FE_{Na} = 100 \times \frac{\text{尿钠} \times \text{血浆肌酐}}{\text{血钠} \times \text{尿肌酐}}$$

尿镜检显示沉积物中出现上皮细胞管型被认为是诊断急性肾小管坏死的金标准。不过，FE_{Na} 是衡量肾小管重吸收功能的一个指标，可能提供更多关于肾功能更具体的信息，以区分肾前性少尿和AKI。其他实验室项目如全血细胞计数、CK和尿肌红蛋白也可以一并检查。

你又收到PACU护士反馈，患者在接受500 ml液体冲击后，尿量仍然很少。目前患者的心率已经下降至97次/分，血压为110/72 mmHg。你认为患者血流动力学平稳。实验室结果已报告，计算出 FE_{Na} 为4%。

4. 你如何解释 FE_{Na} 为4%？
   A. 肾前性少尿
   B. AKI
   C. 肾后性梗阻性少尿
   D. 无法确定，需要进一步检查

正确答案：B。少尿传统上分为三类。肾前性少尿的特点是由于心输出量降低和肾灌注压不足导致肾血流量减少。其通常表现为 $FE_{Na} < 1\%$ 和尿钠 < 20。急性内源性肾损伤（acute kidney injury，AKI）是由于肾脏本身受到损伤，对肾小球、肾间质、肾小管产生不利影响所致，表现为 $FE_{Na} > 1\%$ 和尿钠 > 40。肾后性少尿包括肾脏流出通道阻塞，诊断不是通过计算 FE_{Na}，而是通过体格检查、即时的超声检查或者磁共振成像及计算机断层扫描来诊断。

肾脏科医生同意你对该患者AKI的诊断。静脉注射放射性造影剂结合高龄、外周血管疾病和低血容量可能导致患者AKI的发生。

应知应会

- 少尿的定义。
- 评估少尿患者的一般方法。
- 少尿的主要分类：肾前性、肾性和肾后性疾病。
- FE_{Na} 在急性少尿鉴别诊断中的重要作用。

推荐阅读

Butterworth IV JF, Mackey DC, Wasnick JD, eds. Kidney physiology & anesthesia. In: *Morgan & Mikhail's Clinical Anesthesiology*. 6th ed. New York, NY: McGraw-Hill Education; 2018:651-674.

Butterworth IV JF, Mackey DC, Wasnick JD, eds. Anesthesia for patients with kidney disease. In: *Morgan & Mikhail's Clinical Anesthesiology*. 6th ed. New York, NY: McGraw-Hill Education; 2018:675-694.

参考文献

Chenitz KB, Lane-Fall MB. Decreased urine output and acute kidney injury in the post anesthesia care unit. *Anesthesia Clin*. 2012;30:513-526.

Goren O, Matot I. Perioperative acute kidney injury. *Br J Anaesth*. 2015;115:ii3-ii14.

KDIGO Workgroup. AKI definition. *Kidney Int*. 2012;2(suppl):19-36.

Kellum J, Bellomo R, Ronco C. Does this patient have acute kidney injury? An AKI checklist. *Intens Care Med*. 2016;42:96-99.

Marino PL. *Marino's The ICU Book*, 4th ed. Chapter 35. Philadelphia, PA: Lippincott Williams & Wilkins, 2013.

Weisbord SD, Palevsky PM. Contrast-associated acute kidney injury. *Crit Care Clin*. 2015;31:725-735.

第 26 章
肾病患者的麻醉

曾丽琼　顾士杰　译　史琪清　校

病例 1　肾细胞癌患者行肾切除术及下腔静脉血栓切除术

Jagtar Singh Heir，DO

患者女性，73 岁，最近诊断为肾细胞癌（renal cell carcinoma，RCC），有肾脏切除及下腔静脉（inferior vena cava，IVC）血栓切除术的指征。患者有高血压、2 型糖尿病、贫血、马蹄形肾和慢性肾病病史，均控制不佳。患者患有冠状动脉疾病（coronary artery disease，CAD），且 3 个月前在右冠状动脉先后放置了两个药物洗脱支架。实验室检查数据包括血红蛋白 8.2 g/dl，血清肌酐 1.6 mg/dl，碱性磷酸酶（alkaline phosphatase，AP）、天冬氨酸转氨酶（aspartate aminotransferase，AST）和总胆红素值升高。体格检查显示右上腹压痛，肝脏肿大和可触及的腹部肿块。在该患者的术前评估中，需关注副肿瘤综合征的可能性及其对麻醉的影响。

1. 副肿瘤综合征中激素分泌异常可能导致哪些类型的变化？
   A. 高钙血症
   B. 血浆和尿液中 3- 甲氧基肾上腺素升高
   C. 甲状旁腺激素升高
   D. Stauffer 综合征

E. 所有上述内容

正确答案：E。副肿瘤综合征（paraneoplastic syndromes，PNS）是恶性疾病的常见伴随症，可引起与肿瘤本身解剖位置相距较远区域的结构和功能的变化。PNS 最常见的影响之一是由于过量的甲状旁腺激素、骨转移和（或）肿瘤相关白细胞介素因子的产生而导致的高钙血症。其他 PNS 包括红细胞增多症、醛固酮增多症、多发性肌炎、皮肌炎、库欣综合征、抗利尿激素分泌不当综合征、Lambert-Eaton 肌无力综合征、类癌综合征和 Stauffer 综合征。Stauffer 综合征常与肾细胞癌相关，其特征是血清肝酶（天冬氨酸转氨酶、丙氨酸转氨酶和碱性磷酸酶）、γ- 球蛋白和胆红素升高。Stauffer 综合征的肝功能异常是体液介导的，而不是因为肝脏本身的肿瘤浸润或固有的肝脏疾病。

只有不到 15% 的 RCC 患者中存在典型的腰痛、血尿和可触及的腹部肿块三联征。了解可能与该癌症相关的副肿瘤综合征的体征和症状是非常重要的，因为这样可以更早期地诊断和更有效地治疗。推荐根据既往病史和查体体征开具适当的实验室检查。例如，如果患者主诉有头痛并且患有高血压病，则可以检测血浆及尿液中的儿茶酚胺代谢产物 3- 甲氧基肾上腺素和香草基杏仁酸（vanillymandelic acid，VMA），以除外嗜铬细胞瘤。在众多临床场景中，PNS 的严重程度是与癌症的进展过程相关的，成功的抗癌治疗可使症状缓解，而 PNS 的复发可能是肿瘤复发的前兆。

2. 对于存在多种冠状动脉支架内血栓形成的危险因素的患者，选择哪种药物（除阿司匹林外）将有助于降低支架内血栓形成的概率？

A. 额外服用阿司匹林

B. 依诺肝素

C. 糖蛋白Ⅱb/Ⅲa 抑制剂

D. 皮下注射普通肝素 5000 U

E. 非甾体抗炎药（NSAIDs）

正确答案：C。冠状动脉支架内血栓形成是一种致命的并发症，其死亡率高达45%以上。该患者有多个风险因素，致使她冠状动脉支架内血栓形成的风险增加：糖尿病、慢性肾病、癌症以及多个冠状动脉内支架。由于某些特定的白细胞介素和组织因子、血小板活性增加以及异常血管的生成，癌症患者通常有血栓形成的倾向。鉴于患者的一个支架是在过去1年内放置的，可能没有完全内皮化，这会进一步增加了她发生支架内血栓形成的概率。

由于遗传多态性、受体上调、药物相对剂量不足和（或）药物相互作用，即使坚持推荐抗血小板方案的患者仍然容易发生支架内血栓形成。如果患者的阿司匹林常规疗程中断，增加或者重复服用阿司匹林是合理的，因为在这种情况下，剂量越高可能越有效。然而目前，没有研究证实高剂量阿司匹林优于低剂量，尤其是在围手术期。尽管在这种情况下，通常会使用肝素和依诺肝素"桥接"，但它们都没有抗血小板的活性。皮下注射肝素具有宽泛的生物利用度，但是并不能保证它能对患者产生治疗效果。围术期应用依诺肝素将导致无法置入硬膜外导管进行术后镇痛。静脉注射（intravenous，IV）非甾体抗炎药物进行桥接治疗的尝试已经在努力开展，但尚未证明对预防支架内血栓形成有益。

当接受糖蛋白Ⅱb/ⅢA抑制剂如：替罗非班治疗时，高危患者心脏并发症的发生率下降。这些短效药物可以在术前中断，术后重新启用。

大约2小时后，2单位悬浮红细胞（packed red blood cells，PRBCs）被输注至患者体内以补充大约600 ml的失血量。然而，患者仍然需要间歇性地注射去氧肾上腺素来维持足够的血压。此外，由于外科手术的操作和高频电刀的干扰，充分的心电监测变得越发困难。

3. 下一个合适的步骤应该是什么？

A. 开始输注去甲肾上腺素

B. 再输血

C. 进行经食管超声心动图（transesophageal echocardiogram，TEE）

检查

D. 分析心肌酶谱及肌钙蛋白

E. 做动脉血气分析

正确答案：C。突发性的、原因不明的低血压和（或）低氧血症被视为术中行 TEE 检查的Ⅰ类适应证，这意味着它得到了最有力的证据或专家意见的支持。在这种情况下，TEE 能产生大量的对临床有意义的数据，包括心室功能、容积状态、下腔静脉及心脏内是否有血栓形成、瓣膜功能、充盈压和心输出量的评估。在没有评估容量状态或全身血管阻力的情况下开始输注去甲肾上腺素是不合适的，同样，在没有首先确定当前容量和血红蛋白状态的情况下输血也是不合适的。对于肿瘤侵犯下腔静脉的患者，临床医生们会常规使用 TEE 来确定癌栓的上部边界位置。额外的实验室评估，如心肌酶谱和动脉血气测定，虽然可能有用，但也会很费时。对于这个特殊的患者，在这个时间点开始 TEE 是最有效的步骤，因为它将迅速产生影响后续血流动力学管理的最具有临床相关性的数据指标。

松开 Pringle 夹和肝上 IVC 夹后，患者出现突然的低血压和血氧饱和度下降。下图显示了相关结果。

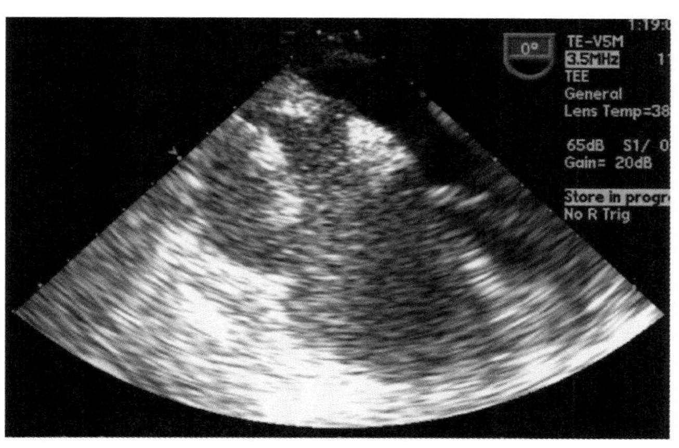

食管中段四腔切面视图

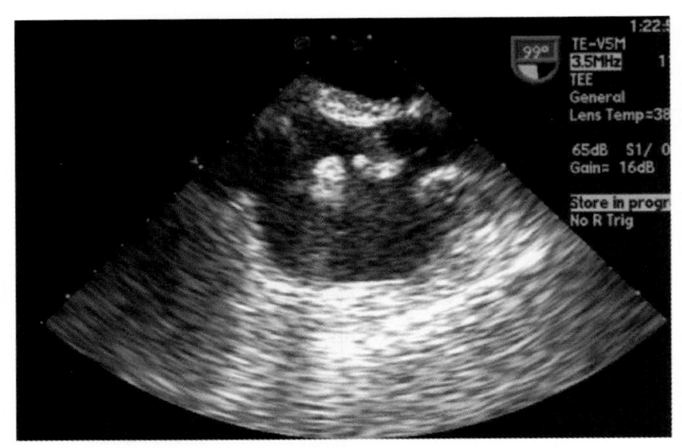

食管中段右心房双腔静脉切面视图

4. 下一步最合理的做法是什么?
   A. 请心脏外科医生会诊，准备心肺转流
   B. 开始溶栓治疗
   C. 重新放置 IVC 夹
   D. 注射肾上腺素
   E. 静脉注射钙剂和碳酸氢钠

正确答案：A。在这种情况下，TEE 除了已经讨论过的功能外，还有许多其他有用的功能：它可以协助外科医生进行恰当的 IVC 钳夹、监测肺栓塞（空气、血栓）和检测卵圆孔未闭。

食管中段四腔和食管中段双腔静脉切面可见一个较大的右心房栓子。在这种情况下，最有可能发生的事件是切除过程中的肿瘤栓塞。接下来最恰当的做法是将这一发现告知泌尿外科和心脏外科医师，以便在外科手术无法取出癌栓时，及时采取措施启动心肺转流。尽管可能紧急需要肾上腺素、钙剂和碳酸氢钠等复苏药物，但在开始心肺转流启动前必须立即静脉注射肝素。

钳夹肝蒂，也称为 Pringle 夹，是一种阻断肝动脉、门静脉和胆总管的方法。这样做是为了减少出血，因为在下腔静脉血栓切除术中，经常需要游离肝脏。只有当 TEE 显示出另一个癌栓或癌栓残端时，再使用 IVC 夹是恰当的。此外，再次应用下腔静脉夹可能会使情况变糟，因为前负荷将进一步降低。肝素无溶栓作用；然而，在大血管手术中使用溶栓药物会增加出血，恶化临床情况。

应知应会

- PNSs 的临床意义。
- 支架内血栓形成的危险因素及降低急性支架内血栓形成的策略。
- TEE 在术中突发低血压 / 低氧情况下可提供的临床相关的信息。
- TEE 在下腔静脉血栓切除术中的具体应用。

推荐阅读

Butterworth IV JF, Mackey DC, Wasnick JD, eds. Anesthesia for patients with kidney disease. In: *Morgan & Mikhail's Clinical Anesthesiology*. 6th ed. New York, NY: McGraw-Hill Education; 2018:675-694.

参考文献

American Society of Anesthesiologists and Society of Cardiovascular Anesthesiologists Task Force on Transesophageal Echocardiography. Practice guidelines for perioperative transesophageal echocardiography. An updated report by the American Society of Anesthesiologists and the Society of Cardiovascular Anesthesiologists Task Force on Transesophageal Echocardiography. *Anesthesiology*. 2010;112(5):1084-1096.

Bricker JL, Young JV, Butterworth J. The patient with a tumor invading the vena cava. Chapter 12 in Cohen NH, ed. *Medically Challenging Patients Undergoing Cardiothoracic Surgery*. Philadelphia, PA: Wolters Kluwer; 2009:303-326.

Couture P, Denault AY, McKenty S, et al. Impact of routine use of intraoperative transesophageal echocardiography during cardiac surgery. *Can J Anesth*. 2000;47:20-26.

Iakovou I, Schmidt T, Bonizzoni E, et al. Incidence, predictors, and outcome of thrombosis after successful implantation of drug-eluting stents. *JAMA*. 2005;293:2126-2130.

Jaffe R, Strauss BH. Late and very late thrombosis of drug-eluting stents. Evolving concepts and perspectives. *J Am Coll Cardiol*. 2007;50(2):119-127.

Newsome LT, Kutcher MA, Ghandi SK, et al. A protocol for the perioperative management of patients with intracoronary drug-eluting stents. *APSF Newsletter*, Winter 2006-2007.

Nguyen TA, Diodati JG, Pharand C. Resistance to clopidrogel: A review of the evidence. *J Am Coll Cardiol*. 2005;45(8):1157-1164.

Palapattu GS, Kristo B, Rajfer J. Paraneoplastic syndromes in urologic malignancy: The many faces of renal cell carcinoma. *Rev Urol*. 2002;4(4):163-170.

第 27 章
泌尿生殖系统手术的麻醉

秦文东　张慧星　译　史琪清　校

病例 1　前列腺切除手术患者

Kallol Chaudhuri，MD，PhD

患者男性，62 岁，体型肥胖，因前列腺腺癌于全身麻醉下行机器人辅助腹腔镜前列腺根治术。术中患者取 Trendelenburg 位（头低脚高位），手术时间大约 8 h。手术过程及麻醉苏醒顺利。然而，在麻醉后监护病房苏醒后，患者主诉双眼视物模糊、视力丧失，无疼痛或不适，生命体征正常。

1. 与开放耻骨后前列腺切除术相比，机器人辅助腹腔镜前列腺切除术的优势，以下哪一种说法**最可能**是正确的？
   A. 手术视野差
   B. 术后疼痛轻
   C. 患者术后住院时间更长
   D. 手术时间明显少于开放手术

正确答案：B。与耻骨后开放式前列腺切除术相比，腹腔镜下机器人辅助根治性前列腺切除术有一些重要的优势，如手术视野更好，术中出血少，术中输血减少，术后疼痛轻，手术恐惧小，术后住院时间短。

2. **除下列哪项外**，是机器人辅助根治性前列腺切除术的麻醉管理常见问题：

A. 大量失血

B. 术中静脉导管置入困难

C. 肺顺应性降低

D. 术中不易管理气道

正确答案：A。机器人手术的主要问题是在手术过程中对患者气道、静脉通路和监测设备的观察受到限制。在连接机器人之前，应准备好合适的静脉通路和适当可靠的血流动力学监测（包括有创动脉压监测）。机器人手术的还需要关注的是，Trendelenburg 极度倾斜体位、是否伴有侧卧位以及手术气腹的并发症。一般来说，在这个过程中大量失血不常见。

3. Trendelenburg 极度倾斜体位手术的患者术后**最可能**发生的并发症是什么？

A. 脑缺血

B. 心肌梗死

C. 急性肾衰竭

D. 呼吸窘迫

正确答案：D。Trendelenburg 极度倾斜体位引起的生理变化，以及气腹叠加效应导致的通气困难，是机器人手术麻醉管理的主要问题。与该体位相关的并发症还包括面部和上呼吸道水肿、肺顺应性降低、气压损伤风险增加、拔管后呼吸窘迫、术后视力丧失、筋膜室综合征和臂丛损伤。

4. 与围手术期视力丧失相关的最常见的病理生理学因素是什么？

A. 角膜磨损

B. 缺血性视神经病变

C. 黄斑变性

D. 视网膜中央动脉阻塞

正确答案：B。围手术期视力丧失（perioperative visual loss，POVL）在俯卧位的脊柱手术后最常见。然而，也被报道发生在头颈部手术、心脏心肺转流手术、大血管手术和长时间头低位的机器人手术。POVL 也可以继发于缺血性视神经病变、围手术期青光眼、皮质低血压和栓塞。

参考文献

Kla KM, Lee LA. Perioperative visual loss. *Best Pract Res Clin Anesthesiol*. 2016;30:69-77.

Paranjape S, Chhabra A. Anesthesia for robotic surgery. *Trends Anesth Crit Care*. 2015;4:25-31.

Pathirana S, Kam PC. Anaesthetic issues in robotic-assisted minimally invasive surgery. *Anaesth Intens Care*. 2018;46:1.

病例 2 经尿道前列腺手术

Glorimar Medina-Rivera，MD，MBA

患者男性，70 岁，西班牙裔，计划行经尿道前列腺切除术（transurethral resection of the prostate，TURP），已抵达等候区。患者很和蔼，但很焦虑。既往有高血压病史，口服药物治疗，有 2 型糖尿病，注射胰岛素治疗；几年前由于车祸外伤导致背部和颈部有中度疼痛，无手术史。生命体征：血压 158/91 mmHg，心率 87 次 / 分，SpO_2 100%，末梢血空腹血糖 247 mg/dl。心电图示陈旧性心肌梗死。在与外科医生讨论病例后，予 1.5% 的甘氨酸溶液，预计手术时长为 2 h。

1. 这个病例首选的麻醉方法是什么？

   A. 全身麻醉

B. 蛛网膜下腔麻醉（感觉平面 T6）
C. 鞍区阻滞（感觉平面 L1）
D. 监护麻醉（MAC）

正确答案：B。该患者的最佳麻醉方法需要能够早期识别 TURP 综合征。清醒患者在椎管内阻滞下可以及早发现精神状态的变化，如果出现问题，可以及早纠正。鞍区阻滞或监护麻醉不适用于此手术。

给予重比重布比卡因蛛网膜下腔麻醉，经鼻吸氧（2 L/min）。手术进行 100 分钟后，患者出现“不适”感觉，但无法具体描述他的不适，并开始移动手臂。患者生命体征：血压 99/51 mmHg，心率 97 次 / 分，呼吸频率 22 次 / 分，SpO_2 94%。双侧感觉阻滞平面均为 T6。心电图没有变化。

2. 下列哪个是最可能引起这些症状的原因？
A. 蛛网膜下腔麻醉平面过高
B. 未被识别的精神障碍
C. 继发性心肌缺血
D. TURP 综合征
E. 自主反射亢进

正确答案：D。在前列腺切除过程中，通过前列腺丰富的静脉丛，大量用于 TURP 手术的低渗冲洗液可被吸收。吸收量平均可达 20 ml/min，总吸收量取决于冲洗的持续时间和灌洗液的压力。大量吸收的灌洗液可能产生多种症状，统称为 TURP 综合征，包括低钠血症、低渗透压和容量超负荷症状。上述临床症状与 TURP 综合征一致，其他潜在的诊断可以容易地排除。

TURP 综合征的临床表现

低钠血症
低渗透压
液体超负荷
充血性心力衰竭
肺水肿
低血压
溶血
溶质毒性
高甘氨酸血症（甘氨酸）
高氨血症（甘氨酸）
高糖血症（山梨醇）
血管内容量增加（甘露醇）

TURP，经尿道前列腺切除术

Reproduced with permission from Butterworth JF，Mackey DC，Wasnick JD：Morgan and Mikhail's Clinical Anesthesiology，6th ed. New York，NY：McGraw-Hill Education；2018.

麻醉平面过高可能出现在麻醉早期，但对患者体格检查后可以排除。患者没有精神疾病史，不太可能诊断为精神障碍。心电图也未见心肌缺血迹象。自主反射亢进是一种反应性自主神经过度活跃导致明显的高血压，最常见的是 T6 以上水平的脊髓损伤。

膀胱穿孔发生可能性更小，选项中没有列出，主要考虑于在蛛网膜下腔麻醉下行经尿道膀胱切除术的少数患者。

3. 放置右桡动脉导管后，快速血气分析显示 pH 为 7.26，PCO_2 51，PO_2 62，$[Na^+]$ 131，血红蛋白 10.2 g/dl，葡萄糖 223 mg/dl。此时首选处理方式为：
   A. 苯海拉明 25 mg 静脉滴注（IV）
   B. 去氧肾上腺素 100 μg IV
   C. 9% 生理盐水 500 ml 静脉滴注
   D. 呋塞米 20 ～ 40 mg IV
   E. 常规胰岛素 15 单位 IV

正确答案：D。TURP 综合征容量超负荷的治疗包括：当体征表明容量超负荷不严重应考虑限制液体；症状和（或）体征提示容量严重超负荷时给予袢利尿剂；严重的低钠血症（＜120 mEq/L）相对少见，这种情况下，可以缓慢推注入 3% 氯化钠，直到［Na^+］升至 120 mEq/L。

在这种情况下，苯海拉明没有使用指征，因为症状不太可能由患者相对轻微的低血压或高血糖导致的。

4. 跨学科交流对于 TURP 综合征患者的管理至关重要。对本病例进行总结时，与手术团队讨论对以后 TURP 患者的管理。以下选项中，哪一项对降低 TURP 综合征的风险最重要？

   A. 患者的选择
   B. 将冲洗液悬挂在患者上方 60 cm 以上
   C. 血压管理
   D. 手术时间

正确答案：D。降低 TURP 综合征风险最重要的因素是限制手术时间。如果灌洗液压力超过静脉压力，则更容易导致灌洗液经前列腺静脉窦的血管内吸收。因此，升高液体悬挂高度会提高灌注压产生相反效果。静脉血压的降低也会增加液体的吸收。目前的医疗条件还不能保证任何患者都避免发生 TURP 综合征。

应知应会

- TURP 综合征临床表现的识别。
- TURP 麻醉选择的影响。
- TURP 综合征的管理。
- 降低 TURP 综合征风险的方法。

第3部分 麻醉管理

推荐阅读

Butterworth IV JF, Mackey DC, Wasnick JD, eds. Anesthesia for genitourinary surgery. In: *Morgan & Mikhail's Clinical Anesthesiology*. 6th ed. New York, NY: McGraw-Hill Education; 2018:695-714.

参考文献

Cornu JN, Herrmann T, Traxer O, et al. Prevention and management following complications from endourology procedures. *Eur Urol Focus*. 2016;2:49.

Hawary A, Mukhtar K, Sinclair A, et al. Transurethral resection of the prostate syndrome: Almost gone but not forgotten. *J Endourol*. 2009;12:2013.

Ishio J, Nakahira J, Sawai T, et al. Change in serum sodium level predicts clinical manifestations of transurethral resection syndrome: A retrospective review. *BMJ Anesthesiol*. 2015;15:52.

Nakahira J, Sawai T, Fujiwara A, et al. Transurethral resection syndrome in elderly patients: A retrospective observational study. *BMC Anesthesiol*. 2014;14:30.

第 28 章 肝生理学与麻醉

费苗苗　苏少娟　译　赵艳　校

病例 1　术后黄疸

Sabry Khalil，MD，Marina Gitman，MD

患者女性，42 岁，体型肥胖，在地氟烷全身麻醉下行开腹胆囊切除术。既往病史包括 2 型糖尿病、癫痫、镰状细胞病和高脂血症。曾用药物包括辛伐他汀、叶酸、口服避孕药、丙戊酸、羟基脲和二甲双胍。术中予浓缩红细胞 2 U 以维持血红蛋白在 10 g/dl 水平。术后第 4 天，患者出现黄疸。在随后的病情讨论会中，对术后黄疸病因的鉴别诊断纳入了吸入麻醉药。

1. 下列关于黄疸及其病因，下列哪一对是正确的？
   A. 地氟烷—阻塞性黄疸
   B. 口服避孕药—肝细胞性黄疸
   C. 镰状细胞危象—肝前性黄疸
   D. 肥胖—溶血性黄疸

正确答案：C。黄疸的类型包括肝前性（溶血性）黄疸、肝细胞性黄疸和肝后 / 阻塞性黄疸。卤化麻醉药罕见情况下会引起肝小叶中心坏死，黄疸伴随转氨酶显著升高需要数周至数月的发病时间。口服避孕药可引起胆汁淤积性黄疸，伴随碱性磷酸酶升高。镰状细胞病是胆石症的常见病因，有胆总管阻塞的风险；然而，在手术和输血的情况下，溶血性黄疸可能更合理（肝前性黄疸）。肥胖能导致非酒精性脂肪肝，伴随转氨酶升高；但不太可能引起溶血性黄疸。

2. 关于麻醉与黄疸的发生，下列哪一项是正确的？
   A. 地氟烷引起麻醉后黄疸的可能性低于七氟烷
   B. 现代卤化麻醉药不会导致黄疸
   C. 对于有卤化麻醉药引起肝毒性病史的患者，全凭静脉麻醉可能是更好的选择
   D. 自身免疫性肝炎通常出现在术后第一天

正确答案：C。卤化麻醉药引起暴发性肝炎的发生率与麻醉药在肝内代谢程度成正比，从氟烷、安氟烷、异氟烷到地氟烷，其在肝内代谢程度依次递减，七氟烷通过肝脏代谢的可能性最小。肝损伤的早期临床特征包括非特异性症状，例如发热和不适，可能需要几天到几周的时间才会出现。当有多种全凭静脉麻醉的良好选择时，对那些有卤化麻醉药引起肝损伤病史的罕见患者，不建议使用卤化吸入麻醉药。

3. 下列关于肝血流的说法哪一项是正确的？
   A. 肝动脉是肝血流的主要来源
   B. 肝血流量约占心输出量的 15%
   C. 肝总血流中，当肝动脉血流或门静脉血流中的一个减少时，另一个代偿性增加
   D. 肝动脉是肠系膜上动脉的分支

正确答案：C。肝血流量约占心输出量的 30%，其中 75% 来自门静脉，25% 来自肝动脉。肝血流通过内在和外在机制进行调节。内在机制称为肝动脉缓冲反应（hepatic arterial buffer response，HABR）。例如，如果门静脉血流减少，则肝动脉血流增加，反之

亦然。肝动脉是腹腔动脉的分支。

4. 下列哪一项实验室检查强烈提示可能需要手术和（或）内镜干预?
   A. 未结合胆红素升高，转氨酶和碱性磷酸酶正常
   B. 结合胆红素增高，转氨酶显著增高，碱性磷酸酶轻微增高
   C. 结合胆红素增高，转氨酶略微增高，碱性磷酸酶明显增高
   D. 以上都不是

正确答案：C。选项 A 是典型的溶血性黄疸的实验室检查结果，选项 B 是典型的肝细胞性黄疸的检查结果。选项 C 代表肝后或阻塞性黄疸，表现为碱性磷酸酶显著升高。潜在病因是胆囊切除过程中结石阻塞胆总管或医源性胆总管损伤。

应知应会

- 镰状细胞病与术后黄疸之间的关系。
- 阻塞性黄疸的实验室检查结果。
- 挥发性麻醉药相关肝损伤的表现。

推荐阅读

Barton CA. Treatment of coagulopathy related to hepatic insufficiency. *Crit Care Med.* 2016;44:1927.

Bona R. Hypercoagulable states: What the oral surgeon needs to know. *Oral Maxillofac Surg Clin N Am.* 2016;28:491.

Boral BM, Williams BJ, Boral LI. Disseminated intravascular coagulation. *Am J Clin Pathol.* 2016;146:670.

Butterworth IV JF, Mackey DC, Wasnick JD, eds. Hepatic physiology & anesthesia. In: *Morgan & Mikhail's Clinical Anesthesiology*. 6th ed. New York, NY: McGraw-Hill Education; 2018:715-732.

Cohen MJ, Christie SA. Coagulopathy of trauma. *Crit Care Clin.* 2017;333:101.

Goobie SM, Haas T. Perioperative bleeding management in pediatric patients. *Curr Opin Anaesthesiol.* 2016;29:352.

Hackl C, Schlitt HJ, Renner P, et al. Liver surgery in cirrhosis and portal hypertension. *World J Gastroenterol.* 2016;22:2725.

Kandiah PA, Olson JC, Subramanian RM. Emerging strategies for the treatment of patients with acute hepatic failure. *Curr Opin Crit Care.* 2016;22:142.

Peyvandi F, Garagiola I, Biguzzi E. Advances in the treatment of bleeding disorders. *J Thromb Haemost*. 2016;14:2095.

Tapper EB, Jiang ZG, Patwardhan VR. Refining the ammonia hypothesis: A pathology-driven approach to the treatment of hepatic encephalopathy. *Mayo Clin Proc*. 2015;90:646.

Wijdicks EFM. Hepatic encephalopathy. *N Engl J Med*. 2016;375:1660.

Wikkelsø A, Wettersley J, Møller AM, et al. Thromboelastography (TEG) or rotational thromboelastometry (ROTEM) to monitor haemostatic treatment in bleeding patients: A systemic review with meta-analysis and trial sequential analysis. *Anaesthesia*. 2017;72:519.

Williams B, McNeil J, Crabbe A, et al. Practical use of thromboelastometry in the management of perioperative coagulopathy and bleeding. *Transfus Med Rev*. 2017;31:11.

第 29 章
肝脏疾病患者的麻醉

徐继红　夏应慧　译　赵艳　校

病例 1　患有肝脏疾病的嵌顿疝患者：术前评估和麻醉管理

Michael Ramsay，MD，FRCA

你应邀会诊一名有酒精性肝硬化病史的 60 岁男性患者，现因腹部嵌顿疝拟行急诊剖腹探查术。

1. 当你去术前等候区访视患者时，你的初步想法是什么？
   A. 患者已从家里来入院，虽然围手术期风险增加了，但不应该很高
   B. 患者可能有凝血功能障碍，如果国际标准化比值（INR）升高，则术前需要输注新鲜冰冻血浆
   C. 术前超声心动图显示左心室射血分数（LVEF）为 55%。因此，他的心脏状况很好
   D. 该患者发病率和死亡率的风险增高，这可以通过计算 Child-Turcotte-Pugh（CTP）或终末期肝病模型（MELD）评分来评估

正确答案：D。患有酒精性肝病的急诊手术患者其发病率和死亡率的风险都会增加。肝功能障碍包括肝脏合成功能受损：其中包括蛋白质合成、凝血系统完整性的维持、药物和营养物质的代谢、

氨向尿素的转化和其他有毒物质的解毒，以及门静脉血的过滤。在肝功能不全的情况下，所有主要器官的功能都可能受损，从而导致肝肾综合征、肝肺综合征、门脉性肺动脉高压、肝性脑病和肝硬化性心肌病——所有这些都进一步并发腹水、静脉曲张和肌肉萎缩。由于患者体循环血管阻力低，致使 LVEF 可能增加，因此肝硬化性心肌病可能被漏诊。采用超声心动图进行仔细的心脏评估可能显示收缩和舒张功能障碍，以及传导受损。β - 肾上腺素能受体也下调。因此，与正常患者相比，可能需要增加 β - 肾上腺素能药物的剂量以维持血流动力学稳定。

INR 升高表明肝功能障碍，但不能预测肝硬化患者的出血。INR 是一种用于监测药物华法林效果的检测，但当用于评估肝病时，它仅表明功能障碍的程度。肝脏合成凝血因子和抗凝因子，而这些抗凝因子不能用 INR 测定。INR 为 3.0 的患者可能为高凝状态或有出血倾向。有必要进行黏弹性测试以评估凝血状态。

有两种预测模型可以帮助评估慢性肝病患者的手术风险：CTP 评分和 MELD 评分。CTP 评分是根据腹水、肝性脑病、总胆红素、血清白蛋白和 INR 这些指标异常的严重程度进行评分，每项最高计 3 分。A 类患者的 CTP 评分为 5 ～ 6 分，围手术期死亡率为 10%。B 类患者的 CTP 评分为 7 ～ 9 分，手术死亡率风险为 30%。C 类患者的 CTP 评分为 10 ～ 15 分，死亡风险大于 80%。对 CTP 评分的争议主要在两个指标——肝性脑病和腹水，这两个参数为主观的，此外该评分没有考虑肾功能。MELD 评分被认为更客观，其变量包括血清肌酐、INR 和血清胆红素。该模型已被证明可以准确预测终末期肝病（end-stage liver disease，ESLD）患者 3 个月内的死亡率。MELD 评分可充分预测行脐疝修补术后患者的术后并发症的风险增加，并可作为肝硬化患者行普外科手术的临床决策指南。

目前正在考虑一项新的评估，即患者的衰弱（fragility）。衰弱是一种生理储备下降，以及心理和身体恢复能力丧失的状态。它与围手术期死亡率密切相关，可通过测量握力、步行速度或计算机断层扫描（CT）检查腰大肌厚度来评估。

ESLD 患者发生腹疝罕见吗？这种情况意味着什么？据估计，

因肝硬化和门静脉高压导致腹水的患者发生脐疝的风险为 20%。在 ESLD 患者中，脐疝发生嵌顿并进行急诊手术，其围手术期死亡率为 20%。对于该患者人群中的无并发症的脐疝，需要在 CTP 或 MELD 评分的指导下，仔细考虑与保守治疗相比，手术治疗潜在的围手术期死亡率。

2. 以下哪一项是麻醉管理关注的？
   A. 存在多器官功能障碍
   B. 酗酒患者会对许多麻醉药产生抗药性
   C. 酗酒患者会对许多麻醉药非常敏感
   D. 患者的脆弱性评分高，这意味着恢复能力丧失
   E. 以上都是

正确答案：E。术前评估包括对可能存在多器官系统功能障碍的虚弱患者进行检查。ESLD 主要关注点包括肌肉萎缩、腹水、胸腔积液、慢性肾病、心肌病、呼吸系统疾病、电解质紊乱、肝性脑病、凝血障碍，以及药物药代动力学和药效学的改变。酗酒史成为了麻醉反应多变性的额外因素。病程早期的酗酒患者可能对麻醉药有耐药性，但随着肝病进展，这些患者变得对麻醉药更加敏感。肝性脑病的出现，是病情严重恶化的标志，提示酗酒患者可能在这个临床连续病程中所处的阶段。

胸腔积液和腹水会对自主呼吸产生不利影响，在控制呼吸之前患者可能无法平卧。当患者呼吸室内空气出现缺氧时，说明肝肺综合征已经出现并伴有肺内分流。这是患者平卧时缺氧改善的少数情况之一。少数患者可能存在门脉性肺动脉高压，最好在经食管超声心动图的指导下治疗。虽然放置经食管镜时有静脉曲张出血的小风险，但利大于弊。

3. 关于凝血的管理，以下哪一项是正确的？
   A. 硬膜外麻醉对于肝硬化患者是绝对禁忌的
   B. 应暂停术后静脉血栓栓塞预防措施，直至 INR 恢复正常

C. 术后肺栓塞的发生率很低

D. 如果不采取预防措施，则肺栓塞的发生率很高

正确答案：D。肝硬化凝血障碍的特征是凝血因子合成受损，导致 INR 升高和凝血抑制因子（蛋白 C、蛋白 S 和抗凝血酶Ⅲ）减少。凝血系统状态的最佳评估方法是黏弹性技术，如血栓弹力图（thromboelastography，TEG）和旋转血栓弹力图（rotational thromboelastometry，ROTEM）。这些技术可以评估凝血系统的实时活性，并能够显示是否存在纤维蛋白溶解和弥散性血管内凝血。由于 ADAMTS13 缺乏使得血管性血友病多聚体增加，致使现有血小板可能更容易被激活和强化，所以血小板计数低可能不需要输注血小板。同样，凝血的黏弹性测试将检测到这一点。

ESLD 患者的术前镇静具有挑战性。肝性脑病与脑内 γ-氨基丁酸（γ-aminobutyric acid，GABA）神经递质增加有关。这可能会因使用苯二氮䓬类药物而加重病情，从而导致肝昏迷。

由于这类患者误吸的风险增加，应使用改良的快速序贯诱导技术来保护气道。维持肝灌注对于最大限度地降低急性肝衰竭的风险至关重要。充分维持全身血压和氧合很重要，但手术牵拉也可能是影响肝灌注的主要因素。静脉输液最好选用不含乳酸的平衡电解质溶液，以免加重乳酸性酸中毒。因为外科医生可能会遇到大静脉曲张，导致大量出血，所以，建议采用大口径静脉留置导管。维持血流动力学稳定比麻醉药的选择更重要。

应考虑在重症监护室进行术后恢复，以便尽早发现肝功能失代偿并及时进行干预。许多需要手术的肝硬化患者被转诊至有肝移植技术的医疗中心，在那里如果发生肝急性失代偿，可以立即进行肝移植。

应知应会

- 肝硬化手术患者的麻醉和围手术期应关注的问题。
- 如何评估肝硬化患者与手术和麻醉相关的围手术期风险。

- INR 仅是提示肝功能受损的一项指标，并不能预测当前凝血功能障碍的程度。
- 肝硬化患者术后静脉血栓栓塞的发生率升高，应采取预防措施。
- 应考虑将患者转移至肝移植手术中心进行手术，以便在发生肝衰竭时，这些患者能够成为潜在的肝移植候选者。

参考文献

Aloia TA, Geerts WH, Clary BM, et al. Venous thromboembolism prophylaxis in liver surgery. *J Gastrointest Surg.* 2016;20:221-229.

Biancofiore G, Blasi A, De Boer MT, et al. Perioperative hemostatic management in the cirrhotic patient: A position paper on the behalf of the Liver Intensive Care Group of Europe (LICAGE). *Minerva Anestesiol.* 2019;85(7):782-798.

Im GY, Lubezky N, Facciuto MF, Schiano TD. Surgery in patients with portal hypertension: A preoperative checklist and strategies for attenuating risk. *Clin Liver Dis.* 2014;18:477-505.

Ramsay M. Anesthesia for liver transplantation. In: Busuttil RW, Klintmalm GB, eds. *Transplantation of the Liver,* 3rd ed. Philadelphia, PA: Elsevier Saunders; 2015.

Ramsay M, Trotter J. Editorial: The INR is only one side of the coagulation cascade: It's time to watch the clot. *Anaesthesia.* 2016;71:611-626.

Wanderer JP Nathan N. To clot or not to clot: Understanding coagulopathy in liver disease. *Anesth Analg.* 2018;126:2.

Zielsdorf SM, Kubasiak JC, Janssen I, Myers JA, Luu MB. A NSQIP analysis of MELD and perioperative outcomes in general surgery. *Am Surg.* 2015;81:755-759.

病例 2 门脉性肺动脉高压患者的肝移植

Michael Ramsay，MD，FRCA

患者男性，45 岁，患有硬化性胆管炎和肝硬化，从家中被叫来进行肝移植。供体器官将在大约 1 小时后可用。患者 MELD 评分为 32，体重 75 kg，身高 178 cm。在回顾该患者的肝移植前评估时，你注意到 12 个月前的经胸超声心动图报告左心室射血分数（left-ventricular ejection fraction，LVEF）为 60%，但其他方面并无特殊。

1. 在制订麻醉计划时，你对心血管评估和术中管理的初步想法是什么?
   A. 患者具有运动员的心脏功能，无须进一步检查
   B. 由于患者直接进入手术室，因此没有时间或必要进一步评估心脏状态
   C. 你认定唯一需要的心脏监测是心电图、动脉内置管直接血压监测和中心静脉压（central venous pressure，CVP）监测
   D. 你首先会检查胸片是否有右心衰竭的迹象，并进行经胸超声心动图检查
   E. 你将给患者实施麻醉，通过CVP、肺动脉导管和经食管超声心动图评估心脏血流动力学后再开始手术

正确答案：D。肝硬化患者可能在一年时间里发生了重大的心血管和血流动力学变化。如果你因时间紧迫，需要快速做出决定，则应在没有这些基本信息的条件下对潜在风险进行评估。如果自上次评估后发现该患者出现中度或重度肺动脉高压，最安全的方案是推迟肝移植，将器官用于其他的受体，并开始治疗门脉性肺动脉高压（portopulmonary hypertension，POPH）。

初步评估显示，该患者为一名重度黄疸且有点恶病质的男性，伴有明显腹水和中度呼吸困难。实验室检查数据包括血细胞比容29%，血红蛋白9.5 g/dl、血小板计数25 000/μl。血清肌酐为2.4 mg/dl，INR为2.5。该患者在3个月前接受了经颈静脉肝内门体分流（transjugular intrahepatic portosystemicshunt，TIPS）。

全麻诱导和气管插管顺利，随后留置了桡动脉导管。置入肺动脉导管，显示肺动脉压力为90/50 mmHg，平均肺动脉压（mean pulmonary artery pressure，MPAP）为63 mmHg。肺毛细血管楔压（pulmonary capillary wedge pressure，PCWP）升高至22 cmH_2O，计算得出的肺血管阻力（pulmonary vascular resistance，PVR）为450 dynes · s/cm^5，心输出量（CO）为3.6 L/min。放置经食管超声心动图（TEE）探头，显示右心室和右心房明显扩张。手术推迟，供体器官用于一名候补肝移植受体。

2. 该患者进行肝移植的风险是什么?

A. 由于静脉充血导致供体肝功能丧失

B. 受体因右心室衰竭死亡

C. 处理右心衰竭和移植肝的功能衰退的术中和术后跌宕起伏的过程

D. 需要体外膜肺氧合（ECMO）

E. 风险取决于右心室功能和 POPH 的程度

F. 以上都是

正确答案：F。患者转至重症监护室进行麻醉恢复并治疗新诊断的重度 POPH。该患者的诱发因素可能是 TIPS 手术，该手术与 CO 增加和该患者不能耐受的右心室充盈压增加有关。

什么是 POPH？为什么它对这名患者如此重要？ POPH 是门脉高压的严重并发症，可能伴有或不伴有肝硬化。大约 6.5% 的肝移植候选者存在门脉高压，并且会在肺动脉床中有动脉血流受阻时发生。最初，这可能是由于血管收缩所致，因此使用肺血管扩张剂，例如吸入一氧化氮，可迅速逆转；然而，随着时间推移，由于肺动脉内皮和平滑肌增生，加之血小板聚集可能使其进一步复杂化，因此其可逆性变得越来越差。与 POPH 发展相关的介质包括循环内皮素 -1 和雌二醇水平升高，并伴有肺内皮细胞中前列环素合成酶的缺乏。

3. 如何区分 POPH 与肺动脉压升高的其他原因?

A. 高动力心脏状态，伴随 PVR 正常

B. 容量超负荷，伴随 PCWP 升高

C. PVR 和跨肺压升高

D. 患者有肝硬化性心肌病

正确答案：C。POPH 的定义和严重程度是基于从肺动脉导管和超声心动图获得的血流动力学数据。POPH 定义为 MPAP 大于 25 mmHg，PVR 大于 240 dynes · s/cm^5，以及跨肺压大于 12 mmHg。在许多 POPH 定义中，包括 PCWP15 mmHg 或更低的 PCWP，但

在肝移植人群中可能并非总是如此，因为经常出现容量超负荷，以及心室功能障碍，从而导致 PCWP 升高，正如在上述情况下发生的那样。最重要的指标是 PVR，因为这会影响右心室的功能，右心室可能会出现功能障碍并引起移植肝充血，从而导致肝移植患者的移植肝功能丧失和死亡。因此，通过 TEE 仔细评估心功能至关重要，右心室（right ventricle，RV）衰竭的征象提示应延迟肝移植并通过药物治疗优化血流动力学。

未经治疗的 POPH 1 年生存率为 35% 至 46%。随着疾病的进展，由于心室衰竭和右心扩张，致使心脏指数开始下降。仅靠肝移植可能无法逆转 POPH，但加上血管扩张剂治疗将改善预后。

在肝移植候选者中，可能会看到三种导致肺动脉高压的血流动力学模式，必须加以区分。肝硬化患者最常见的表现是出现高动力和高心输出量状态，关键的鉴别点是 PVR 正常。第二种血流动力学模式是容量超负荷，常伴随真正的 POPH，关键指标是 PVR 正常和 PCWP 升高。第三种表现是真正的 POPH，可见 PVR 和跨肺压均升高。

该患者是与容量超负荷相关的真正 POPH。MPAP 为 63 mmHg 时行肝移植，由于可能出现心脏和移植肝衰竭，其死亡的风险接近 100%。研究报道，如果 MPAP 高于 35 mmHg，会将死亡风险分层为至少 50%。评估风险的关键是通过 TEE 评估右心室功能。如果右心室强劲、厚实且未扩张，则其衰竭的风险比广泛扩张的右心室衰竭的风险小得多。

4. 下列陈述哪一个是正确的？

A. POPH 是肝移植的适应证

B. 如果临床上可施行肝移植，则将永久逆转 POPH

C. POPH 总是与肝硬化有关

D. 药物治疗可以将 POPH 降至能够安全进行肝移植的水平，但在移植后需要继续治疗

正确答案：D。考虑该患者实施肝移植的风险太高——MPAP

63 mmHg，PVR 450 dynes · s/cm^5，伴有右心明显扩张——因此，努力进行药物治疗逆转肺动脉高压的程度，改善右心功能，并使该患者重新成为肝移植候选者。可用的治疗药物包括前列腺素、磷酸二酯酶 -5（PDE-5）抑制剂和内皮素受体拮抗剂。治疗的目标是逆转 POPH 的血流动力学，特别是 PVR，使右心功能增强和改善，从而使患者能够经受住肝移植的严酷考验并存活下来，尤其是在 CO 可能增加且 MPAP 急剧增高的再灌注期。肝移植不一定会逆转 POPH 的病理改变，因此肝移植成功后可能需要继续药物治疗。

前列环素类似物，例如静脉注射依前列醇，具有血管扩张、抗血栓形成和抗增殖特性。据报道，吸入伊洛前列素、静脉注射以及皮下注射曲前列素具有良好的血流动力学效应。PDE-5 抑制剂阻止环磷酸鸟苷代谢，后者参与介导一氧化氮血管效应。口服西地那非可能改善 POPH 患者的功能储备，降低 PVR 和 MPAP，并增加 CO。波生坦是口服双内皮素受体拮抗剂，可改善 POPH 患者的运动能力和血流动力学。据报道，一小部分患者已成功接受了选择性内皮素受体拮抗剂安贝生坦治疗，表现出功能分级改善、CO 增加以及 PVR 平均降低 61%。

一种新的内皮素受体拮抗剂马西替坦显示出良好的疗效。

随后重新考虑肝移植候选资格的最合适方法是什么？在接受 PDE-5 抑制剂和选择性内皮素受体拮抗剂联合治疗 6 个月后，患者再次接受肝移植评估。TEE 显示左右两心室均功能良好，LVEF 为 55%。肺动脉导管显示肺动脉压为 50/25 mmHg，MPAP 为 35 mmHg。PVR 降至 220 dynes · s/cm^5。该患者现在符合肝移植的安全标准，并成功实施了肝移植。再灌注后，初始肺动脉压升高至 60/35 mmHg，MPAP 为 40 mmHg，CO 为 8 L/min。TEE 显示右心室功能良好，在接下来的几天内，肺动脉压恢复正常，但需要继续药物治疗。

应知应会

- POPH 是门静脉高压的一种罕见但危险的并发症。
- 如果在评估肝移植候选者期间发现 POPH，则应通过 TTE

和肺动脉导管放置，以及计算 PVR，对其进行仔细区分。

- 对于 MPAP > 35 mmHg、PVR > 240 dynes · s/cm^5 和超声心动图证实右心室功能障碍的患者，应推迟肝移植并开始药物治疗。
- POPH 不是肝移植的适应证。肝移植后 POPH 可能会进展。

参考文献

Cartin-Ceba R, Krowka MJ. Portopulmonary hypertension. *Clin Liver Dis*. 2014;18:421-438.

Dalia AA, Flores A, Chitilian H, et al. A comprehensive review of transesophageal echocardiography during liver transplantation. *J Cardiothorac Vasc Anesth*. 2018;32:1815-1824.

DuBrock HM, Channick RN, Krowka MJ. What's new in the treatment of portopulmonary hypertension? *Expert Rev Gastroenterol Hepatol*. 2015;9:983-992.

Krowka MJ. Management of pulmonary complications in pretransplant patients. *Clin Liver Dis*. 2011;15:765-777.

Krowka MJ, Fallon MB, Kawut SM, et al. International Liver Transplant Society practice guidelines: Diagnosis and management of hepatopulmonary syndrome and portopulmonary hypertension. *Transplantation*. 2016;100:1440-1452.

Ramsay M. Portopulmonary hypertension and right heart failure in patients with cirrhosis. *Curr Opin Anaesthesiol*. 2010;23:145-150.

Verma S, Hand F, Armstrong MJ, et al. Portopulmonary hypertension: Still an appropriate consideration for liver transplantation? *Liver Transpl*. 2016;22:1637-1642.

病例 3 终末期肝病患者

Marina Gitman，MD，Sabry Khalil，MD

一名 63 岁的肥胖男性，患有酒精性肝硬化导致的 ESLD，MELD 评分为 32，因小肠梗阻拟行剖腹探查术。既往病史包括控制良好的高血压、非胰岛素依赖型糖尿病和慢性肾病。既往手术史包括开放性右半结肠切除术和近期经颈静脉肝内门体分流术（TIPS）治疗难治性腹水。患者无过敏史，目前服用美托洛尔和二甲双胍。ESLD 并发了频繁发作的肝性脑病、上消化道出血、顽固性腹水和肝肺综合征。术前生命体征为体温 37.1℃，心率 105 次 / 分，血压 95/52 mmHg，呼吸频率 20 次 / 分，在鼻导管吸氧 4 L/min 时

SpO_2 91%。体格检查时，患者神志清醒，定向力正常，但难以记住昨天的事情，并且出现黄疸和身体虚弱。心血管检查正常，双侧呼吸音轻微减弱。血红蛋白为 8.5 g/dl，血小板计数是 48 000/μl，INR 为 2.4。

1. 关于该患者的 MELD 评分，以下哪一项是正确的?
   A. 它是根据患者的胆红素、白蛋白、INR 以及肝性脑病和腹水的严重程度计算得出的
   B. 它准确预测了肝移植后 30 天的生存率
   C. 血钠水平用于计算 MELD 评分
   D. MELD 评分 32，预测该患者的 90 天住院死亡率为 25%

正确答案：C。CTP 评分，而不是 MELD 评分，是根据患者的胆红素、白蛋白、INR 以及肝性脑病和腹水的严重程度计算得出的。过去，MELD 评分是根据患者的肌酐、胆红素和 INR 计算的。最初在 2000 年将 MELD 评分作为接受 TIPS 治疗的 ESLD 患者 90 天死亡率的预测指标；2002 年，MELD 评分被用于肝移植受体等待名单上的 ESLD 患者的优先考虑次序。住院患者的 MELD 评分为 30 至 39 时，相应死亡率为 83%。低钠血症（Na ＜ 126 mEq/L）是 ESLD 患者死亡率增高的独立预测因素，自 2016 年起，血钠水平被纳入到 MELD 评分中。

2. 以下所有情况都有可能加重肝性脑病，**除外**：
   A. 胃肠道出血
   B. 利福昔明
   C. TIPS
   D. 感染

正确答案：B。胃肠道出血、脱水、感染和 TIPS 都有可能加重肝性脑病。利福昔明是一种口服生物利用度较低的抗生素，用于治疗因肠道细菌过度生长导致氨生成过多进而引发的肝性脑病。

3. 以下哪一项是与 ESLD 相关的典型血流动力学变化的最好描述?
   A. 肝硬化性心肌病的定义是对应激的收缩反应增强
   B. 全身血管阻力(systemic vascular resistance,SVR)升高、CO 降低和静脉血氧浓度(venous oxygen concentration,SvO_2)降低
   C. 生命体征的常见改变包括心动过缓和高血压
   D. 交感神经活跃和循环高动力伴有 β 肾上腺素受体失调

正确答案:D。肝硬化性心肌病的定义是对应激的收缩反应减弱、舒张期的舒张功能降低和电生理异常,例如 QT 间期延长。交感神经活跃和循环高动力(表现为 CO 增加、SVR 降低和 SvO_2 增加)致使 β 肾上腺素受体失调,从而导致对应激和 β 肾上腺素药物的反应迟钝。

4. 关于该患者的凝血状态,以下哪一项是正确的?
   A. 为了防止术中出血,应该给予新鲜冰冻血浆(fresh frozen plasma,FFP),使 INR 降至 1.5 以下
   B. 除了凝血因子Ⅶ增加以外,其他所有凝血因子的生成均减少
   C. 评估 ESLD 凝血状态的首选方法包括常规检测,例如 INR 和 PTT(部分凝血活酶时间)
   D. 蛋白质 C 和 S 减少以及凝血因子Ⅷ增多可能导致高凝状态,增加血栓栓塞症的风险

正确答案:D。ESLD 通常会导致几乎所有凝血因子减少。然而,抗凝蛋白 C 和 S 也减少,仅凝血因子Ⅷ和血管性血友病因子增多。这种凝血状态的再平衡在临床上并不总是表现为出血,也可能向促凝方向倾斜。常规的凝血检测,例如 INR 或 PTT,不能充分评估整体凝血状况,而动态测试,例如血栓弹力图或旋转血栓弹力图,可提供更准确的评估并有助于指导治疗。由于这些原因,不推荐使用 FFP 将 INR 预防性校正到某个数值,而且这样做可能是有害的。相反,凝血功能的动态监测以及临床状态的全面评估应作为 FFP 和其他凝血因子的输注指导。

推荐阅读

Forkin KT, Colquhoun DA, Nemergut EC, et al. The coagulation profile of end-stage liver disease and considerations for intraoperative management. *Anesth Analg*. 2018; 126(1):46-61.

Gitman M, Albertz M, Nicolau-Raducu R, et al. Cardiac diseases among liver transplant candidates. *Clin Transplant*. 2018;32(7):e13296.

Kamanth PS, Wiesner RH, Malinchoc M, et al. A model to predict survival in patients with end-stage liver disease. *Hepatology*. 2001;33(2):464-470.

Machicao VI. Model for end-stage liver disease—sodium score: The evolution in the prioritization of liver transplantation. *Clin Liver Dis*. 2017;21(2):275-287.

Malinchoc M, Kamath PS, Gordon FD, et al. A model to predict poor survival in patients undergoing transjugular intrahepatic portosystemic shunts. *Hepatology*. 2000;31(4): 864-871.

Northup P, Reutemann B. Management of coagulation and anticoagulation in liver transplantation candidates. *Liver Transpl*. 2018;24(8):1119-1132.

Ramsay M. Anesthesia for patients with liver disease. In: Butterworth IV JF, Mackey DC, Wasnick JD, eds. *Morgan & Mikhail's Clinical Anesthesiology*. 6th ed. New York, NY: McGraw-Hill Education; 2018:733-752.

Suraweera D, Sundaram V, Saab S. Evaluation and management of hepatic encephalopathy: Current status and future. *Gut Liver*. 2016;10(4):509-519.

第 30 章 内分泌疾病患者的麻醉

谭晶晶　欧丹丹　译　邱维吉　校

病例 1　肾移植患者

Sarah Armour，MD

患者男性，50 岁，患有 I 型糖尿病，拟行肾移植术。手术当天的空腹血糖为 225 mg/dl。术前一天曾行血液透析治疗。手术当天早晨查血钾 3.5 mmol/L，血钠 144 mmol/L。

1. 入术前预麻间后给予 0.45% 盐水及 2 U/h 的普通胰岛素治疗。这会对他的血糖及血电解质造成怎样的影响呢？
   A. 细胞外血钾升高，血糖降低，血钠降低
   B. 细胞外血钾降低，血糖降低，血钠降低
   C. 细胞内血钾增高，血糖增高，血钠降低
   D. 细胞外血钾降低，血糖降低，血钠升高

正确答案：B。即使血钾较低，胰岛素仍然会使血钾向细胞内转移，（使得血钾进一步降低）。胰岛素会降低血糖。此外，使用 0.45% 低渗盐水会导致血钠下降。

病例 2 血肌酐增高的患者

Sarah Armour，MD

患者男性，50 岁，患有 I 型糖尿病和慢性肾脏疾病，拟行冠状动脉旁路移植术（CABG）。患者目前还不需要透析治疗，术前血肌酐为 1.8 mg/dl。术后血糖为 375 mg/dl。

1. 心脏手术术前血糖过高与以下情况相关，**除外**：
   A. 死亡率增加
   B. 伤口愈合不良
   C. 感染
   D. 神经系统预后差
   E. 以上情况均相关，没有除外

正确答案：D。高血糖与血浆高渗透压、感染、伤口愈合不良及死亡率增加有关。严重的高血糖已被证实与脑缺血后的神经系统预后不良相关，也可能与心脏手术后的神经及神经心理预后不良相关。然而，相关的临床试验并未证实宽松的血糖管理相较于严格的血糖管理会给 CABG 的患者带来更差的预后。证实心脏手术中严格控制血糖将会获益的研究主要集中在重症监护治疗病房（ICU）。术中严格管理血糖与宽松管理血糖比较的唯一相关临床研究，并没有发现任何神经系统及神经心理方面的获益，也没有直接指出高血糖的风险。

2. 该患者血糖管理的最佳方案包括：
   A. 在手术期间严格控制血糖＜ 150 mg/dl
   B. 术中及术后控制血糖＜ 180 mg/dl
   C. 手术当天早晨停用胰岛素，避免术中低血糖的发生
   D. 皮下注射普通胰岛素治疗术中高血糖

正确答案：B。一些临床研究已经确定了危重患者的血糖最佳范围。这些 ICU 研究的最佳证据表明，术中血糖管理目标为＜ 180 mg/dl，同时避免低血糖的发生。没有明确的证据表明术中严格控制血糖（＜ 150 mg/dl）比控制血糖范围＜ 180 mg/dl 更好，一些 ICU 的研究甚至提出严格控制血糖后预后更差。对于心肺转流术患者，将血糖控制在 180 mg/dl 以下可以降低术后感染并发症。在手术过程中，由于组织血流的变化，皮下胰岛素的吸收常不可预测，因此优先选择静脉注射胰岛素。

3. 几个月后，患者出现腹痛，便秘，肌力下降，记忆力丧失。他的血钙水平为 16 mg/dl。颈部超声显示甲状旁腺增生。该患者计划择期行甲状旁腺切除术。高钙血症的术前治疗包括以下几项，**除外：**
   A. 生理盐水“水化”
   B. 避免通气不足
   C. 使用呋塞米利尿
   D. 使用氢氯噻嗪利尿

正确答案：D。切除四个甲状旁腺常被用于治疗甲状旁腺增生。这类患者常常表现为严重的高钙血症症状，包括多尿、多饮、腹痛、肌无力、心电图改变（QT 间期缩短，T 波增宽）以及认知障碍。对于甲状旁腺功能亢进引起的高钙血症患者，应设法将血钙降到可接受的范围，以减少围手术期发生心律失常的风险。因此，麻醉管理应该包括生理盐水水化，呋塞米利尿（循环利尿剂促进钙排出），避免通气不足（酸中毒增加钙离子），由于高钙血症对肌松剂的反应是不确定的，所以应在肌松监测下谨慎使用肌松剂。氢氯噻嗪会导致钙重吸收增加，应避免使用。

应知应会

- 胰岛素的药理作用。
- 危重患者高血糖的不良反应。
- 高血糖的处理。

参考文献

Butterworth J, Wagenknecht LE, Legault C, et al. Attempted control of hyperglycemia during cardiopulmonary bypass fails to improve neurologic or neurobehavioral outcomes in patients without diabetes mellitus undergoing coronary artery bypass grafting. *J Thorac Cardiovasc Surg*. 2005;130(5):1319.

Reddy P, Duggar B, Butterworth J. Blood glucose management in the patient undergoing cardiac surgery: A review. *World J Cardiol*. 2014;6(11):1209-1217.

Thompson BM, Stearns JD, Apsey HA, et al. Perioperative management of patients with diabetes and hyperglycemia undergoing elective surgery. *Curr Diab Rep*. 2016;16:2.

病例 3　车祸后的患者

Sarah Armour，MD

患者男性，41 岁，因车祸拟行剖腹探查术。腹部超声提示脾破裂。患者自诉其保健医生怀疑他患有高血压，但检查时该患者血压并不高。没有其他相关的既往病史。入室前患者在急诊输注了 2 L 乳酸林格液。麻醉前他的血压为 145/85 mmHg。开腹后，血压降至 105/65 mmHg。术中对其主动脉分叉处的组织进行操作时患者的血压突然升至 185/110 mmHg。一同工作的医生考虑可能为麻醉过浅（尽管地氟烷呼出浓度为 8.5%）。静脉注射了芬太尼 100 μg、丙泊酚 100 mg 后血压为 190/115 mmHg。又静脉给予了 5 mg 美托洛尔。奇怪的是，患者的血压变得更高了。

1. 在上述临床场景中为什么给予了美托洛尔后患者的血压进一步增高了？
   A. 原发性高血压
   B. 有创动脉血压读数错误
   C. α 受体激动
   D. β 受体激动

正确答案：C。这个患者的病史和体征高度提示嗜铬细胞瘤。

嗜铬细胞瘤是一种来源于嗜铬细胞的儿茶酚胺分泌性肿瘤。患者通常表现为高血压、心悸和出汗的三联征。然而，在高血压患者中只有不到0.1%为嗜铬细胞瘤。嗜铬细胞瘤常好发于肾上腺髓质，也可以发生于其他部位，包括位于主动脉分叉处的主动脉旁体（Zuckerkandl组织）。术中对肿瘤进行操作时会释放儿茶酚胺，导致高血压，还可能发生心律失常。理想状态是，患者在术前10～14天接受α肾上腺素受体阻滞剂（如酚卞明或哌唑嗪）治疗。而我们的患者需要立即手术，术前没有接受治疗。儿茶酚胺同时作用于α和β受体。如果在没有充分给予α受体阻滞剂治疗的情况下给予β受体阻滞剂如美托洛尔，则儿茶酚胺更多地作用于血管α受体，使得α受体激动导致血压急剧增高。

2. 血压目前为210/120 mmHg。下面哪项能够立即解决高血压的问题?

A. 酚卞明

B. 酚妥拉明

C. 硝普钠

D. 艾司洛尔

E. 芬太尼

正确答案：C。血压210/120是一种高血压危象，需要立即治疗以降低心肌缺血或脑血管意外的风险。硝普钠是一种速效血管扩张剂，可以立即将血压降至可接受的范围。可以替代硝普钠的快速降压药物包括氯维地平和尼卡地平。酚卞明是一种α受体阻滞剂，一般用于嗜铬细胞瘤患者的术前治疗。由于它只能够口服给药，因此在手术室中常不使用。酚妥拉明是一种选择性的α受体阻滞剂，可以用于静脉给药。但是它起效较慢，在需要紧急快速降压时不适用。当患者血压降至安全水平时小心地滴注酚妥拉明控制血压是有效的。此时应避免使用β受体阻滞剂，因为可能引发α受体激动导致高血压恶化。如果有心动过速或心律失常的问题，β受体阻滞剂可以在α受体阻滞剂之后使用。芬太尼是一种在全麻中广泛使用的药物，它不是一种降压药物，只有在麻醉深度不够时发生的高血压，它才可能有效。

3. 外科医生选择切除嗜铬细胞瘤。在结扎了供应肿瘤的静脉后，患者发生了低血压。造成他低血压最可能的原因是什么？
   A. 低血容量
   B. 内源性儿茶酚胺的减少
   C. 心功能障碍
   D. A 和 B 均正确
   E. 以上均错误

正确答案：D。低血容量和内源性儿茶酚胺的快速减少被认为是嗜铬细胞瘤患者发生低血压的最可能原因。大多数嗜铬细胞瘤患者（那些术前没有接受 α 受体阻滞剂治疗者）血容量均不足，需要小心地进行液体复苏。如果患者在术前 10 ～ 14 天已经接受了 α 受体阻滞剂的治疗，那么他们的血容量可能至少得到了部分纠正，则不需要大量输注液体扩容。此外，在结扎了供应肿瘤的静脉后，血液中的儿茶酚胺浓度将急剧下降，通常会导致低血压的发生。建议静脉输注去甲肾上腺素。如果患者术前进行了充分的 α 受体阻滞剂和扩容治疗，则术后发生低血压的可能性较小。

4. 患者目前血压为 65/40 mmHg。以下哪项处理为最佳？
   A. 静脉注射肾上腺素
   B. 静脉注射麻黄碱
   C. 输注 0.9% 生理盐水
   D. 开始输注去甲肾上腺素并进行液体负荷治疗

正确答案：D。切除嗜铬细胞瘤后的低血压可能是由于低血容量和儿茶酚胺急剧减少造成的。由于该患者为车祸伤，必须排除其他原因造成的低血压，包括出血、心功能障碍、肺炎、心脏压塞等。血压降至 65/40 mmHg 需要立即关注并处理。虽然液体复苏可能会改善低血压，但仍然需要输注去甲肾上腺素。如果考虑低血压是由血容量不足造成的，则继续进行液体复苏。肾上腺素是在紧急情况下才会使用的。麻黄碱会导致儿茶酚胺的释放，对于嗜铬细胞瘤的患者应避免使用。

应知应会

- 嗜铬细胞瘤患者的术前处理。
- 嗜铬细胞瘤所致高血压的术中处理。
- 嗜铬细胞瘤切除后低血压的原因。
- 嗜铬细胞瘤切除后低血压的处理。

推荐阅读

Butterworth IV JF, Mackey DC, Wasnick JD, eds. Anesthesia for patients with endocrine disease. In: *Morgan & Mikhail's Clinical Anesthesiology*. 6th ed. New York, NY: McGraw-Hill Education; 2018:753-772.

参考文献

Naranjo J, Dodd S, Martin YN. Perioperative management of pheochromocytoma. *J Cardiothorac Vasc Anesth*. 2017;31:1427-1439.

第 31 章 眼科手术麻醉

郭慕真 译 邱维吉 校

病例 1 球后阻滞并发症

Ravish Kapoor，MD，Dan S. Gombos，MD，FACS

患者男性，70 岁，拟行双侧白内障手术麻醉。术前评估显示患者有骨关节炎病史，每天需服用萘普生，伴慢性干咳。患者没有药物过敏史，并从午夜开始一直保持禁食状态。在麻醉准备区与患者交谈后，静脉注射咪达唑仑 1 mg，然后用推床将他运送到手术室。随后，鼻导管吸氧 2 L/min，生命体征监测指标如下：心率 70 次 / 分，血压 129/73 mmHg，SpO_2 98%，呼吸频率 12 次 / 分。

由于没有其他局麻药，眼科医生计划使用普鲁卡因进行球后阻滞。他请你在阻滞前 20 min 静脉注射苯海拉明，这不是一个常规的要求，但你还是做了。

1. 为什么外科医生要求为该患者预防性使用苯海拉明？
   A. 外科医生希望在手术期间为患者提供更好的镇静
   B. 酯类局麻药有更高的过敏反应发生率
   C. 苯海拉明是一种强效的止吐药
   D. 苯海拉明会加强球后阻滞的效果

正确答案：B。真正由局麻药引起的过敏反应非常少见，此类过敏更可能是因为溶剂中的防腐剂或者亚硫酸盐抗氧化剂，而不是局部麻醉剂本身。酯类局麻药如普鲁卡因和苯佐卡因代谢产物为对氨基苯甲酸（p-aminobenzoic acid，PABA），与其他局麻药相比，过敏反应的发生率更高。苯海拉明是一种 H_1 受体阻滞剂，可以对抗因组胺释放引起的相关过敏反应。

2. 在给患者注射 50 μg 芬太尼后，外科医生要求患者直视前方以进行右眼的神经阻滞。神经阻滞时，要求患者直视前方的目的是什么？
   A. 减少视神经受损的风险
   B. 局麻药更好地扩散
   C. 局麻药起效更快
   D. 延长局麻药的作用时间

正确答案：A。球后注射时眼球应保持凝视，使视神经保持在眼球后方的正常位置。过去，建议要求患者看鼻翼两侧，但事实证明这将使注射针接近眼动脉、眶上静脉和眼球后极附近。神经内注射可引起视神经萎缩，穿透视神经鞘膜的注射可使局麻药通过蛛网膜下腔扩散进入中枢神经系统（central nervous system，CNS）。扩散到中枢神经系统的迹象包括构音障碍、抽搐、呼吸抑制和（或）心脏骤停。血管内注射也会引起抽搐，尤其是在动脉内注射时。注射后应密切监测患者，并备好复苏设备。要求患者向前直视并不能改善局麻药的扩散，并且在阻滞期间眼球的位置不会影响局麻药的起效和持续时间。然而，通过添加透明质酸酶（一种结缔组织多糖的水解剂）可以增强局麻药的扩散。

3. 在阻滞时，您注意到心率突然降到 30 次 / 分，于是快速静脉注射阿托品提升心率。导致此心动过缓发生的神经传导通路是什么？
   A. 三叉神经→睫状神经→睫状神经节→三叉神经节→迷走神经背核→迷走神经
   B. 视神经→睫状神经→视网膜神经节→迷走神经背核→迷走神经

C. 动眼神经→动眼神经节→迷走神经节→迷走神经

D. 展神经→睫状神经→睫状神经节→迷走神经背核→迷走神经

正确答案：A。眼心反射由传入神经和传出神经组成。施加于眼球上的压力、眼外肌上的牵引力，甚至眼睛的疼痛都可以通过三叉神经的眼支触发冲动的传入。冲动通过睫状神经到达睫状神经节，然后传递到三叉神经节。传出神经起自迷走神经背核，传达到窦房结，然后到房室结。眼心反射可产生窦性心动过缓，但也有报道可引起多种心律失常，包括交界性或房室传导阻滞、二联律、异位搏动、室性心动过速（室速）或心室颤动（室颤），甚至心搏停止。这在儿童的斜视手术中尤为常见，此时应该立即要求外科医生暂停刺激。高碳酸血症、低氧和浅全麻会增加此类反射的发生可能以及严重程度。必要时，可以通过静脉注射阿托品来治疗有症状的或严重的心动过缓。虽然球后阻滞可能有助于防止手术过程中的眼心反射，但实施阻滞过程中却有可能会触发此类反射。

4. 患者的心率恢复到 70 次 / 分，护士用消毒液消毒准备进行手术。此时外科医生走出手术室接听电话，患者突然喊道：“医生！我右眼的光线突然变暗了！”你应该做什么？

A. 检查瞳孔对光反射

B. 延迟手术并送患者进行 STAT 计算机断层扫描

C. 确认这是球后阻滞后常见的情况

D. 以上都不是

正确答案：C。因球后注射时，视神经被阻滞，部分患者会出现一过性黑矇或暂时性无痛性视力丧失。当阻滞唯一有功能的一侧眼球时，尤其应告诉患者其可能会丧失光感，同时还应该告诉患者，即使恢复了光感，也不意味着阻滞不起作用。

眼科医生返回手术室并再次向患者确认，球后阻滞后可能会出现暂时性视力丧失，当再次静脉注射咪达唑仑后，患者放松并开始切皮手术。

右眼手术仅需 15 min，患者看起来仍然处于镇静状态并且很舒适。因此，外科医生开始对左眼进行阻滞。在注射过程中，您会听到患者清了清嗓子并轻微移动，但外科医生继续进行局麻药注射。随后铺手术巾，外科医生开始通过显微镜观察。他注意到极少的静脉出血，表示患者可能由于移动而导致球后出血，随后中止手术并在此眼睛上贴上敷料并加压。

5. 球后出血有哪些可能的**急性**后果？

A. 眼内压升高

B. 视网膜中动脉阻塞

C. 视神经萎缩

D. A 和 B

正确答案：D。球后出血是球后阻滞最常见并发症。它通常是因为静脉出血，也可以是动脉，表现为眼球突出、瘀斑、球结膜水肿或眼压升高。当视神经的微血管被阻断后，就有可能会出现视神经萎缩。球后血肿可导致视网膜中动脉阻塞。引起球后出血的危险因素包括年龄较大、使用抗凝剂或非甾体抗炎药、先前存在的凝血功能障碍、既往眼部手术史以及眼球的病理状态（如极度近视）。极度近视还会增加眼球穿透 / 眼球穿孔的风险。实施阻滞者的个人经验是影响球后出血发生率的重要因素，根据出血的严重程度，治疗可以根据需要从保守治疗（眼部按摩）到手术干预（眼角切开术 / 眼角松解术）。

应知应会

- 球后阻滞相关的并发症。
- 眼心反射的机制和处理方法。
- 球后出血的危险因素和后果。

推荐阅读

Butterworth IV JF, Mackey DC, Wasnick JD, eds. Anesthesia for ophthalmic surgery. In: *Morgan & Mikhail's Clinical Anesthesiology*. 6th ed. New York, NY: McGraw-Hill Education; 2018:773-786.

Cote CJ, Lerman J, Anderson B, eds. *A Practice of Anesthesia for Infants and Children*, 5th ed. Philadelphia, PA: Saunders Elsevier; 2013:688-89.

第 32 章
耳鼻咽喉 – 头颈外科的手术麻醉

费苗苗　苏少娟　译　邱维吉　校

病例 1　一位年轻女性择期行甲状腺次全切除术

Gang Zheng，MD

患者女性，28 岁，因甲状腺功能亢进择期行甲状腺次全切除术。该患者 2 年前停用口服抗甲状腺药物，1 个月前出现了吞咽困难、声音嘶哑。否认重大疾病史及手术史。该患者经过 8 周甲基咪唑（methimazole，MMI）治疗后，甲状腺功能亢进的症状得到了控制。血清 T_3 和 T_4 正常，血清促甲状腺激素（thyroid-stimulating hormone，TSH）水平较低。患者于 7 天前开始口服碘化钾（potassium iodide，SSKI）为甲状腺切除做术前准备。体格检查发现该患者非常瘦弱，甲状腺增大、腺体可移动，伴有甲状腺眼病。除了颈围增大，其他气道评估结果正常。心率 68 次 / 分，节律齐，其他体格检查无特殊。心电图提示正常窦性心律。

1. 以下关于甲状腺功能亢进患者的围手术期管理的说法哪一项是正确的？
   A. 只要 T_3 和 T_4 正常，TSH 降低并不需要推迟手术
   B. 由于 SSKI 具有抗甲状腺特性，其他抗甲状腺药物，如 MMI 或丙基硫氧嘧啶（propylthiouracil，PTU），应在使用 SSKI 治

疗后停用

C. 遇到甲状腺功能亢进未控制的患者需要行急诊手术，PTU 和 MMI 没有治疗作用

D. 甲状腺危象主要是根据血清 T_4 和 T_3 的明显增高而做出的实验室诊断

正确答案：A。经过 8 周的治疗后，血清 TSH 值并不都能达到正常水平，特别是长期甲状腺功能亢进患者；只要 T_3 和 T_4 水平正常，手术就可以继续进行。由于抗甲状腺药物的半衰期比较短，所有的抗甲状腺药物都应该持续使用到手术日的早晨。即便在急诊手术期间短期使用口服抗甲状腺药物（手术过程中可通过鼻胃管给予），其可以通过抑制外周血 T_4 和 T_3 脱碘而发挥重要作用。甲状腺危象的诊断和治疗主要是基于临床表现，而不是靠血清 T_3、T_4 水平来判断的。

2. 以下关于该患者术中管理**错误**的是：

A. 甲状腺功能亢进患者在麻醉诱导期间交感神经系统的反应敏感性增加

B. 甲状腺功能亢进的患者可能患有肌肉疾病，导致对非去极化肌松药的需求减少

C. 甲状腺功能亢进症患者通常不会出现对挥发性麻醉剂需求的增加

D. 甲状腺危象常表现为心动过缓和高血压

正确答案：D。甲状腺危象期间心动过速和心输出量显著增加可快速进展为循环衰竭和休克。低血压是甲状腺危象的主要临床症状，而非高血压。在手术过程中保持足够的麻醉深度很重要，以避免交感神经系统（sympathetic nervous system，SNS）反应增加，同时应谨慎使用能刺激交感神经系统的药物。甲状腺功能亢进患者由于甲状腺毒性肌病（甲亢性肌病）通常会出现为肌无力和肌肉萎缩，从而表现出对非去极化肌松药的需求减少。甲状腺功能亢进的患者对挥发性麻醉药的需求通常不会增加。

3. 该患者在达到拔管标准拔管后，立即出现呼吸喘鸣。以下关于拔管后呼吸喘鸣的原因**错误**的是：

A. 喉痉挛

B. 声带反常活动

C. 双侧喉上神经损伤

D. 双侧喉返神经损伤

正确答案：C。喉上神经（superior laryngeal nerve，SLN）是迷走神经的一个分支，它向环甲肌提供一个运动分支（喉上神经外支），使声带紧张，辅助发音。双侧 SLN 损伤会导致声音疲劳和音调改变，而不引起呼吸喘鸣。声带反常活动是由声带闭合不当引起的阵发性声带功能障碍。呼吸喘鸣是一种常见的症状，类似于哮喘。气管拔管后，患者可能迅速出现缺氧迹象。对患者进行安慰，鼓励缓慢深呼吸和小剂量的咪达唑仑通常能控制症状。喉返神经（recurrent laryngeal nerve，RLN）控制声带外展和内收，所以双侧 RLN 损伤患者将发展为呼吸喘鸣。在这种情况下，应立即气管再插管。

应知应会

- 在甲状腺功能亢进患者的围手术期管理中，继续服用抗甲状腺药物直到手术当天是非常重要的。即使是紧急手术短期使用抗甲状腺药物也是有用的。
- TSH 的恢复通常滞后于 T_3、T_4 恢复正常，因此当只有 TSH 降低时，并不是推迟手术的指征。
- 甲状腺危象是一种临床诊断，应基于临床表现来治疗。
- 抗胆碱能药物和 β 受体激动剂的使用可能会引起甲状腺功能亢进患者的过度的心血管反应。
- 术后拔除气管导管后出现呼吸喘鸣的鉴别诊断与治疗。

推荐阅读

Farling PA. Thyroid disease. *Br. J Anesth.* 2000;85:15-28.

Furman WR, Robertson AC. Anesthesia for patients with thyroid disease and for patients who undergo thyroid or parathyroid surgery. https://www.uptodate.com/contents/anesthesia-for-patients-with-thyroid-disease-and-for-patients-who-undergo-thyroid-or-parathyroid-surgery. Accessed June 17, 2019.

Malhotra S, Sodhi V. Anaesthesia for thyroid and parathyroid surgery. Continuing Education in Anaesthesia. *Crit Care Pain.* 2007;7:55-58.

病例 2 一位 56 岁女性择期行甲状旁腺切除术

Gang Zheng，MD

你被安排去访视一位年龄 56 岁、体重 72 kg 择期行甲状旁腺切除术的女性患者。该患者平素体健、无外科手术史，现因嗜睡、腹部疼痛、多尿及情绪多变就诊。除了偶尔口服氢可酮来缓解腹部疼痛，无长期药物服用史。体格检查显示，血压 155/95 mmHg，以及轻度肌张力减退。实验室结果显示血红蛋白为 9 g/dl，血清钙浓度为 13.5 mg/dl。

1. 以下哪些情况通常存在于甲状旁腺功能亢进患者，**除了：**
   A. 烦渴
   B. 恶心呕吐
   C. 心电图上的 PR 间隙缩短，QT 间隙延长
   D. 肾功能不全

正确答案：C。烦渴、恶心和呕吐是高钙血症的常见特征，通常见于血清总钙浓度≥ 12 mg/dl 的患者。有临床症状的患者也经常出现多器官损害。一些常见的麻醉相关问题包括脱水、高氯性代谢性酸中毒、全身肌肉无力和心电图变化（PR 间隙延长和 QT 间隙缩短）等。这些患者需要药物治疗以降低高钙血症，改善整体生理情况。持续性的高钙血症可促进尿结石形成，阻碍尿液浓缩能力。

然而，甲状旁腺功能亢进患者通常是实验室检查发现的无症状高钙血症的患者，而无症状患者通常在甲状旁腺切除术前不需要治疗高钙血症。

你决定在术前用生理盐水和袢利尿剂来治疗该患者的高钙血症。在接下来的一个小时内注射 1 L 生理盐水，同时静脉注射 20 mg 初始剂量的呋塞米。

2. 以下关于该患者容量状态和利尿治疗的说法**错误**的是：
   A. 高钙血症患者血管内容量降低的主要原因是呕吐、多尿和尿钠丢失
   B. 待患者的容量状态纠正后，可考虑加袢利尿剂
   C. 待患者的容量状态纠正后，可考虑加噻嗪类利尿剂
   D. 二磷酸盐可用于治疗危及生命的高钙血症

正确答案：C。噻嗪类利尿剂可增加远端肾小管对钙再吸收，因此不用于治疗高钙血症。高钙血症相关的血管内容量降低的主要原因有：呕吐、多尿和尿钠丢失，心功能正常患者静脉注射生理盐水的目的是恢复血管内容量和促进利尿性尿钙排泄。在生理盐水和利尿剂治疗期间，必须严密监测血清电解质，因为血清钾、氯和镁浓度可能随着血清钙浓度降低而下降。袢利尿剂可以促进钙在尿中随着电解质和水一起被排出，所以只有在足够的血管内容量和尿量恢复后才能使用。二磷酸盐是破骨细胞活性的有效抑制剂，因此通常用于治疗明显的高钙血症，特别是恶性肿瘤引起的高钙血症。

3. 你担心可能出现甲状旁腺手术相关的术后并发症。甲状旁腺手术后急性低钙血症的体征和症状包括以下所有，**除了**哪项：
   A. Chvostek 征或 Trousseau 征阳性
   B. 声音嘶哑
   C. 吸气性喘鸣
   D. 口周感觉异常

正确答案：B。声音嘶哑而没有呼吸喘鸣提示单侧喉返神经损伤。甲状旁腺手术后最常见的并发症是低钙血症。虽然甲状旁腺素的半衰期很短（1 ～ 3 min），但甲状旁腺功能降低的症状通常需要几个小时或更长的时间才能出现（通常是手术后 1 ～ 2 天）。除非切除所有甲状旁腺，残余甲状旁腺的血供受损是术后甲状旁腺功能降低和低钙血症的主要原因。大多数低钙血症是没有临床症状的，但是急性、有症状的低钙血症通常都需要紧急治疗。有症状的低钙血症患者通常表现为口周感觉异常，Chvostek 征阳性（轻触面神经后引起同侧面部肌肉收缩）和 Trousseau 征阳性（血压袖带或止血带引起的肢体缺血后出现腕痉挛）是床边检查的典型临床表现。

虽然不常见，但由于喉内肌的敏感性，严重低钙血症的患者可出现短暂的言语障碍和（或）吸气性喘鸣，这不应与声音嘶哑相混淆。急性甲状旁腺危象患者应给予静脉推注钙；否则，口服补钙就足够了。由声带反常活动引起的吸气性喘鸣（声带在吸气时关闭）可能跟严重低钙血症引起的症状很相似。但是声带反常运动不会出现低钙血症的其他表现，比如 Chvostek 征阳性和 Trousseau 征阳性。这种情况通常与焦虑有关，可以通过安慰患者和（或）给予苯二氮䓬类药物治疗。

应知应会

- 高钙血症是甲状旁腺功能亢进患者的主要临床症状表现，但大多数甲状旁腺功能亢进患者是没有临床症状的。
- 无症状高钙血症患者不需要推迟手术；有症状高钙血症的患者应在手术前药物治疗。
- 静脉注射生理盐水补充血管内容量，再静脉注射袢利尿剂可以治疗有症状但不危及生命的高钙血症。
- 术后低钙血症是甲状旁腺手术后的常见并发症。
- 口服钙足以治疗无症状的低钙血症患者。
- 有症状和体征表现的低钙血症的患者应静脉补钙。

第3部分 麻醉管理

推荐阅读

Butterworth IV JF, Mackey DC, Wasnick JD, eds. Anesthesia for Otolaryngology–Head and Neck Surgery. In: *Morgan & Mikhail's Clinical Anesthesiology*. 6th ed. New York, NY: McGraw-Hill Education; 2018:787-802.

Hagberg CA. *Benumof's Airway Management: Principles and Practice*, 2nd ed. St. Louis, MO: Mosby; 2007:1154.

Hines RL, Marschall KE. *Anesthesia and Co-existing Disease*, 7th ed. New York, NY: Elsevier; 2017.

Silva BC, Cusano NE, Bilezikian JP. Primary hyperparathyroidism. *Best Pract Res Clin Endocrinol Metab*. 2018;32(5):593-607.

第 33 章
骨科手术的麻醉

蒋烨　徐丁滔　曹晓筱　唐舒恒　译　邱维吉　史琪清　校

病例 1　全肩关节置换术

Ryan Derby，MD，MPH，Edward R. Mariano，MD，MAS

患者女性，72 岁，体重 70 kg，ASA Ⅲ级，神经功能正常，有严重的左肩骨关节炎病史，用赖诺普利治疗原发性高血压，有短暂性脑缺血发作（transient ischemic attack，TIA）病史，计划以沙滩椅体位（beach chair position，BCP）行左全肩关节置换术，你是她的麻醉医生。诱导前生命体征：无创血压（noninvasive blood pressure，NIBP）165/75 mmHg、平均动脉压（mean arterial pressure，MAP）105 mmHg、心率（heart rate，HR）75 次 / 分、氧饱和度（oxygen saturation，SpO_2）97%，呼吸频率 14 次 / 分。术前行肌间沟神经阻滞并在神经周围放置导管。在全麻诱导前，外科医生要求在手术中"控制性低血压"。具体来说，外科医生要求你在手术期间将患者的血压降低到 55 mmHg，以减少失血。在标准 ASA 监测下，包括右上臂的无创血压监测，诱导插管过程顺利，将患者转为沙滩椅体位后，她的生命体征现在为 NIBP 100/40 mmHg（MAP 60 mmHg），心率 82 次 / 分，SpO_2 100%，呼吸频率 12 次 / 分。

1. 你的下一个操作是：
   A. 开始输注硝酸甘油，实现 MAP 55 mmHg 的目标

B. 增加吸入麻醉药物浓度

C. 输注 500 ml 5% 右旋糖酐溶液

D. 静脉注射 100 μg 去氧肾上腺素，并向外科医生解释

正确答案：D。右臂测量的无创血压可能明显高估了脑灌注压，因为该患者有 TIA 病史，所以该患者有脑灌注不良的风险。当务之急是提高她的血压，以保证脑灌注。

在沙滩椅体位行肩关节手术的患者中，80% 的患者的脑氧饱和度下降超过 20%。已有沙滩椅体位术后出现卒中、失明、脑死亡或其他严重的神经功能障碍的相关报道，凸显了准确测量大脑内的血压的重要性。虽然低血压和脑灌注减少是常见的，但沙滩椅体位后的严重神经系统并发症并不多见且未明确定义。然而，这并不降低仔细监测血压的必要性。

有证据表明，清醒、仰卧位、血压正常患者实现大脑血流自主调节的 MAP 压力的范围是 57～91 mmHg，预计为 70 mmHg 左右。由于重力引起的大脑和血压测量部位之间的压力差异，在手臂上测量的血压可能会高估脑灌注压力。血压 mmHg 与 cmH_2O 的换算方法为 1 cmH_2O = 0.74 mmHg。由于测量到的血压和实际脑灌注压可能有很大的差异，所以解释测量结果中的差异很重要，特别是对于有脑缺血风险的患者。此外，慢性高血压患者的大脑自主调节曲线向右移动。在这些患者中，相对于一般的患者，脑血流依赖于较高的动脉压；因此，在手臂水平 NIBP 测量的 60 mmHg 的 MAP 可能远远低于自动调节的下限，有可能太低而无法充分灌注该患者的大脑。

避免全身麻醉、侧卧位进行手术，使用如肌间沟阻滞等区域麻醉技术和下肢序贯加压装置，以及维持 MAP > 70 mmHg，可以最大限度地降低与沙滩椅体位相关的神经不良后果的风险。此外，NIBP 应该在上臂而不是腿上测量，对于需要精确监测的高危患者推荐采用有创动脉血压监测；使用时，动脉线性传感器应在患者外耳道的水平调零，接近 Willis 环的水平。

你向外科医生解释为什么这位患者在手术期间需要维持较高的

MAP，并且能够通过间歇性去氧肾上腺素推注和开始去氧肾上腺素输注使无创血压监测的平均动脉压达到 75 mmHg。外科医生询问你如何最好地监测这位患者，以确保有足够的脑灌注，并避免术后神经并发症。

2. 你解释说最好的监控策略是：
   A. 有创血压监测的传感器位于患者的外耳道水平
   B. 有创血压监测的传感器位于患者的心脏水平
   C. 用 12 导联脑电图（electroencephalogram，EEG）评估大脑半球缺血
   D. 颈静脉球压监测
   E. 没有一个监测在预防术后神经系统并发症中优于其他监测

正确答案：E。所有这些模式都已被用于监测脑缺血，但没有一种单一措施能有效地预防沙滩椅体位手术后严重的神经系统损伤。

脑血氧饱和度、12 导联脑电图和颈静脉球压监测在监测脑灌注或大脑半球血流减少方面都显示出了有效性。然而，脑饱和度的降低并不一定与长期神经系统的不良后果相关。当需要密切监测血压时（例如，控制性低血压）或对于脑缺血风险特别高的患者，有创血压监测允许在使用血管活性药物时更精确地调控全身血压。在这些情况下，在外耳道水平测量动脉血压是最合适的。

外科医生快结束手术时说在麻醉诱导前，患者能够移动她的第四和第五根手指，而那时已经用 1.5% 的甲哌卡因实行肌间沟神经阻滞 30 min 了。外科医生担心患者术后因为阻滞不全而出现疼痛控制不佳，并要求你在患者仍处于全身麻醉的状态下更换导管。

3. 你的下一个步骤是
   A. 保留导管直到患者进入麻醉恢复室后再进行评估
   B. 停用肌间沟导管，并在患者苏醒前更换它
   C. 停用肌间沟导管，改用氢化吗啡酮自控镇痛（PCA）

D. 停用导管，更换成腋窝神经周围导管代替

正确答案：A。C8 和 T1 分布区域未能完全阻滞是肌间沟阻滞可以预见的结果，但并不意味着阻滞失败或阻滞不全。最好的方法是在全麻苏醒后的麻醉恢复室再评估疼痛。即使术中对手术刺激的生理性反应表明阻滞可能不能完全覆盖手术部位，这样做也是正确的。

肌间沟臂丛阻滞常用于肩部手术。肌间沟阻滞是在神经根和神经干水平上进行的，而没有覆盖到 C8 和 T1。未阻滞 C8 和 T1 神经根可保留源自它们的周围神经（包括尺神经）的神经功能。全肩关节置换术的镇痛方案中同时实行臂丛阻滞和神经周围导管置入是很重要的，因为它们除了可以提供良好的镇痛，还可以在术后第二天物理治疗过程中改善肩关节的活动范围。腋路阻滞不适合用于缓解肩痛，因为它在臂丛的远端，不能对肩胛上神经和腋窝神经进行阻滞。

虽然在全身麻醉下加用周围神经阻滞的做法常被提及，但我们建议只有在利益明显大于风险的情况下才使用这种做法（例如，儿科患者）。我们的顾虑来自于在全麻下实施肌间沟阻滞造成严重的神经损伤，甚至截瘫的病例报道。然而，这些病例报告均涉及神经阻滞的技术不足。如果这位患者有必要更换肌间沟导管，实施操作的适当时机是当患者充分苏醒并且能够配合操作时。

术后第 2 天，拔除肌间沟导管；术后第 4 天，患者说她术侧的拇指、示指和中指有不舒服的麻木感和刺痛感。外科医生请你去评估和治疗神经阻滞相关的神经损伤。

4. 你的下一步行动是

A. 通知外科医生损伤不是由于肌间沟导管引起的

B. 告诉外科医生持续的感觉异常可能代表压迫性血肿需要紧急探查

C. 对受影响的区域进行检查，让患者放心

D. 立即要求神经科会诊

正确答案：C。面对这个问题时最合适的方案是仔细检查和记录所有的神经症状，继续监测确保它没有恶化或进展（如出现运动功能障碍），同时让患者了解，大部分神经症状随着时间的推移而改善。

围手术期神经系统症状的原因有很多，包括患者因素及手术和麻醉相关因素。事实上，已有报道表明，术后腕管正中神经的压迫症状会在一段时间后消失。可能导致阻滞相关的神经损伤的原因包括直接针刺伤、神经内注射、压迫性血肿或局麻药的神经毒性。阻滞相关神经损伤的发生率尚不明确，但估计约为每 10 000 名患者中有 4 例。发病率的变化取决于具体的阻滞操作，方法，针的类型和其他问题。然而，证据表明，接受周围神经阻滞的患者，其周围神经损伤的发生率并不比未接受周围神经阻滞的患者高。单纯全麻、年轻人、美国麻醉医师协会评分（American Society of Anesthesiologists，ASA）小于Ⅲ级的患者，周围神经损伤的发生率较高。绝大多数的阻滞相关感觉异常症状经保守治疗在 6 个月内得以缓解。与手术相关的神经损伤也可能发生，病因可能包括以下一种或多种：手术解剖过程中直接神经损伤、压迫器或血肿造成的压迫或拉伸、血管损伤、肱骨干骨折和骨水泥挤压。与外科手术相关的神经损伤的发生率估计在 1% 到 4.3% 之间，肩关节置换（当试模或假体固定在肱骨近端，肱骨头固定在关节盂）发生率更高。

重要的是要识别紧急情况，如压迫性血肿，可能会直接影响肢体功能。当感觉或运动功能或感觉异常进展性恶化时，应当怀疑神经损伤，需要立即评估和介入。当症状或体征提示严重损伤或神经功能没有改善时，可能需要进行神经学或神经外科的专家咨询，包括神经传导检查、肌电图，甚至考虑手术修复。

应知应会

- 沙滩椅体位对脑灌注的影响及术中管理注意事项。
- 脑氧饱和度监测的不同方法及其预测术后认知的并发症的价值。

- 局部神经阻滞在肩关节手术中的合理使用。
- 合理评估术后神经病变。

推荐阅读

Butterworth IV JF, Mackey DC, Wasnick JD, eds. Cardiovascular monitoring. In: *Morgan & Mikhail's Clinical Anesthesiology*. 6th ed. New York, NY: McGraw-Hill Education; 2018:81-118.

Butterworth IV JF, Mackey DC, Wasnick JD, eds. Noncardiovascular monitoring. In: *Morgan & Mikhail's Clinical Anesthesiology*. 6th ed. New York, NY: McGraw-Hill Education; 2018:119-138.

Mariano ER. Anesthesia for orthopedic surgery. In: Butterworth IV JF, Mackey DC, Wasnick JD, eds. *Morgan & Mikhail's Clinical Anesthesiology*. 6th ed. New York, NY: McGraw-Hill; 2018:803-818.

参考文献

Barrington MJ, Watts SA, Jamrozik K, et al. Preliminary results of the Australasian Regional Anaesthesia Collaboration: A prospective audit of more than 7000 peripheral nerve and plexus blocks for neurologic and other complications. *Reg Anesth Pain Med.* 2009;34(6):534-541.

Ilfeld BM, Morey TE, et al. Joint range of motion after total shoulder arthroplasty with and without a continuous interscalene nerve block: A retrospective, case-controlled study. *Reg Anesth Pain Med.* 2005;30(5):429-433.

Kwak HJ, Lee D, Lee YW, et al. The intermittent sequential compression device on the lower extremities attenuates the decrease in regional cerebral oxygen saturation during sitting position under sevoflurane anesthesia. *J Neurosurg Anesthesiol.* 2011;23:1-5.

Ladermann A, Lubbeke A, Melis B, et al. Prevalence of neurologic lesions after total shoulder arthroplasty. *J Bone Joint Surg Am.* 2011;93(14):1288-1293.

Murphy GS, Greenberg SB, Szokol JW. Safety of beach chair position shoulder surgery: A review of the current literature. *Anesth Analg.* 2019;129:101-118.

Neal JM, Barrington MJ, Brull R, et al. The second ASRA Practice Advisory on neurologic complications associated with regional anesthesia and pain medicine: Executive summary 2015. *Reg Anesth Pain Med.* 2015;40(5):401-430.

Rohrbaugh M, Kentor ML, Orebaugh SL, Williams B. Outcomes of shoulder surgery in the sitting position with interscalene nerve block: A single-center series. *Reg Anesth Pain Med.* 2013;38:28-33.

Songy CE, Siegel ER, Stevens M, et al. The effect of the beach-chair position angle on cerebral oxygenation during shoulder surgery. *J Shoulder Elbow Surg.* 2017;26(9):1670-1675.

Yajnik M, Kou A, Mudumbai SC, et al. Peripheral nerve blocks are not associated with increased risk of perioperative peripheral nerve injury in a Veterans Affairs inpatient surgical population. *Reg Anesth Pain Med.* 2019;44(1):81-85.

病例 2 痴呆患者髋关节骨折

Ryan Derby，MD，MPH，Edward R. Mariano，MD，MAS

急诊室请你去评估一名 70 岁的稍显糊涂的渔民，他在拖网时滑倒了，需要紧急行股骨粗隆间骨折固定术。他否认在摔倒时失去知觉或其他受伤。近 30 年没有就医史，并声称自己“像一头鲸鱼一样健康”。他自诉健康状况正常，但自己觉得年龄大了，动作比平时慢。他可以对答，但说现在是 1976 年，而此时自己身处码头。他否认胸痛、呼吸短促和停滞，但他稍用力会出现轻微的呼吸困难。他的生命体征是 NIBP 170/80 mmHg，MAP 110 mmHg，HR 95 次 / 分，SpO_2 97%，呼吸频率 14 次 / 分，自诉疼痛评分 7 分（10 分是最严重的疼痛）。心电图显示正常窦性心律，左心房肥大。体格检查有以下发现：他看上去年龄比自诉年龄大，有中度不适；气道检查显示牙齿完整，Mallampati 评分Ⅱ级，颈部活动可；肺检查正常，心脏检查显示脉搏强劲，节律正常，胸骨右上缘有Ⅳ / Ⅵ级收缩期杂音。外科医生希望尽快前往手术室，用股骨髓内钉来治疗骨折。然而，当你访视患者时，他拒绝接受手术，并说他不明白为什么需要手术。

1. 你的下一步操作是：
   A. 进入手术室，因为髋关节骨折的固定很紧急，并能使患者得到一个较好的预后
   B. 请精神科专家来评估患者的自主行为能力
   C. 根据您自己的评估，确定患者是否有能力做出明智的决定
   D. 寻找患者的亲属作为代理决策者

正确答案：C。确定患者是否有能力自己作出医疗决定，对于平衡患者的自主权和保护智力受损患者不就其治疗作出有害的决定至关重要。这通常很难评估，而且也几乎没有正式的实践指导方针。此外，时间并不总是允许对患者的能力进行司法审查或精神评

估，因此麻醉医师必须经常依赖于自己的评估。上述情况需要立即评估患者的判断力，因为鉴于他受伤的严重程度，他拒绝接受看似合理的治疗。此外，他的地点、时间或周围环境定向障碍。由于是急诊（虽然不是最紧急）的性质，寻求精神科咨询或法律咨询是不合理的，这可能会导致处理措施的延迟。

重要的是要记住，对精神障碍的诊断并不一定表明患者失去自主能力。然而，在近50%的患者中，精神障碍，如急性精神分裂症和严重抑郁症，至少影响了患者决策能力的一个方面。

在美国，法律定义自主能力标准各不相同，但一般认为有自主行为能力的人应能够实现以下动作：

1. 传达一个决策
2. 了解相关信息
3. 理解目前情况及其后果
4. 通过已知条件进行推理

如果麻醉医师根据上述标准认为患者不能自主决策时，则必须确定代理决策者或预先指定的代理人。当代理决策者或预先指定代理人无法澄清患者的愿望时，各州按照以下优先顺序赋予家庭成员决策权：配偶、成年子女、父母、兄弟姐妹和其他亲属。在没有这些机会和时间允许的情况下，应寻求法院决议。

简易智力状况检查（Mini-Mental State Examination，MMSE）得分低于19的患者，被认为自主决策能力低下的可能性很高，超过23分应该能够胜任自主决策。其他的心理测量测试，如麦克阿瑟知情同意能力评估工具，也试图标准化评估患者的决策能力。

应尽一切努力，找出导致患者决策能力受损的潜在原因。

2. 由于患者定向障碍，无法理解与他的情况和潜在后果有关的相关信息，你可确定患者没有能力为自己做出医疗决定。你联系到他的妻子，并与患者、他的妻子和外科医生详细协商风险和利益；各方面都同意进行手术。外科医生赞扬你为获得知情同意付出的努力，然后问你是否可以去手术室。你的回复是：

A. “现在我们得到了知情同意，我们可以立即去手术室。”

B.“我们需要等患者餐后至少 6 个小时。”
C.“为了患者的安全，在其血压优化和稳定之前，不能进手术室。”
D.“我想在手术前，给患者做床旁超声心动图。”

正确答案：D。对接受非心脏手术的患者进行仔细的心脏评估至关重要。在患有心脏病或提示潜在疾病的患者中尤其如此。心血管并发症占非心脏手术后死亡人数的 50%，并与先前存在的心脏病密切相关。患者的明显杂音和最近体力下降的症状提示很可能是未诊断的主动脉瓣狭窄。他也可能患有心肌缺血。胸骨右上缘杂音尤其提示主动脉瓣狭窄，其严重程度，将对选择的麻醉方法（全身麻醉还是神经阻滞）和使用的监测手段（有创动脉监测、经食管超声心动图）产生重要影响。鉴于更好地评估患者的潜在心脏病可能对患者的预后有重要影响，因此获得全面的术前评估非常重要。

一般而言，术前心脏测试的目的应是确定患者的状况是否可以或应该在手术前得到进一步的优化。这些标准对计划手术和紧急手术各不相同。在紧急情况下，术前检查有可能做不到。对于病情稳定的患者来说，虽然尽快进入手术室很重要，但将病例推迟到心脏评估后可能有助于术中和术后治疗。美国心脏病学会（American College of Cardiology，ACC）与美国心脏协会（American Heart Association，AHA）合作，制定了心脏病患者接受非心脏手术的评估的指南，可以帮助指导你进行术前心脏评估。根据 ACC/AHA 指南，与重大心脏风险相关，以及所有在择期手术前需要处理的心脏状况，包括：

- 不稳定型冠状动脉疾病（7 天内心肌梗死或 1 个月内心肌持续存在缺血风险；不稳定型心绞痛）。
- 失代偿性心力衰竭。
- 严重的心律失常。
- 严重的瓣膜性心脏病。

ACC/AHA 指南建议术前按以下步骤评估，并提出以下建议：

- 需要紧急手术的患者应直接进入手术室。

- 患有活动性心脏病（如上所述）的患者应由心脏病专家评估，并根据 ACC/AHA 的指南进行治疗。
- 接受低风险手术的患者可以进行手术。
- 运动耐受性差（＜4 代谢当量）且无已知危险因素的患者应进行手术。

因此，鉴于你的患者迫切需要做手术，而病史和体格检查结果提示活动性心脏疾病，他至少应该接受术前心脏评估。床旁超声心动图是最有效的，并由心脏病专家或其他受过训练的医生进行操作。此项检查目的是确定患者杂音的病因。显然，处理严重主动脉狭窄与严重二尖瓣反流的原则完全不同。超声心动图也可以确定患者的收缩期或舒张期心室功能是否受损。患者可能患有未经诊断的冠状动脉疾病（coronary artery disease，CAD）。然而，医生为 CAD 检查而延迟髋关节骨折切开和内固定**不符合**该患者的利益。支架植入会延迟手术，需要抗血小板治疗，而目前没有症状提示冠状动脉旁路移植手术。多项研究提示延迟髋关节骨折的手术将导致更糟糕的预后。

一次血压升高，没有高血压病史，在其他可能原因如疼痛存在的情况下，不需要在需要紧急固定骨折时推迟手术。同样，虽然术前禁食很重要，也应该密切监测，这不是推迟这例手术的最重要原因。

床旁超声心动图显示轻度至中度主动脉瓣狭窄，瓣膜面积为 1.5 cm^2，向心性左心室肥厚，无室壁运动异常迹象，射血分数轻度下降 45%。在去手术室之前，你复习患者的药物治疗史发现，他在急诊科皮下注射低分子肝素（low-molecular-weight heparin，LMWH）30 mg。

3. 你决定：

A. 继续行蛛网膜下腔麻醉

B. 将手术推迟 11 小时，直到可以安全地进行椎管内麻醉

C. 实施全身麻醉

D. 立即（STAT）获取凝血功能结果［部分凝血活酶时间（PTT）

和凝血酶原时间（PT）/ 国际标准化比值（INR）]，只有当凝血功能正常，才实施椎管内麻醉

正确答案：C。蛛网膜下腔或硬膜外麻醉的出血并发症极其罕见，但一旦发生就可能导致灾难性后果。蛛网膜下腔麻醉的脊髓血肿发生率约为 1/220 000，硬膜外麻醉可能更高，尤其是考虑到住院患者和择期手术患者常规使用抗凝药物的增加。因此权衡发生出血并发症的风险和采用椎管内麻醉带来的优势之间的利弊是很重要的。美国区域麻醉和疼痛医学协会（American Society of Regional Anesthesia and Pain Medicine，ASRA）发布了在接受抗血栓治疗的患者中使用椎管内麻醉的指南，并发布了一款关于这类指南的智能手机应用程序。这些共识指南以该领域专家积累的最佳可用证据为基础，并定期审查整理抗凝剂使用方面的新数据和新趋势。

脊髓血肿的发生率很低，但 1993 年美国引入低分子肝素后，其并发症增加，促使人们对这种情况下的椎管内操作进行密切的随访。其中许多病例涉及术中或术后早期使用低分子肝素和伴随的抗血小板治疗。与脊髓血肿风险相关的其他因素包括患者年龄增加和椎管狭窄等脊髓异常、凝血障碍、穿刺困难或损伤，以及留置导管，尤其是在正在进行抗凝治疗的情况下。出血最常发生在硬膜外腔，最有可能是由于丰富的硬膜外静脉丛，这就解释了为什么在抗凝治疗的情况下拔除硬膜外导管也可能增加出血并发症的风险。

低分子肝素在药理上与普通肝素不同，需要另外考虑。重要的是，低分子肝素的半衰期长，鱼精蛋白不可拮抗，并且缺乏抗凝效果的监测。在肾病患者中，其血浆浓度是升高的。

目前 ASRA 关于围手术期接受低分子肝素治疗下行蛛网膜下腔麻醉或硬膜外麻醉患者管理的共识指南包括以下内容：

- 对于接受每日一次给药的患者，应在给予最后一次低分子肝素 10 ～ 12 h 后进行穿刺。
- 对于每天使用更大剂量或更多频次的患者，穿刺应至少延迟 24 h，以确保凝血正常。
- 术前 2 h 为预防深静脉血栓形成而接受低分子肝素治疗的患

者不应接受椎管内麻醉，因为这是抗凝活性的高峰时间。

- 在术后每天两次给药的患者中，第一次给药应延迟到术后24 h，在第一次给药前应停用一切留置导管。
- 低分子肝素的使用应在拔除留置导管后至少 2 h。
- 对于接受术后每日一次给药的患者，可以安全地保留椎管内导管；但应在最后一剂低分子肝素 10 h 后拔除。
- 在放置蛛网膜下腔或硬膜外导管期间出血并不需要取消手术；但是第一剂低分子肝素应至少在穿刺后 24 h 给予。

该患者最后一次使用低分子肝素的时间小于 10 h，不符合 ASRA 指南。因此，基于凝血问题，进行蛛网膜下腔麻醉是不可行的，特别是对于主动脉瓣中度狭窄和痴呆的患者。

患者被安排为当天的第一台手术，你成功地实施了全身麻醉。术中，你用丙泊酚和氯胺酮维持全凭静脉麻醉。手术顺利完成，你的患者被转移到麻醉后监护病房进行恢复，情况稳定。因患者疼痛难忍，你被呼唤回来进行相应评估，你选择在他最后一次使用依诺肝素 15 h 后置入硬膜外导管，以提供与医院加速康复临床路径一致的区域镇痛。第二天早上开始给予患者每日一次的低分子肝素。接下来的早晨，你随访患者，并发现患者舒服地躺在床上。患者诉髋部轻微疼痛，下肢无力不能上厕所，其余无不适。

4. 你的下一步是：

A. 给他开具非甾体抗炎药治疗背部疼痛

B. 必要时增加氢吗啡酮的静脉注射剂量，以改善镇痛效果

C. 鼓励患者下地行走，以降低其发生血栓栓塞事件的风险

D. 立即安排行腰椎 MRI

正确答案：D。可以说，腰椎穿刺最严重的并发症是椎管内血肿，会导致永久性神经损伤和瘫痪。据估计，蛛网膜下腔麻醉的椎管内血肿的发生率为 1/220 000，而硬膜外麻醉的发生率为 1/150 000。这些数字是由 Tryba 和他的同事在 1993 年进行的大型回顾性分析计

算出来的，可能低估了总体发病率；在围手术期更多常规使用新型抗凝药物的情况下，目前的真实发生率可能更高。

椎管内血肿的发生与年龄增长、硬膜外置管、先天性或医源性凝血病、外伤性针刺和早期深静脉血栓预防（如低分子肝素）有关。

典型表现包括背部剧烈的放射性神经根性疼痛，运动和感觉无力持续的时间超过预期椎管内阻滞时间，以及尿潴留。然而，在椎管内并发症的结案的索赔分析中，大多数患者表现为运动无力，而较少以背痛为主要症状。因此，任何此类进行性无力的患者，即使没有背痛，也应立即检查有无脊髓血肿。结案的索赔分析表明，虽然症状经常在术后第一天发生，但在确诊之前往往已超过 24 小时。

最后，只有及时诊断并紧急行椎板切除术和清除血肿，才能使神经功能恢复。虽然只有 38% 的患者报告脊髓血肿恢复良好或部分恢复，但如果在神经症状发作后 8 h 内进行治疗，脊髓缺血往往是可逆的。出现最初症状 24 h 后治疗预后极差。

因此，在椎管内麻醉和使用低分子肝素预防的情况下，对长时间下肢无力的患者适当的处理方法是应立即行影像学检查（MRI 或 CT）以评估硬膜外血肿，并通知神经外科团队和手术室工作人员待命，必要时及时手术治疗。

应知应会

- 如何适当评估精神异常患者并获得知情同意。
- 新发现心脏杂音患者的术前评估与处理。
- 接受低分子肝素治疗的患者行椎管内麻醉的 ASRA 指南。
- 潜在硬膜外血肿的评估和处理。

推荐阅读

Butterworth IV JF, Mackey DC, Wasnick JD, eds. Anesthesia for patients with cardiovascular disease. In: *Morgan & Mikhail's Clinical Anesthesiology*. 6th ed. New York, NY: McGraw-Hill Education; 2018:381-440.

Butterworth IV JF, Mackey DC, Wasnick JD, eds. Preoperative assessment, premedication, & perioperative documentation. In: *Morgan & Mikhail's Clinical Anesthesiology*. 6th ed. New York, NY: McGraw-Hill Education; 2018:295-306.

Butterworth IV JF, Mackey DC, Wasnick JD, eds. Spinal, epidural, & caudal blocks. In: *Morgan & Mikhail's Clinical Anesthesiology*. 6th ed. New York, NY: McGraw-Hill Education; 2018:959-996.

Mariano ER. Anesthesia for orthopedic surgery. In: Butterworth IV JF, Mackey DC, Wasnick JD, eds. *Morgan and Mikhails's Clinical Anesthesiology*. 6th ed. New York, NY: McGraw-Hill; 2018:803-818.

参考文献

Appelbaum PS. Assessment of patients' competence to consent to treatment. *N Engl J Med*. 2007;347:1834-1840.

Fleisher LA, Fleischmann KE, Auerbach AD, et al. 2014 ACC/AHA guideline on perioperative cardiovascular evaluation and management of patients undergoing noncardiac surgery: A report of the American College of Cardiology/American Heart Association Task Force on practice guidelines. *J Am Coll Cardiol*. 2014;64(22):e77-e137.

Grisso T, Appelbaum PS. *Assessing Competence to Consent to Treatment: A Guide for Physicians and Other Health Professionals*. New York, NY: Oxford University Press; 1998.

Horlocker TT, Vandermeulen E, Kopp SL, et al. Regional anesthesia in the patient receiving antithrombotic or thrombolytic therapy: American Society of Regional Anesthesia and Pain Medicine Evidence-Based Guidelines (Fourth Edition). *Reg Anesth Pain Med*. 2018;43(3):263-309.

Lee LA, Posner K, Domino KB, Caplan RA, Cheney FW. Injuries associated with regional anesthesia in the 1980's and 1990's. *Anesthesiology*. 2004;101:143-152.

Moen V, Dahlgren N, Irestedt L. Severe neurological complications after central neuraxial blockades in Sweden 1990-1999. *Anesthesiology*. 2004;101:950-959.

Nishimura RA, Otto CM, Bonow RO, et al. 2017 AHA/ACC focused update of the 2014 AHA/ACC guideline for the management of patients with valvular heart disease: A Report of the American College of Cardiology/American Heart Association Task Force on clinical practice guidelines. *J Am Coll Cardiol*. 2017;70(2):252-289.

Sturman ED. The capacity to consent to treatment and research: A review of standardized assessment tools. *Clin Psychol Rev*. 2005;25:954-974.

病例 3 全髋置换术与脂肪栓塞

Ryan Derby，MD，MPH，Edward R. Mariano，MD，MAS

患者，男，88 岁，70 kg，ASA Ⅲ级，摔倒后致右股骨颈头下型骨折，拟行全髋关节置换术。他的生命体征是 NIBP 115/75 mmHg，HR 90 次 / 分，鼻导管吸氧 4 L/min SpO_2 90%，RR 16 次 / 分，右髋疼痛 3/10 分。患者既往有糖尿病史，高血压史，平时服用美托洛尔控制血压，冠心病合并心肌梗死病史，已行冠状动脉成形术，术后只服用阿司匹林，目前心功能中等。摔倒之前，可以平地行走，爬两层楼梯不会出现呼吸急促或呼吸困难。除了与骨折有关的体征外，体格检查没有什么异常。心电图显示正常窦性心律，前侧壁导联 Q 波。超声心动图显示左心室轻度肥厚，EF 值为 45%，无瓣膜异常或肺动脉血栓。胸片正常，无肋骨骨折、胸腔积液或气胸表现。实验室评估显示血红蛋白 14 g/dl，血小板计数 110 000，肌酐 0.8 mg/dl，手指末梢血糖 155 mg/dl，INR 1.0，无电解质异常。能在床上活动，无不适主诉。在回顾他的病史和实验室结果后，患者要求你推荐并发症最少的麻醉方式。

1. 你推荐：
   A. 不使用阿片类药物，而仅使用吸入麻醉药的全身麻醉
   B. 使用阿片类药物和吸入麻醉药进行全身麻醉
   C. 椎管内麻醉（蛛网膜下腔麻醉或腰硬联合麻醉）
   D. 局部麻醉

正确答案：C。老年患者接受全关节置换术后并发症发生率较高，应特别注意预防和及时处理并发症。对于该手术，局部麻醉不是一种有效的麻醉方法。与单纯全麻相比，椎管内麻醉已被证明可改善择期全髋关节手术患者的预后，降低 30 天死亡率、术中出血量、深静脉血栓形成、肺部并发症、心肌梗死以外的心脏相关并发症、感染和手术时间。这些优点使得椎管内麻醉，无论是否复合全麻，都是择期全髋关节和膝关节置换术的首选麻醉方法。然而，在考虑麻醉管理方案时，必须充分考虑患者的基础疾病，如主动脉瓣狭窄、冠心病、凝血功能障碍、电解质紊乱、贫血和低血容量，以及术中失血量、手术复杂性和持续时间等问题。髋部骨折的患者群体很难研究，关于这一背景下发病率和死亡率的研究结果还不确定。证据表明，如果医疗机构有超过 20% ～ 25% 的病例经常使用椎管内麻醉技术时，可能实施椎管内麻醉比全身麻醉有优势。

对于髋部骨折患者，往往需要考虑其基础疾病。患者通常为老

年人，常合并其他疾病，包括冠心病、慢性阻塞性肺疾病（chronic obstructive pulmonary disease，COPD）、慢性心力衰竭和糖尿病。此外，他们可能处于血容量不足的状态，进食少或静脉补液不足导致血液浓缩，由于隐匿性出血而导致贫血，长期卧床不动导致肺不张。他们也可能患有其他创伤相关的问题，如脂肪栓塞或深静脉血栓形成（deep venous thrombosis，DVT），且伴有栓塞疾病。脂肪栓塞在长骨骨折中更常见，可以解释术前低氧血症、心力衰竭和（或）右心劳损。

该患者适合椎管内麻醉，因为他没有主动脉瓣狭窄，凝血功能尚可，实施蛛网膜下腔麻醉或硬膜外麻醉时能配合侧卧位。但是患者吸氧状态下脉搏氧饱和度相对较低，建议术前选择性气道管理和整个手术过程中进行机械通气。

2. 麻醉医师看到患者吸氧时，氧饱和度仍相对较低，向你询问可能的病因以及如何处理。你回答患者氧需求增加的最可能的解释是：
   A. 脂肪栓塞
   B. 误吸
   C. 慢性阻塞性肺疾病
   D. 肺不张

正确答案：A。脂肪栓塞在长骨骨折中很常见，通常表现为轻度低氧血症，可发展为脂肪栓塞综合征，这是一种不太常见但非常致命的情况。脂肪栓塞的治疗包括支持性治疗和早期骨折固定，以减少栓塞加重、脂肪栓塞综合征和肺部并发症的风险。支持性治疗包括充分吸氧和持续气道正压通气以防止低氧血症。该患者有轻度低氧血症，但没有脂肪栓塞综合征的表现；尽管如此，仍需及时行骨折固定。谨慎起见，可及时做动脉血气以评估低氧血症的严重程度。误吸不太可能发生，因为该患者没有意识丧失且气道保护性反射良好。COPD 和肺不张是患者低氧血症的潜在原因，但该患者的既往病史和相关胸片并不支持。

脂肪栓塞综合征通常发生于长骨或骨盆骨折后 72 h，伴有典型的呼吸困难、意识模糊和瘀点三联征。病因与游离脂肪球在骨折处通过骨髓静脉破损处进入循环有关。血液游离脂肪酸水平升高对肺毛细血管-肺泡膜产生直接毒性作用，导致释放血管活性胺和前列腺素，从而致全身毛细血管损伤。这可能表现为急性呼吸窘迫综合征和（或）神经系统症状，如昏睡、意识模糊、躁动或昏迷。

结合临床表现及在腋窝、结膜和前胸部发现瘀点可诊断脂肪栓塞综合征。偶尔出现凝血异常，严重低氧血症、呼吸衰竭和胸片中弥漫性渗出表现提示肺部受累。全身麻醉下脂肪栓塞综合征的急性表现可能表现为呼气末二氧化碳浓度和动脉氧饱和度下降，肺动脉导管或经食管超声心动图确定肺动脉压力增加，心电图显示心肌缺血和右心系统阻力增加。

3. 该手术在蛛网膜下腔麻醉下完成，且没有并发症。回到外科病房后，患者突然呼吸急促和心动过速，为了维持 SpO_2 85% 以上，需使用非重复吸入的储氧面罩并将氧流量增加至 10 L/min。心电图 V_1 ～ V_3 导联出现新的 T 波变化，Ⅲ导联出现新的 Q 波，还有右束支传导阻滞。抢救小组被呼叫至床边。在这种情况下，下列哪一种检查可以明确诊断?
   A. 血肌钙蛋白
   B. 胸部 CT
   C. 超声心动图
   D. 胸片

正确答案：B。肺栓塞（pulmonary embolism，PE）是最可能危及生命的病因，胸部螺旋 CT 是合适的诊断性检查。该骨科患者通过突发症状和体征、突然的低氧血症和心电图提示右心系统阻力增加，且有肺栓塞发生风险，故可诊断。列出的其他检查可能有助于证实我们的诊断，排除其他疾病，但 PE 的诊断不应因检查而延迟。但不能直接以因右心室功能障碍导致的血流动力学改变的超声心动图结果为依据诊断为 PE。

血栓栓塞事件如 DVT 和 PE 是骨科患者发病和死亡的主要原

因。接受髋关节或膝关节置换或下肢创伤手术的患者风险最高，深静脉血栓发生率为40%～60%。据报道，髋关节手术后PE的发生率高达17%。危险因素包括肥胖、使用止血带、下肢创伤、手术时间超过30分钟、年龄超过60岁和制动时间长。血栓形成的潜在机制与Virchow三联征相关。Virchow三联征是指静脉血液淤积、手术引起的全身炎症反应导致的高凝状态、创伤和手术引起的血管内膜损伤。

椎管内麻醉或联合全麻可减少血栓栓塞并发症，特别是在常规预防DVT之前。

4. 患者被转移到重症监护室加强监护。在接下来的24 h内，护士观察到患者严重精神错乱、白天嗜睡、激越行为和躁动。你被呼叫至床边对患者进行评估。最有可能的病因是：
   A. 感染
   B. 卒中
   C. 阿片类镇痛药的副作用
   D. 贫血
   E. 以上所有

正确答案：E。术后谵妄（postoperative delirium，POD）的病因是多因素的，且可能很难诊断。重要的是，在考虑认知测试之前，首先要排除如卒中和贫血等危及生命的原因，以及如感染等可逆性原因。

POD在接受骨科手术的老年患者中很常见，需特别关注。有证据表明，在60岁以上行择期全关节置换术的患者中，有多达20%的患者有术前认知功能障碍。meta分析显示，围手术期诊断为认知功能障碍和POD的患者住院和1年死亡风险更高。术前神经认知测试得分下降、功能状态下降和术前“虚弱”的患者尤其容易发生POD。POD的发生与麻醉或手术类型无关。POD的潜在原因有很多，但诱发因素包括年龄增长、男性、精神疾病、营养不良、吸烟、功能状态不佳、糖尿病、心房颤动、既往脑血管意外或短暂性脑缺血发作、动脉粥样硬化等。围手术期因素包括髋部骨折、急诊手术、术中发热、输血、贫血、低氧血症、镇静和疼痛管理并发症、感染、酒精或其他物质戒断和电解质异常。老年患者还特别容易出现睡眠–觉醒障碍。建议使用有效的测试［如简易智力状况检查（MMSE）］对老年患者进行风险分层，以确定患者发生POD和不良结局的特殊风险。

应知应会

- 全髋关节置换术患者麻醉方法的选择。
- 脂肪栓塞的病理生理学及治疗。
- 血栓栓塞的临床表现和鉴别诊断。
- 术后精神状态变化的评估。

推荐阅读

Butterworth IV JF, Mackey DC, Wasnick JD, eds. Geriatric anesthesia. In: *Morgan & Mikhail's Clinical Anesthesiology*. 6th ed. New York, NY: McGraw-Hill Education; 2018:929-942.

Mariano ER. Anesthesia for orthopedic surgery. In: Butterworth IV JF, Mackey DC, Wasnick JD, eds. *Morgan & Mikhail's Clinical Anesthesiology*. 6th ed. New York, NY: McGraw-Hill; 2018:803-818.

参考文献

Agnelli G, Becattini C. Acute pulmonary embolism. *N Engl J Med.* 2010;363:266-274.

Cao SJ, Chen D, Yang L, Zhu T. Effects of an abnormal mini-mental state examination score on postoperative outcomes in geriatric surgical patients: A meta-analysis. *BMC Anesthesiol.* 2019;19:74.

Leung JM, Tsai T, Sands L. Preoperative frailty in older surgical patients is associated with early postoperative delirium. *Anesth Analg.* 2011;112(5):1199-1201.

McIsaac DI, Wijeysundera DN, Huang A, Bryson GL, van Walraven C. Association of hospital-level neuraxial anesthesia use for hip fracture surgery with outcomes: A population-based cohort study. *Anesthesiology*. 2018;128(3):480-491.

Memtsoudis SG, Sun X, Liu S, Banerjee S, et al. Perioperative comparative effectiveness of anesthetic technique in orthopedic patients. *Anesthesiology.* 2013;118:1046-1058.

Neuman MD, Rosenbaum PR, Ludwig JM, Zubizarreta JR, Silber JH. Anesthesia technique, mortality, and length of stay after hip fracture surgery. *JAMA*. 2014;311(24):2508-2517.

Rudolph J, Marcantonio E. Postoperative delirium: Acute change with long-term implications. *Anesth Analg.* 2011;112(5):1202-1211.

Saleh J, El-Othmani MM, Saleh KJ. Deep vein thrombosis and pulmonary embolism considerations in orthopedic surgery. *Orthop Clin North Am.* 2017;48(2):127-135.

第 34 章
产科麻醉

岳建明　何雪梅　译　郑剑桥　校

病例 1　蛛网膜下腔阻滞下剖宫产患者急性出血

Michael A. Frölich，MD，MS，and Mark Powell，MD

19:00 你正在接替同事开始值班。你们在手术室交接，然后由你去负责麻醉一个正在行剖宫产的 23 岁患者。患者进入分娩活跃期，既往两次剖宫产史。患者患有支气管哮喘病史，每日按需吸入 1 ～ 2 次沙丁胺醇。该患者体重 85 kg，气道评估无明显异常。她已行布比卡因的蛛网膜下腔阻滞，右侧手臂有一个 20 G 的静脉通道。1 分钟、5 分钟新生儿的 Apgar 评分分别是 7 分和 9 分。由于胎盘已经长入子宫肌层，产科医生不能取出胎盘，并且告知发生了意料之外的出血。此时患者的血压是 89/43 mmHg，心率 124 次 / 分，3 L/min 鼻导管吸氧下氧饱和度为 96%。产妇主诉轻微的恶心。

1. 你下一步的治疗措施是：
   A. 将鼻导管氧流量增加至 5 L
   B. 静脉给予 4 mg 昂丹司琼
   C. 输注晶体液并且建立一个 16 G 静脉通道
   D. 静脉缓慢给予 10 个单位催产素

正确答案：C。该患者有子宫出血的即刻风险，充足的静脉通道用于容量复苏是最紧急的治疗措施。产科医生术中所见与植入性胎盘（胎盘侵犯子宫肌层）或者胎盘穿通（胎盘穿透整个子宫肌层）的诊断一致。这些情况都会影响胎盘的分离和移除以及产后子宫收缩。这些都是产后出血的主要原因。

增加氧气流量获益甚微。轻微恶心可能与手术操作使子宫外置和血压急性下降有关。昂丹司琼不能缓解上述情况导致的恶心。在产科医生正在试图移除胎盘的时，使用缩宫素不能确定是否获益。

你的同事很容易就建立了第二个静脉通道。此外，他还建立了一个动脉通道用于血压监测和预计频繁的实验室血液样本采集。动脉波动如下：

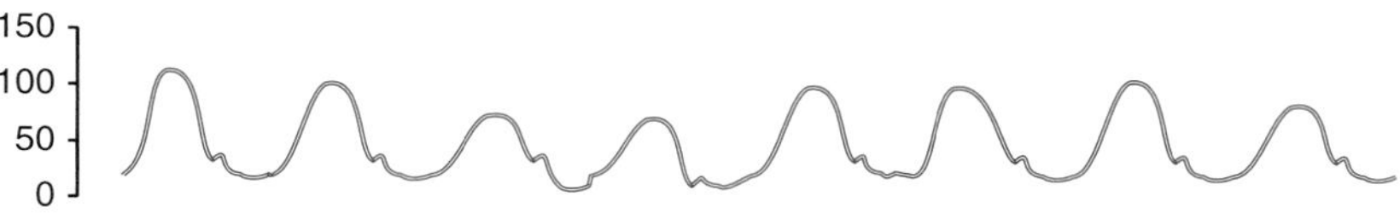

2. 以上动脉血压图形反映了什么?

A. 高钙血症

B. 低血容量

C. 二尖瓣狭窄

D. 收缩过强

正确答案：B。该患者出现了由急性失血导致的低血容量。该动脉波形中有三个暗示：低血压本身、明显的呼吸变异、低位的降中峡（重搏波切迹）。降中峡的位置和体循环阻力相关。降中峡出现在压力波形舒张部分中较低的位置，提示血管阻力低，即为一种低血容量状态。

产科医生现在告诉你需要进行紧急子宫切除，并且她将要呼叫接受过妇科肿瘤手术培训的同事协助。蛛网膜下腔麻醉阻滞的平面仍然充分，但是患者开始越来越烦躁，她试图四处移动身体，并且主诉越来越恶心。

3. 最合适的下一步治疗措施是：
   A. 使用氯胺酮和琥珀胆碱进行全麻快速顺序诱导
   B. 逐渐增加丙泊酚剂量进行镇静
   C. 提供 50% 氧气和氧化亚氮混合气体进行面罩通气
   D. 静脉给予 100 μg 芬太尼提高患者舒适度

正确答案：A。此时可以明确的是该患者由于大失血需要进行紧急的腹部手术。氯胺酮是低血容量合并哮喘的产科患者一个很好的选择，它可以维持血管阻力，同时是一种支气管舒张剂。患者的体征，在监测指标上表现为低血容量，并且出现脑灌注降低的生理表现（烦躁不安）。该患者血流动力学有进一步受损的风险，其保护性的气道反射也可能会在失血性休克时被抑制。

如果患者的情况能够及时稳定，并且手术能够快速完成，持续蛛网膜下腔的麻醉方法是可行的。但是更可能出现的结局是该患者进一步的急性失血并且需要大量输血。低血压且清醒的患者使用丙泊酚是不明智的选择。两种镇痛药物（氧化亚氮和芬太尼）也不适用，因为疼痛并非患者烦躁的原因。

紧急子宫切除术已经开始了，此时估计外科失血量达到 3000 ml，但是外科医生表示此后出血量会很少。对该患者使用 0.75 最低肺泡有效浓度（MAC）的七氟烷 /N_2O，同时，静脉使用芬太尼（总剂量 150 μg）维持麻醉深度。以外，输注了 4 U 红细胞悬液、2 U 新鲜冰冻血浆、3000 ml 乳酸林格液和 1 g 头孢唑林。建立了中心静脉通道，适当的校准后，中心静脉压力测值为 12 mmHg。以 20 U/h 的速度输注催产素。患者的血压是 78/37 mmHg。

4. 表现为低血压最可能的原因是什么：
   A. 催产素
   B. 低钙血症

C. 麻醉过深

D. 低血容量

正确答案：B。严重出血的患者输注多个单位的红细胞悬液、新鲜冰冻血浆和乳酸林格液后，可能出现继发于急性低钙血症的低血压和心脏收缩力的降低。根本原因是血液制品中的枸橼酸与人体血液中钙结合（枸橼酸毒性）。输注速率 20 U/h 的催产素和 0.75 MAC 的吸入麻醉剂不太可能引起低血压。基于目前的中心静脉压和容量替代治疗，患者不太可能为低血容量状态。

应知应会

- 剖宫产患者恶心的鉴别诊断。
- 正确识别动脉血压波形中低血容量的表现。
- 术中产后出血最合适的管理措施。
- 急性外科出血患者低血压的鉴别诊断。

参考文献

Ruiter L, Kazemier BM, Mol BWJ, Pajkrt E. Incidence and recurrence rate of postpartum hemorrhage and manual removal of the placenta: A longitudinal linked national cohort study in The Netherlands. *Eur J Obstet Gynecol Reprod Biol*. 2019;238:114-119.

van den Akker T, Brobbel C, Dekkers OM, Bloemenkamp KW. Prevalence, indications, risk indicators, and outcomes of emergency peripartum hysterectomy worldwide: A systematic review and meta-analysis. *Obstet Gynecol*. 2016;128(6):1281-1294.

病例 2 分娩室内心脏停搏

Michael A. Frölich，MD，MS，and Mark Powell，MD

你被紧急呼叫到分娩室去评估一个患者。一名 29 岁，G3P2，妊娠 40 周的健康患者，8 h 前入院按计划进行引产。催产素开始输注后出现胎膜选择性破裂，已于 L3 ～ L4 间隙置入硬膜外导管。最近

6 h 内，患者未出现分娩相关并发症，同时硬膜外镇痛效果确切。由于患者变得非常烦躁且出现呼吸急促，护士通过紧急呼叫立即呼叫你。进入分娩室时，患者的生命体征如下，血压 102/76 mmHg，心率 118 次 / 分，呼吸频率 32 次 / 分，鼻导管吸氧 6 L/min 时 SpO_2 84%。护士告知已经停止输注催产素。关注到呼吸窘迫导致的低氧，你呼救并且决定进行气管插管。突然，患者进展为无脉电活动（PEA）性心脏停搏，于是启动高级生命支持（ACLS）流程。

1. 在高级生命支持同时，下一步治疗措施是：
   A. 让护士继续使用催产素，尝试经阴道分娩
   B. 准备进行床旁剖宫产
   C. 发生静脉空气栓塞的可能性很大，安置中心静脉导管并尝试抽吸空气
   D. 脊髓阻滞平面可能太高，停用并且拔除硬膜外导管

正确答案：B。产妇心脏停搏后 5 min 以内分娩出胎儿，以便使胎儿获得最好的预后。胎儿尽早娩出能够减轻下腔静脉（IVC）的压迫，增加产妇心脏前负荷和心输出量，使产妇获得更有效的心肺复苏。妊娠患者进行复苏时，使子宫向左侧移位可以缓解其对下腔静脉的压力，从而增加静脉回心血量。如果 4 分钟过后自主循环未恢复，则需要进行切开，以便在 5 分钟内娩出胎儿。将患者转运到手术室进行即刻剖宫产会浪费宝贵的时间，而且在转运过程中可能无法提供有效的复苏。因此，应该在病房实施剖宫产。

选项 A 是错误的，因为继续输注催产素并不能加速经阴道分娩。考虑到没有静脉窦在空气中开放，所以，静脉空气栓塞相关的心脏停搏可能性非常小（C 选项）。如果这是一个剖宫产患者，在鉴别诊断中考虑静脉空气栓塞的可能性更大。高位或者全脊髓麻醉（D 选项）也不太可能。最初，该患者只表现为缺氧，伴烦躁不安，并没有表现出十分虚弱。心脏交感神经纤维（T2 ～ T4）失支配后的心动过缓也并未表现出来。硬膜外给药已经提供了数小时稳定的镇痛效果，没有提到硬膜外导管的异常操作。

2. 胎儿娩出以后，产科医生注意到子宫大量出血。你也发现患者静脉通道周围有渗血。在弥散性血管内凝血（DIC）时，你**最不希望**出现以下哪项实验室检查结果？
   A. 国际标准化比值（INR）2.5
   B. 部分凝血酶原时间（PTT）68 s
   C. 血小板计数 89 000/μl
   D. 纤维蛋白原 340 mg/dl

正确答案：D。DIC 是凝血系统系统性激活的结果，包括血管内广泛的血凝块形成、分解，凝血因子和血小板的消耗。DIC 不是一种原发疾病，而是由其他疾病进展所致。Ⅶ因子暴露于组织因子后，激活外源性凝血途径，导致凝血酶活化，将纤维蛋白原分解成纤维蛋白。同时，也会出现血小板激活和聚集。DIC 是一个不断消耗凝血因子和血小板的过程。因此，可以预见会出现 PTT 和 INR 的升高，伴随血小板降低。DIC 时，纤维蛋白原水平也会显著降低。

3. 鉴于目前临床表现，最可能的诊断是：
   A. 局麻药中毒
   B. 羊水栓塞（AFE）
   C. 静脉空气栓塞（VAE）
   D. 高位椎管内阻滞

正确答案：B。羊水通过破坏的内膜和母体血管的小裂口进入母体的循环，最常发生于子宫下段和宫颈的血管。跟静脉空气栓塞一样，必须存在负的压力梯度才能驱使羊水进入母体循环系统。羊水栓塞是双相反应。第一阶段，羊水导致生化介质的释放，如白三烯、血栓素、缓激肽、前列腺素、花生四烯酸，将会导致肺动脉痉挛，发生急性发作性肺动脉高压。紧接着出现急性右心衰竭，通气血流比例失调的低氧血症和低血压。第一阶段起病急且持续时间短，持续时间大约 30 min。患者经历过初始打击且存活后，将进入第二阶段。患者会出现左心衰竭、肺水肿以及 DIC。其他选项提及的原因也会引起循环衰竭，但不能解释所有的临床特征。患者有充足的镇痛平面，且未调整过硬膜外导管的位置，所以经鉴别诊断，局麻药中毒的可能性很小。母体中没有血管直接暴露在空气中，不会导致空气栓塞。高位椎管内麻醉通过影响心脏交感神经纤维，导致心动过缓和低血压。膈神经运动（C3 ～ C5）阻滞后，可能会出现呼吸功能损害，且需要进行气管插管。高位椎管内阻滞后不会出现 DIC。

4. 羊水栓塞最不常见的症状或体征为：
   A. 低血压
   B. 胸痛
   C. 胎儿窘迫
   D. 心搏呼吸骤停

正确答案：B。常见的症状和体征按发生率递减依次是：低血压（100%）、新生儿窘迫（100%）、肺水肿或成人急性呼吸窘迫征（93%）、心搏呼吸骤停（87%）、发绀（83%）、凝血功能障碍（83%）、呼吸困难（49%）、癫痫发作（48%）、宫缩乏力（23%）、支气管痉挛（15%）、一过性高血压（11%）、咳嗽（7%）、头痛（7%）和胸痛（2%）。

5. 治疗包括以下步骤，**除外**：
   A. 气管插管和机械通气
   B. 液体治疗
   C. 正性肌力药物支持
   D. 延迟娩出胎儿

正确答案：D。及时识别、复苏和娩出胎儿在羊水栓塞的管理中至关重要。没有方法阻止或者逆转母体对羊水的吸收，羊水栓塞的管理主要是复苏。应行气管插管和机械通气控制气道。液体复苏、正性肌力药物和血管加压素可以保证血流动力学的稳定。应该进行实验室检查，必要时行凝血因子和血小板替代治疗。必须尽快娩出胎儿，以改善产妇和胎儿的预后。

应知应会

- 羊水栓塞的症状和体征。
- 早期识别羊水栓塞的重要性。
- 羊水栓塞的管理。
- 产妇心脏停搏后快速娩出胎儿的重要性。

参考文献

Tamura N, Farhana M, Oda T, Itoh H, Kanayama N. Amniotic fluid embolism: Pathophysiology from the perspective of pathology. *J Obstet Gynaecol Res*. 2017;43(4):627-632.

病例 3 产妇合并先天性室间隔缺损和艾森门格综合征

Madhumani Rupasinghe，MBBS，FRCA

一名 20 岁妊娠 34 周的初产妇，因头晕、疲劳、呼吸困难合并下肢水肿 1 周入院。该产妇 10 年前诊断先天性心脏病，但是一直没有临床症状，目前为止也未接受治疗。该患者既往史无特殊。生命体征如下：心率 84 次 / 分，呼吸频率 20 次 / 分，血压 125/80 mmHg，吸室内空气 SpO_2 88%。患者合并发绀和杵状指。心脏听诊闻及左胸骨旁第二心音亢进和 5/6 级收缩期杂音。双下肢中度水肿。

实验室检查结果包括血红蛋白 14.5 g/dl、血细胞比容 45%、血小板 173 000/dl，凝血酶原时间和活化部分凝血酶原时间均正常。动脉血气显示 pH 7.35、PaO_2 61 mmHg、$PaCO_2$ 34 mmHg、HCO_3^- 18.1 mmo/L、BE －6.6、SaO_2 90%。

1. 此时安排最有用的诊断方法是：

A. ECG

B. 胸部 X 线片

C. 床旁心脏超声

D. 胸部 CT

正确答案：C。该病例的临床发现表明有潜在的右心病变。妊娠期心脏听诊发现 3/6 级及以上收缩期杂音、舒张期杂音、第二心音固定分裂、响亮的第四心音和（或）开瓣音则需要进一步的心血管检查。

这种情形下 ECG 和胸片不会提供最有价值的信息，会延误诊断。妊娠期间，膈肌上抬会改变胸腔内心脏的位置，导致胸片表现为心脏扩大，心电图表现为电轴左偏和 T 波改变。

肺栓塞是妊娠死亡的主要原因，该患者可能表现出部分临床表现。仅在双下肢多普勒超声检查结果为阴性时，推荐使用胸部 CT。

经胸超声心动图和多普勒超声检查发现 15 mm 室间隔缺损（VSD）并有双向分流、肺动脉高压（肺动脉收缩压 115 mmHg）、右心房中度扩大、右心室肥厚，估计左心室射血分数 61%。基于先前的临床表现和后续检查可以诊断先天性室间隔缺损合并艾森门格综合征。

2. 关于艾森门格综合征下列**不正确**的是？

A. 中心型发绀合并杵状指是疾病进展中最常见特征

B. 存在右向左分流

C. 可能出现反常栓塞

D. 红细胞生成减少

正确答案：D。肺转运氧气减少，降低了血氧饱和度，导致红细胞代偿性增生，作为提高氧供的机制。因此，红细胞增多症很常见。

VSD 是一种常见先天性心脏病，占先天性心脏病的 25% ～ 35%。艾森门格综合征被定义为左向右分流（如，VSD）导致进行性的肺动脉高压，进而出现双向或反向（右向左）的分流。疾病晚期右心压力可能超过左心，这类患者会有发绀和杵状指的慢性缺氧表现。心脏存在左右心之间的分流，无论血流方向如何，必须认真排除静脉液体中的气泡和微粒，以降低反常栓塞进入脑或冠状动脉循环的风险。

该患者进入 ICU 病房，接受由产科医生、心脏病专家、重症监护专家和产科麻醉学专家组成的多学科团队的管理。进一步观察和情况稳定后，在腰硬联合麻醉下进行剖宫产。

3. 当进行区域麻醉时，降低下列哪一项是**最**不利的？
   A. 血细胞比容
   B. 体循环阻力
   C. 肺血管阻力
   D. 前负荷

正确答案：B。增加肺血管阻力或降低体循环阻力不利于先天性右向左分流或者双向分流的患者。

患者也难以耐受降低的静脉回心血量（前负荷）。低血容量会导致右向左分流的增加，减少心输出量，导致难治性低氧血症。同样，容量过负荷也要避免，因为受损的肺血管床和（或）右心无法适应，会导致心力衰竭和右向左分流增加。在考虑范围较广的传导阻滞麻醉时，在区域阻滞实施前保证充足的液体负荷至关重要。另外，必须警惕的是当阻滞作用消失后，额外的液体会导致容量超负荷。这类患者最好采用低剂量的腰硬联合技术，谨慎地滴定硬膜外或者全麻药物剂量。

长期低氧血症导致反应性促红细胞生成素增加，患者出现继发性红细胞增多症，血细胞比容（HCT）增加。只有在血红蛋白大于 20 g/dl 和 HCT ＞ 65%，或者红细胞增多症合并头痛、进行性加重的乏力，或非脱水和贫血导致的高血液黏滞度相关的症状时推荐使用治疗性放血疗法。

分娩过后，该患者开始预防性使用低分子肝素（LMWH）。

4. 关于剖宫产后血栓预防，下列哪项是正确的?

A. 抗 -Xa 的水平可预测出血风险

B. 如果硬膜外穿刺针和（或）硬膜外导管有出血，首次低分子肝素治疗需要延迟 12 h

C. 每天两次 LMWH 的给药方案不增加椎管内血肿风险

D. 低分子肝素预防用药需要推迟至剖宫产后 6 ～ 12 h

正确答案：D。只要能保证止血并且没有硬膜外出血和创伤，预防性使用 LMWH 需要推迟至分娩后 6 ～ 12 h（硬膜外导管移除后 4 h 内）。

使用 LMWH 后，抗 -Xa 的水平并不能预测出血风险，不推荐常规监测抗 -Xa 水平。

患者术前使用 LMWH 预防血栓可能改变凝血功能。这些患者，至少需要在最后一次使用低分子肝素后 10 ～ 12 h，才能进行硬膜外或者脊髓麻醉穿刺。穿刺针和导管置入时见血，没有必要推迟手术，但这种情况下首次 LMWH 治疗需要推迟至术后 24 h。

每日一次 LMWH 治疗，术后首剂量应在术后 6～12 h 内使用。术后第二次用药，不早于首剂后 24 h。留置硬膜外导管是安全的，但至少最后一剂肝素使用后 10 ～ 12 h，才能拔除导管。导管拔除后至少 4 h 才能恢复使用 LMWH。

每天两次 LMWH 的给药方案和脊髓血肿风险增加有关。使用该方案，术后首剂 LMWH 不能早于术后 24 h，与麻醉操作技术无关，但必须有充分的（外科）止血。留置的硬膜外导管在开始使用每日两次低分子肝素预防血栓之前就要拔除。如果选择连续硬膜外阻滞方案，导管可能需要留置过夜，但必须在首次使用 LMWH 之前移除。低分子肝素使用时机应推迟至拔除硬膜外导管后 4 h。

应知应会

- 妊娠期间异常心血管异常体征的意义。
- 艾森门格综合征的生理、诊断和管理。
- 术后血栓预防和区域麻醉相关问题。

推荐阅读

Bates SM, Middeldorp S, Rodger M, James AH, Greer I. Guidance for the treatment and prevention of obstetric-associated venous thromboembolism. *J Thromb Thrombolysis*. 2016;41:92-128.

Bhatt AB, DeFaria Yeh D. Pregnancy and adult congenital heart disease. *Cardiol Clin*. 2015;33(4):611-623.

Canobbio MM, Warnes CA, Aboulhosn J, et al. Management of pregnancy in patients with complex congenital heart disease: A scientific statement for healthcare professionals from the American Heart Association. *Circulation*. 2017;135:e50-e87.

病例 4 脐带脱垂

Madhumani Rupasinghe，MBBS，FRCA

一名 29 岁女性，G7P5，孕 37 周入院分娩。唯一的既往史为 5 次顺利的自然经阴道分娩史。触诊发现胎儿比实际孕周偏小，且胎头没有入盆。该患者每分钟宫缩 2 ～ 4 次，每次持续 60 ～ 90 s。阴道检查发现宫颈口扩张 4 cm，宫颈管消失 90%，胎头位于坐骨棘水平以上 2 cm 且胎膜膨出。该患者要求硬膜外镇痛，因此呼叫你去病房。你注意到她的生命体征是血压 110/72 mmHg，心率 90 次 / 分，吸空气的情况下氧饱和度 99%。患者已经开始进行持续的胎心监测。询问病史且签署同意书后，护士协助你给患者摆体位。

1. 当你正在摆放硬膜外托盘时，**最**重要的监测是？
   A. 持续胎心监测
   B. 产妇的血压
   C. 产妇的心率

D. 产妇的氧饱和度

正确答案：A。宫内窒息是新生儿分娩时胎儿窘迫最常见的原因。在整个分娩过程中进行胎儿监测，有助于识别哪些胎儿可能有危险，发现胎儿窘迫，评价紧急治疗措施的效果。

当你正准备要置入硬膜外导管，患者诉突发的大量破水。你听到胎儿心率减到 90 次 / 分，胎心监测报告如下图所示。

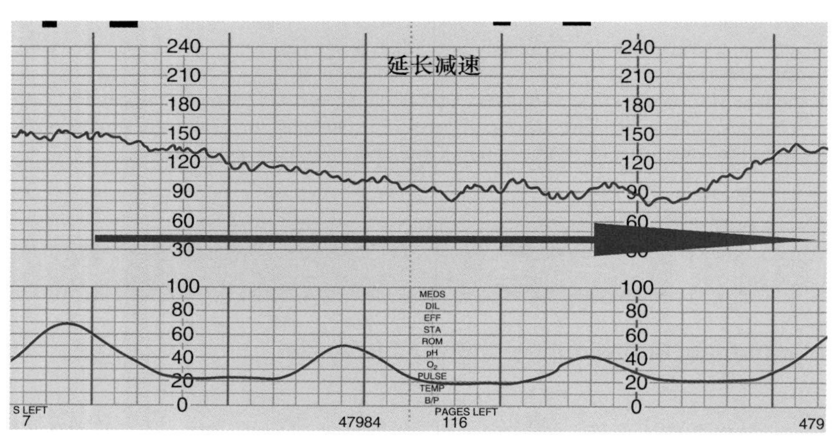

2. 考虑到母亲的病史和体格检查以及目前的临床情况，接下来**最好**的方法是?
   A. 将患者置于左侧卧位
   B. 吸氧
   C. 静脉补液
   D. 请产科医生快速进行阴道检查

正确答案：D。脐带脱垂为分娩并发症，发生率为 0.2% 至 0.6%。脐带脱垂后受压会迅速导致胎儿窒息。突发胎儿心动过缓或者胎心监测明显减速应该怀疑脱垂，体格检查后可确诊。

尽管紧急的治疗措施包括改变体位减少主动脉腔静脉压迫、补液或使用血管加压素纠正产妇低血压、补充氧供及通过停用催产素或者使用宫缩抑制剂减少宫缩都有帮助，接下来最重要的临床步骤是通过阴道检查确诊。

脐带脱垂有两种类型。**显性脐带脱垂**，脐带突出在胎先露之前并且经阴道检查可见或者可触及。**隐匿性脐带脱垂**，脐带下降到胎先露一侧，但是没有超过胎先露。

脐带脱垂的诱发因素包括脐带过长、胎位不正、低出生体重、多次分娩（超过 5 次妊娠）、多胎妊娠及人工破膜。

3. 阴道检查中，产科医生确认脐带脱垂，下一步管理措施是？

A. 使患者左侧卧位

B. 使患者处于膝胸位

C. 静脉给予硝酸甘油 50 ～ 100 μg

D. 侧卧位下安置硬膜外导管

正确答案：B。在准备分娩时，脐带脱垂常规的管理措施为，将脐带受到的压力减到最小。方法包括手工将胎先露部分推回盆腔、立即过度的头低足高位或者膝胸体位、膀胱内灌注液体和胃减压。除非宫颈完全扩张，能够立即完成自然分娩或者器械辅助分娩，大多数产科医生会选择紧急剖宫产。

4. 该产妇以膝胸位被推进手术室进行紧急剖宫产，同时产科住院医生正将胎头推回至盆腔。对该患者进行全麻诱导前应：

A. 30 ml 颗粒抗酸剂可以预防误吸综合征

B. 环状软骨压迫对活动性呕吐有效

C. 和非妊娠患者比较，诱导后血红蛋白氧饱和度下降更快

D. 困难插管的发生率是普通外科手术患者的两倍

正确答案：C。氧耗增加和腹内压增加导致功能残气量的降低，两者共同作用促使产妇在分娩期间出现氧合的快速下降。

Mendelson 提出剖宫产期间增加误吸风险的标准包括：低 pH

（< 2.5），胃容量超过 25 ml，吸入的液体中包括微颗粒物质。预防 Mendelson 综合征或误吸综合征，可联合使用非微粒抗酸剂如枸橼酸钠和甲氧氯普胺、H_2 受体拮抗剂。尽管有争议，环状软骨压迫对预防被动的反流可能有用。对活动性的呕吐，禁忌环状软骨压迫，因为呕吐和环状软骨压迫的联合作用可能会导致食管破裂。

肺内误吸入胃内容物和插管失败是全身麻醉导致产妇并发症和死亡的主要原因。产科患者困难插管的发生率是普通人群的许多倍，原因可能是产科患者体重增加和上呼吸道水肿等解剖改变的联合作用。这些因素增加 Mallampati 评分，使气管插管更加困难。目前大部分专家认同可视喉镜的出现可能减少了困难插管的可能性。由于缺乏准备，在紧急情况下插管困难仍然很常见。

应知应会

- 胎儿监测的重要性。
- 脐带脱垂的鉴别诊断。
- 脐带脱垂的管理。
- 产科患者全身麻醉的并发症。

推荐阅读

Holbrook BD, Phelan ST. Umbilical cord prolapse. *Obstet Gynecol Clin North Am.* 2013;40(1):1-14.

病例 5 合并小下颌、大舌体、重复晚期胎心减速但是无硬膜外镇痛的产妇

Michael A. Frölich，MD，MS，Mark Powell，MD

你的搭档被安排去给一位 25 岁足月妊娠的初产妇进行麻醉前

评估。该产妇21岁时行腹腔镜下腹股沟疝修补，术后出现咽喉疼痛和门齿缺损。此外，其他病史没有特殊。气道评估时，你的搭档注意到产妇小下颌、舌体肥大，左上中切牙缺损，悬雍垂不可见。讨论硬膜外操作的风险和获益后，该产妇不想接受硬膜外镇痛，希望自然分娩。

3小时后，患者因为反复晚期减速被推到手术室进行紧急剖宫产。10分钟后你被叫到手术室立即行动（STAT）。

1. 妊娠患者插管失败的风险是非妊娠患者的多少倍？
   A. 没有差异
   B. 两倍
   C. 四倍
   D. 四倍以上

正确答案：D。尽管气道技术已经取得重大进展，但自从20世纪80年代以来，妊娠人群插管失败的整体发生率只有很小的改变。产妇插管失败的发生率约为1：300，是普通人群（1：2330）的八倍。然而尚未报道，广泛应用视频喉镜和纤维支气管镜对整体插管失败率的影响。妊娠期的许多生理改变，如口咽和声带水肿也会使导致插管困难。产妇往往乳房较大，这很大程度上增加了将喉镜片置入口腔的难度。

2. 以下哪一项增加，会使产妇出现氧饱和度的快速下降？
   A. 每分通气量
   B. 功能残气量
   C. 氧耗
   D. 闭合容量

正确答案：C。妊娠期每分通气量增加接近50%。通气量增加的主要原因是潮气量的增加，而呼吸频率增加起到的作用较小。正常基线值上的过度通气会导致 $PaCO_2$ 降低和轻微的呼吸性碱中毒。

然而，每分通气量上升并不是妊娠期氧饱和度快速降低的原因。妊娠对闭合容量没有影响。由于妊娠期腹腔内压力的增加，会导致功能残气量**降低**约 20%。功能残气量通常低于闭合容量，这会导致动脉血分流和早期氧饱和度的降低。妊娠期氧耗量较基础值**增加**约 20%，这会导致氧饱和的快速下降。

3. 到达手术室后，你的搭档两次尝试直接喉镜，暴露等级都是Ⅳ级，此时，你尝试一次也没有成功。该患者的 SpO_2 开始下降，产科医生注意到胎心监测提示出现严重的胎儿窘迫。目前你还能够进行充分的面罩通气。你下一步的行动是：
   A. 唤醒患者并尝试椎管内麻醉
   B. 唤醒患者并行清醒纤支镜插管保护气道
   C. 置入一个可插管喉罩（LMA），压迫环状软骨，继续行剖宫产
   D. 行紧急气管切开

正确答案：C。通过患者的病史和体格检查就应该预料到该患者为一位困难气道患者，麻醉前评估需要将困难气道和插管失败的风险作为术前讨论的一部分。视频喉镜可能是这位患者的首选。使用硬膜外分娩镇痛可以达到满足外科手术需要的阻滞深度，避免了紧急剖宫产时采用全身麻醉。如果时间允许，椎管内麻醉也是一个合适的首选方法。然而，你的助手已经对患者实施了全麻诱导并且无法进行插管。由于必须考虑胎儿的安全，增加了产科患者困难气道管理的复杂性。目前的情况，胎儿存在严重的窘迫，必须马上进行分娩，以使胎儿得到最好的预后。这将会排除选项 A 和 B。如果没有发生胎儿窘迫，可以唤醒患者并且尝试改变麻醉方法。如果无法插管或面罩或喉罩也无法通气，则适合使用外科手段建立气道。但是，你可以使用面罩通气，所以最理想的选择是继续面罩通气或者置入一个喉罩，压迫环状软骨，并进行紧急剖宫产。

4. 成功置入可插管喉罩并且顺利娩出婴儿后，你们使用困难气道车进行纤支镜引导下气管插管。然后你们很轻松地建立了人工气

道，但是你注意到气管内有胃内容物。吸气压力从 20 cmH_2O 增加到 35 cmH_2O，双肺野听诊可闻及弥漫性哮鸣音。下列哪一项是最合适的下一步治疗措施?

A. 碳酸氢钠支气管灌洗

B. 吸引气道内胃内容物

C. 预防性使用 1 g 头孢曲松

D. 预防性使用 8 mg 地塞米松

正确答案：B。妊娠导致胃动力下降，并且妊娠子宫将胃和食管向上推挤移位，胃食管括约肌的机械性屏障作用减弱。由于妊娠期这些正常的生理改变，产妇具有反流的高风险。不管产妇的禁食禁饮状态，都应视为饱胃。所有操作之前，应预防性使用非颗粒状抗酸剂、H_2 离子阻滞剂和甲氧氯普胺，以增加胃液 pH 和胃动力。该患者存在困难插管，需要对无保护的气道进行较长时间的通气，导致了进一步的误吸风险。如果在咽喉部发现胃内容物，应把患者调整为头低足高位，充分吸引，如果患者无法保护气道则需要插管。建立保护性气道后，可以将纤维支气管镜插入气管导管，吸引气道内的胃内容物。对于该病例，患者已经气管插管，并且在气道内发现胃内容物，所以下一步就是吸引胃内容物。因为酸性 pH 相关的组织损伤即刻会出现，中和 pH 不会提供获益，反而会增加额外的液体，还可能会加重现有的缺氧。因为胃液无菌，不适合使用抗生素，甚至可能会产生选择耐药菌株。使用糖皮质激素病不能使反流误吸导致的急性肺损伤直接获益。

应知应会

- 妊娠人群气管插管失败的发生率。
- 妊娠患者氧饱和度快速下降的原因。
- 考虑胎儿窒息的改良困难气道处理流程。
- 误吸的管理。

推荐阅读

Practice guidelines for obstetric anesthesia: An updated report by the American Society of Anesthesiologists Task Force on Obstetric Anesthesia and the Society for Obstetric Anesthesia and Perinatology. *Anesthesiology.* 2016;124(2):270-300.

Lee AS, Ryu JH. Aspiration pneumonia and related syndromes. *Mayo Clin Proc.* 2018;93(6):752-762.

Mushambi MC, Jaladi S. Airway management and training in obstetric anaesthesia. *Curr Opin Anaesthesiol.* 2016;29(3):261-267.

Scott-Brown S, Russell R. Video laryngoscopes and the obstetric airway. *Int J Obstet Anesth.* 2015;24(2):137-146.

病例 6 合并慢性腰痛病史行宫颈环扎术的患者

Michael A. Frölich，MD，MS，Mark Powell，MD

你需要评估一位 32 岁，G3P0020（译者注：原文有误），妊娠 14 周的产妇，既往有因宫颈功能不全而反复流产的病史。她的宫颈检查结果变化迅速，计划进行紧急宫颈环扎术。患者有胃食管反流病（gastroesophageal reflux disease，GERD）、肥胖（体重指数＝42 kg/m^2）、临界高血压和慢性腰痛病史，目前每天两次口服美沙酮 30 mg 治疗，此外未使用其他药物。患者过去几天咳嗽咳痰，但无其他全身症状。1 年前，患者因椎间盘突出行腰椎椎板切除术和椎间盘切除术，但没有关于是否使用固定装置来稳定脊柱的信息。背部查体，有一条 3 英寸（约 7.62 cm）的中线瘢痕从 T12 延伸到 L2 棘突。气道检查显示颈部活动正常，张口度小，舌体肥大，仅硬腭可见。她的口腔温度为 99.2 ℉（译者注：37.3℃），血压为 143/87 mmHg，吸空气时 SpO_2 为 97%。

1. 该患者最合适的麻醉方式是什么？
   A. 使用丙泊酚深度镇静或全身麻醉进行宫颈环扎术
   B. 术前进行腰椎平片和胸部 X 线片检查，以确定是否存在植入物和排除肺炎。根据影像学检查结果制订麻醉计划
   C. 进行胸片和白细胞（WBC）计数检查。在腰椎手术瘢痕水平

以下进行蛛网膜下腔麻醉（腰麻）

D. 无须任何进一步评估，直接进行全身麻醉

正确答案：C。胸片和白细胞计数适用于咳嗽咳痰患者的术前检查。胸部X线片对胎儿的辐射极小，但腰椎平片的辐射会更大。腰椎X线片的平均辐射暴露量为1.7毫西弗（mSv），而标准胸片的平均辐射量为0.1毫西弗。此外，蛛网膜下腔阻滞可适用于有局限性背部手术史的患者，甚至也有报道用于有脊柱内固定的患者。因此，脊柱影像对于制订麻醉计划没有任何价值。

患者的胸部X线片无急性改变，白细胞计数为14 000/μl。实施腰麻，在L4～L5间隙抽出清亮的脑脊液后注射10 mg重比重的布比卡因。然而，20分钟后当外科医生尝试进行宫颈缝扎时，患者诉右侧疼痛难忍，可能出现了麻醉药物的单侧扩散。患者要求全身麻醉并拒绝进一步尝试任何区域麻醉。

2. 这种情况下最合适的麻醉选择是什么？

A. 用七氟烷进行面罩吸入麻醉

B. 清醒纤支镜插管的全身麻醉

C. 快速顺序诱导的全身麻醉

D. 用氯胺酮和丙泊酚深度镇静

正确答案：B。孕妇误吸的风险增加，需要使用带套囊的气管导管保护气道。多数专家认同，由于激素的作用会降低食管下段括约肌张力，因此妊娠中期误吸风险增加。患者GERD的病史，无论是否与妊娠有关，都是误吸的危险因素。由于只能看到硬腭，该患者气道Mallampati分级为Ⅳ级——普通喉镜喉部暴露困难的预测因素。因此，最合适的选择是清醒纤支镜插管。

患者在全身麻醉下手术进展顺利。然而，在使用1.5 MAC七氟烷和静脉注射150 μg芬太尼后，患者的血压为187/110 mmHg，

心率为 123 次 / 分。重复测量血压为 186/112 mmHg，心率为 125 次 / 分。

3. 鉴于这种临床情况，最合适的治疗方法是：
  A. 拉贝洛尔 20 mg 分次静脉注射
  B. 增加挥发性麻醉药至 2 MAC
  C. 肼苯哒嗪 10 mg 静脉注射
  D. 艾司洛尔 50 mg 静脉注射

正确答案：A。患者似乎麻醉深度充分。血压持续在严重高血压范围内的患者，需要进行降压治疗。四类静脉降压药的典型起效时间分别是肼屈嗪，10 ～ 20 分钟；拉贝洛尔，5 ～ 10 分钟；硝普钠，0.5 ～ 1 分钟；硝酸甘油，1 ～ 2 分钟和尼卡地平，5 ～ 15 分钟。在这些药物中，只有拉贝洛尔会降低心率。艾司洛尔使用后，有导致胎儿窘迫和新生儿心动过缓的报告，孕妇不推荐使用艾司洛尔。根据血流动力学表现，最好的治疗选择是分次静脉注射拉贝洛尔 20 mg。

在顺利完成环扎术后，患者立即拔管并转运到麻醉后监护室（PACU）。到达 PACU 时，她的血压为 142/87 mmHg，心率为 118 次 / 分，吸空气 SpO_2 为 98%。患者诉背部疼痛难忍（10 分的视觉模拟疼痛评分量表，评分为 9 分），说明她没有服用最后两剂美沙酮。她没有任何药物过敏。

4. 最合适的疼痛治疗方案是：
  A. 美沙酮 30 mg 静脉注射
  B. 每 10 分钟静脉注射 50 μg 芬太尼，PACU 中最大剂量为 250 μg。孕期停用美沙酮
  C. 丁丙诺啡 300 μg 静脉注射。可以进食后，继续口服美沙酮 30 mg，每天两次
  D. 每 15 分钟静脉注射 4 mg 吗啡，PACU 中最大剂量 30 mg。可以进食后，继续口服美沙酮 30 mg，每天两次

正确答案：D。该患者可能对阿片类药物耐受，在 PACU 中控制性给予更高的剂量是合适的。患者还必须恢复阿片类药物的维持治疗，以防止急性阿片类药物戒断，这可能会对产妇和胎儿有害。丁丙诺啡是一种混合性的阿片受体激动-拮抗剂，不推荐用于治疗急性疼痛。从美沙酮转换为丁丙诺啡，需要一个长期的治疗方案。静脉注射美沙酮的药效大约是长期口服维持剂量的 2 到 8 倍，对于每天口服 60 mg 美沙酮维持疗效的患者来说，静脉注射 30 mg 的剂量可能过大。一般来说，等效镇痛百分率最多是一种粗略的估计，因此，必须仔细考虑对所选的阿片类药物的个体化剂量。新阿片类药物的剂量滴定应缓慢完成，并行严密监测。然而，对于阿片类药物耐受的患者而言，静脉注射 250 μg 芬太尼可能是不够的。

应知应会

- 背部手术史患者的管理。
- 妊娠期间辐射暴露的注意事项。
- 妊娠期抗高血压治疗的选择。
- 阿片类药物耐受妊娠患者的治疗注意事项。

参考文献

Ballantyne JC. Opioids for the treatment of chronic pain: mistakes made, lessons learned, and future directions. *Anesth Analg*. 2017;125(5):1769-1778.
Hubbert CH. Epidural anesthesia in patients with spinal fusion. *Anesth Analg*. 1985;64:843.
Raymond BL, Kook BT, Richardson MG. The opioid epidemic and pregnancy: implications for anesthetic care. *Curr Opin Anaesthesiol*. 2018;31(3):243-250.
Sutter MB, Leeman L, Hsi A. Neonatal opioid withdrawal syndrome. *Obstet Gynecol Clin North Am*. 2014;41:317-334.
Too GT, Hill JB. Hypertensive crisis during pregnancy and postpartum period. *Semin Perinatol*. 2013;37:280-287.

病例7 合并慢性高血压和肥胖的重度先兆子痫的患者

Michael A. Frölich，MD，MS，Mark Powell，MD

一名36岁，G4P3，妊娠35.4周的孕妇，因急进性高血压和新发头痛，从门诊进入产房进行引产。妊娠23周时，患者被诊断为先兆子痫。患者既往史对原发性高血压、肥胖和妊娠合并先兆子痫具有重要意义。患者在家服用的药物包括每天两次200 mg的拉贝洛尔和一种孕妇维生素。患者今天在门诊测得的血压为185/118 mmHg，复测为187/112 mmHg。已完成入院前的实验室检查，目前结果未出。

1. 以下均为重度先兆子痫的诊断标准，**除外**：
   A. 血压170/115 mmHg，4小时后复测为165/108 mmHg
   B. 新发头痛
   C. 严重的持续性右上腹疼痛
   D. 蛋白尿5 g/d

正确答案：D。传统上，先兆子痫的诊断必须满足两个标准：（1）妊娠20周后新发的140/90 mmHg或更高的高血压；（2）蛋白尿≥300 mg/d。但是，在没有蛋白尿的情况下，有新发高血压和以下任何一种情况，都可以诊断先兆子痫：（1）血小板减少，计数小于100 000/μl；（2）急性肾损伤伴血清肌酐＞1.1 mg/dl，或无肾脏疾病的情况下血清肌酐水平翻倍；（3）肝功能受损，肝转氨酶水平升高至正常浓度的两倍或更高；（4）肺水肿；（5）神经系统或视觉症状。尽管传统上将先兆子痫患者分为轻度和重度两类，但应该注意的是，轻度先兆子痫与不良结局相关，美国妇产科学院妊娠高血压工作组建议用“无严重表现的先兆子痫”来代替。进一步增加风险并将患者归类为重度先兆子痫的情况包括两次间隔至少4小时的血压为160/110 mmHg及以上，或血压超过140/90 mmHg，同时达到上述任何一条标准，以及严重的、持续的右上腹或上腹痛。

由于研究表明尿蛋白量与患者预后之间的关系很小，因此蛋白尿量（如＞ 5 g/d）已从重度先兆子痫的标准中删除。

2. 以下哪项**不是**发生先兆子痫的危险因素？

A. 年龄＞ 40 岁

B. 吸烟

C. 肥胖

D. 首次妊娠

正确答案：B。先兆子痫的危险因素包括先兆子痫的病史、一级亲属具有先兆子痫病史、多胎妊娠、慢性高血压、肥胖、产妇年龄＞ 40 岁、首次妊娠和（或）糖尿病。吸烟可以降低先兆子痫的风险。

给予患者单次 20 mg 的拉贝洛尔静脉推注，放置 Foley 导管，20 分钟以上单次静脉注射 4 g 硫酸镁，然后以 2 g/h 静脉推注。4 小时以上的总尿量是 80 ml。患者被发现没有反应后，你被紧急呼叫到病房。护士说，患者开始诉脸发烫和呼吸困难，然后出现呼吸暂停。你控制患者的气道，开始机械通气，并安排急查患者的血清镁浓度。

3. 你预计该患者的血清镁水平是多少？

A. 1 mEq/L

B. 5 mEq/L

C. 10 mEq/L

D. ＞ 10 mEq/L

正确答案：D。正常的血清镁浓度在 1.5 到 2.5 mEq/L 之间。预防先兆子痫的癫痫时，治疗浓度在 4 到 6 mEq/L 之间。当镁浓度为 10 mEq/L 时，深部腱反射消失。当浓度达到 15 mEq/L 时，患者会出现呼吸暂停，而浓度≥ 20 mEq/L 时，患者会出现心搏停止和心血管衰竭。

4. 该患者血清镁超过治疗浓度的可能原因是什么？

A. 用药错误

B. 急性肝衰竭

C. 急性肾损伤

D. 与拉贝洛尔的药物相互作用

E. A 和（或）C

正确答案：E。由于镁主要由肾脏排泄，因此急性或慢性肾功能不全的患者使用硫酸镁时应小心，镁可能蓄积达到中毒浓度。这位患者患有严重的先兆子痫并且尿量减少。虽然患者当时没有实验室数据来确诊，但严重先兆子痫合并少尿提示急性肾损伤。最后，在卫生系统中调查不良后果的人士认识到，用药错误比我们愿意承认的情况更为普遍。

5. 以下哪种药物可以治疗硫酸镁中毒？

A. 钙

B. 阿托品

C. 肾上腺素

D. 异丙肾上腺素

正确答案：A。钙（1 g 葡萄糖酸钙或 300 mg 氯化钙）静脉注射可以拮抗硫酸镁的毒性。然而，这并不能消除循环中的镁。对于肾功能正常的患者，也可以静脉补液和使用袢利尿剂。对于肾衰竭和镁中毒引起严重不良反应的患者，应考虑肾脏替代治疗。在患者病情平稳之前，可能需要机械通气和心血管支持。

患者现在的血压为 200/120 mmHg，而且胎心监测发现反复性晚期减速。患者在全身麻醉下紧急剖宫产分娩。切皮前静脉注射予拉贝洛尔 20 mg、丙泊酚 120 mg、罗库溴铵 50 mg，吸入 1.6% 七氟烷和 100% 氧气。本次剖宫产手术并不复杂。手术操作的最后 1 小时，患者的呼吸非常微弱，肌松监测到 4 个成串刺激（TOF）为零。

6. 患者撤机失败的可能原因是什么?

A. 出血性卒中

B. 假胆碱酯酶缺乏症

C. 镁中毒

D. 低血糖

正确答案：C。虽然出血性卒中和低血糖应该纳入苏醒延迟的鉴别诊断，但这两种诊断本身都不会导致肌松监测到的 TOF 为 0。镁会减少神经纤维乙酰胆碱的释放和运动终板对乙酰胆碱的反应。硫酸镁可增强琥珀胆碱和非去极化肌松药的作用。即使是小剂量的镁也会显著增强神经肌肉的阻滞作用。患者使用的是罗库溴铵而非琥珀胆碱，因此，假性胆碱酯酶缺乏是不正确的。

应知应会

- 轻度和重度先兆子痫的诊断标准及危险因素。
- 镁中毒和治疗。
- 镁对肌肉松弛剂的增强作用。

参考文献

Frawley P, Butterworth JF 4th. Do antiarrhythmic doses of magnesium potentiate vecuronium? *Nurse Anesth*. 1992;3(1):8-13.

Roberts JM, August PA, Gaiser RR, et al. Hypertension in pregnancy: Report of the American College of Obstetricians and Gynecologists' Task Force on Hypertension in Pregnancy. *Obstet Gynecol*. 2013;122:1122-1131.

病例 8 合并 HIV 的妊娠患者

Michael A. Frölich，MD，MS，Mark Powell，MD

一名 26 岁的初孕妇由于新近诊断人类免疫缺陷病毒（HIV）感染，在高危产科麻醉门诊进行评估。该患者在第一次产前检查时被诊断出感染了 HIV。最新的实验室检查显示 CD4 计数为 680 个 / mm^3，病毒载量为 220 copies/ml。药物治疗为每天服用的拉米夫定–齐多夫定片和洛匹那韦–利托那韦片。患者怀孕 32 周，没有感染 HIV 的症状。

1. 她担心婴儿感染 HIV 的风险。鉴于她目前的临床情况，你告诉她 HIV 传播的风险是：
   A. 2%
   B. 10%
   C. 20%
   D. 25%

正确答案：A。如果患者在妊娠和分娩期间没有接受抗病毒治疗，垂直传播的风险约为 25%。如果母亲在妊娠和分娩期间服用齐多夫定，并在出生后的前 6 周用于新生儿，这种风险会降低至 5% 至 8%。对于分娩时病毒载量为 1000 copies/ml 或更低的患者，风险会进一步降低至 2% 或更低。

2. 患者担心顺产会增加婴儿感染的风险，要求剖宫产。能从择期剖宫产获益的病毒载量是多少？
   A. 250 copies/ml
   B. 500 copies/ml
   C. 1000 copies/ml
   D. 1500 copies/ml

正确答案：C。美国妇产科医师学会（The American College of Obstetricians and Gynecologists，ACOG）产科实践委员会建议病毒载量为 1000 copies/ml 或更高的患者进行剖宫产会潜在获益，以降低垂直传播给新生儿的风险。尽管在大多数情况下不应在孕 39 周之前进行剖宫产，但 ACOG 支持 HIV 感染者早期（孕 38 周）剖宫产，以减少自然分娩和破膜的可能性。在子宫收缩时母体–胎儿的微量输血以及分娩时通过宫颈阴道的分泌物，会增加胎儿感染的风险。应权衡减少胎儿传播的获益与择期剖宫产并发症增加的风险，尤其是 CD4 细胞计数低的患者。

3. 患者对分娩时的疼痛感到焦虑，希望接受最有效、最安全的镇痛方式。由于她的 HIV 状态，您建议患者接受：
   A. 根据需要静脉注射哌替啶
   B. 芬太尼自控静脉镇痛
   C. 瑞芬太尼自控静脉镇痛
   D. 硬膜外联合布比卡因–芬太尼镇痛

正确答案：D。目前，关于接受椎管内麻醉的 HIV 患者神经系统或感染并发症的数据有限。有报告表明，对 HIV 感染者进行椎管内麻醉是安全的；然而，所有研究对象都是处于 HIV 感染早期阶段的相对健康的患者，而不是晚期疾病的患者。HIV 感染者的一个主要挑战是椎管内麻醉后的随访，因为大多数神经系统症状与麻醉无关。大约 90% 的 HIV 患者在尸检时发现神经系统病理改变。神经系统并发症，例如无菌性脑膜炎、慢性头痛或多发性神经病，通常会错误地与硬膜外或蛛网膜下腔阻滞相关联。此外，一些抗逆转录病毒药物会导致神经毒性。在详细询问病史和体格检查，排除神经系统疾病后，可以适当地讨论硬膜外置管以控制分娩期间疼痛的风险和获益。因为，与静脉注射阿片类镇痛药相比，该方法能提供更好的镇痛效果。应仔细记录所有既往已经存在的神经系统症状和体征，以便为术后随访提供神经功能基线水平。

4. 第 37 周的实验室检查显示病毒载量为 240 copies/ml，CD4 计数为 660 cells/mm^3。该患者计划在孕 39 周时进行引产。她现在正在准备分娩和引产。在建立静脉通路时，护士不小心被患者血液污染的 18 号静脉针刺伤。血清转阳的风险是：
   A. 0.2%
   B. 2%

C. 12%

D. 20%

正确答案：A。被 HIV 感染的血液针刺伤的从业者发生血清感染的风险极低，约为 0.2% 至 0.3%。丙型肝炎的风险约为 2%，乙型肝炎的风险约为 20%。某些因素会增加风险，包括大口径针刺伤、深部伤害、设备上有可见的血液、HIV 感染者动静脉置管过程、急诊手术以及在 2 个月内因获得性免疫缺陷综合征而死亡的患者的血液暴露。尽管没有前瞻性研究可以证实其疗效，但在暴露后 4 小时内预防性使用齐多夫定似乎具有保护作用。

5. 齐多夫定给药后，开始输注催产素。不久，你的同事被要求进行硬膜外分娩置管。在硬膜外穿刺时，你的搭档意外进入了蛛网膜下腔，伴脑脊液流出。硬膜外导管穿入蛛网膜下腔，用于分娩镇痛。分娩并不复杂。产后，患者被诊断为硬膜穿刺后头痛（post-dural puncture headache，PDPH）。在产后 2 天通过静脉补液、咖啡因和口服镇痛药失败后，患者需要进一步治疗。在与患者讨论治疗方案时，你：

A. 建议她继续保守治疗，因为头痛会在 24 小时内消退

B. 建议不进行进一步治疗，因为头痛会在 24 小时内消退

C. 告诉她，由于中枢神经系统有感染 HIV 的风险，禁用血补丁

D. 血补丁治疗

正确答案：D。在这种情况下，在保守治疗 24 小时后，可以与患者讨论侵入性和疗效确切的硬膜外血补丁疗法。在中枢神经系统中用 HIV 血液填充应该是没有问题的，因为中枢神经系统的病变发生在感染的最初几个月内。尽管缺乏血补丁治疗 HIV 感染者 PDPH 的数据，但一项针对 9 名患者在手术后 6 个月至 2 年时间内进行的小型研究显示，血补丁不会引起并发症。因此，对于保守治疗失败的 PDPH 患者，在讨论风险和获益后，血补丁将是一种合适的治疗选择。

应知应会

- 分娩期间 HIV 经母婴垂直传播的风险，以及降低这种风险的治疗方法。
- HIV 感染者进行中枢操作的风险。
- HIV 污染的血液针刺伤从业者后，血清转阳的风险。

参考文献

ACOG Committee Opinion No. 751 Summary: Labor and delivery management of women with human immunodeficiency virus infection. *Obstet Gynecol.* 2018;132(3):803-804.

Gronwald C, Vowinkel T, Hahnenkamp K. Regional anesthetic procedures in immunosuppressed patients: Risk of infection. *Curr Opin Anaesthesiol.* 2011;24(6):698-704.

Lima YA, Cardoso LP, Reis MN, Stefani MM. Incident and long-term HIV-1 infection among pregnant women in Brazil: Transmitted drug resistance and mother-to-child transmission. *J Med Virol.* 2016;88(11):1936-1943.

Nwaiwu CA, Egro FM, Smith S, et al. Seroconversion rate among health care workers exposed to HIV-contaminated body fluids: The University of Pittsburgh 13-year experience. *Am J Infect Control.* 2017;45(8):896-900.

病例 9 没有静脉通路且肥胖的急诊剖宫产患者

Michael A. Frölich，MD，MS，Mark Powell，MD

你被呼叫去评估一名 32 岁、G4P3 的患者，因反复晚期减速而接受急诊再次剖宫产。患者 30 分钟前出现宫缩痛。既往史包括两次剖宫产、病态肥胖、原发性高血压、阻塞性睡眠呼吸暂停（obstructive sleep apnea，OSA）和右股静脉血栓形成，目前正在使用依诺肝素。患者最后一次注射依诺肝素为 4 小时前。患者身高 64 英寸（译者注：约 162 cm），体重 165 kg，体重指数为 62 kg/m^2。生命体征为血压 165/102 mmHg，脉搏 106 次 / 分，呼吸频率 22 次 / 分，吸空气 SpO_2 为 93%。在气道检查发现，患者颈部粗大，张口度差，牙齿完整，气道 Mallampati 分级Ⅳ级。护士无法建立外周静脉通路或进行静脉切开，以进行常规实验室检查。

1. 最合适的下一步措施是：
   A. 前往手术室，进行吸入诱导
   B. 吸氧，将患者置于左侧倾斜位置，并在超声引导下置入右颈内静脉导管
   C. 吸氧，将患者置于仰卧位并行置入左侧股静脉导管
   D. 口服补液以利于外周静脉穿刺置管

正确答案：B。行剖宫产之前必须建立静脉通路，以便抽血进行实验室检查，提供静脉给药途径以及在术中或术后需要紧急大规模的抢救。尽管这是一个紧急情况，但在手术室内进行吸入诱导可能是灾难性的。患者有导致插管困难和面罩通气困难的多种危险因素，包括妊娠、张口度小和病态肥胖。尽管术前禁食状态，产妇仍有很高的误吸风险。没有静脉通路时进行吸入诱导会将患者置于麻醉相关并发症的巨大风险中，包括死亡。恰当的处理是维持母体氧供，将患者置于左侧倾斜位置以减轻主动脉–下腔静脉压迫，来恢复胎儿的正常动脉血氧分压。解除腔静脉压迫，将增加静脉回流并可能纠正产妇低血压，增加主动脉血流将会改善子宫灌注。股静脉置管不是该患者中心静脉通路的首选原因有许多：股静脉置管时的仰卧位可能会导致腔静脉受压，而患者的体型可能会使置管困难且无法消毒。锁骨下入路也是放置中心静脉导管的一个合理入路。也可以在超声引导下在外周置入大口径的静脉通道。口服补液不会立即改善外周静脉置管的条件，但会进一步增加误吸风险。

2. 经过上述操作，反复晚期胎儿减速有所好转；然而，患者产程仍在进展，产科医生要求继续剖宫产。血液已送至实验室，正在进行检查。你选择的麻醉方法是：
   A. 硬膜外阻滞
   B. 蛛网膜下腔阻滞
   C. 腰硬联合阻滞
   D. 清醒纤支镜插管全身麻醉

正确答案：D。由于存在脊髓血肿的风险，美国区域麻醉和疼痛医学学会建议在接受预防性剂量的依诺肝素后12小时内和全剂量的依诺肝素后24小时内不要放置硬膜外或蛛网膜下腔导管。如果患者不能延迟到最后一次注射依诺肝素24小时后，则适合行全身麻醉。在这种情况下，清醒纤支镜插管是一种合适的气道管理技术，因为患者面临面罩通气困难、插管失败、血氧迅速下降和误吸的风险。

3. 对气道进行充分的局部麻醉后，你可以使用纤支镜进行气管插管。以下哪个感觉神经支配杓状肌？
   A. 喉返神经
   B. 喉上神经，内支
   C. 喉上神经，外支
   D. 舌咽神经

正确答案：B。喉上神经内支支配会厌后表面以及会厌和声带之间的结构（包括杓状肌）的感觉。喉返神经支配声带水平以下气道的感觉，并支配除环甲肌以外的所有喉内肌的运动，环甲肌由喉上神经的外支支配。喉上神经外支只支配运动。舌咽神经支配会厌的前表面和会厌上方结构的感觉，包括会厌谷、咽壁、扁桃体和舌后三分之一。

术后，患者拔管并转入恢复室。20分钟后，你被呼叫去评估患者的术后疼痛情况。患者嗜睡，但能进行口头交流且适当地做出反应。她告知有中度切口疼痛。患者的生命体征是血压158/90 mmHg，脉搏106次/分，呼吸16次/分，以及鼻导管吸氧2升/分时SpO_2 90%。

4. 此时最合适的静脉镇痛药是：
   A. 在氧饱和度改善之前不使用镇痛药
   B. 吗啡2 mg

C. 芬太尼 100 μg

D. 酮咯酸 30 mg

正确答案：D。尽管患者嗜睡，但她对言语有反应，并能自诉切口部位有中度疼痛。应优先控制患者的术后疼痛。然而，她确实有 OSA 的病史，目前鼻导管吸氧饱和度偏低。OSA 患者发生呼吸不良事件的风险增加，应谨慎使用阿片类镇痛药。如果不存在禁忌证，非甾体抗炎药（NSAID），如酮咯酸，是术后急性疼痛控制的一线治疗，因为它们与呼吸抑制或嗜睡无关。出于同样的原因，在这种情况下，静脉注射对乙酰氨基酚是另一种非常好的镇痛选择。区域麻醉（如腹横肌平面阻滞）是术后呼吸不良事件高风险的 OSA 患者的理想选择。

应知应会

- 主动脉–腔静脉压迫的含义和左侧倾斜卧位的重要性。
- 椎管内麻醉和依诺肝素的用药指南。
- 气道的感觉神经支配。
- OSA 患者的疼痛治疗。

推荐阅读

Frölich MA. Obstetric anesthesia. In: Butterworth IV JF, Mackey DC, Wasnick JD, eds. *Morgan & Mikhail's Clinical Anesthesiology*, 6th ed. New York, NY: McGraw-Hill Education; 2018:861-896.

参考文献

Chung F, Memtsoudis SG, Ramachandran SK, et al. Society of Anesthesia and Sleep Medicine guidelines on preoperative screening and assessment of adult patients with obstructive sleep apnea. *Anesth Analg.* 2016;123(2):452-473.

Leffert LR, Dubois HM, Butwick AJ, et al. Neuraxial anesthesia in obstetric patients receiving thromboprophylaxis with unfractionated or low-molecular-weight heparin: A systematic review of spinal epidural hematoma. *Anesth Analg.* 2017;125(1):223-231.

Netter FH. *Atlas of Human Anatomy*, 3rd ed. Teterboro: Icon Learning Systems; 2003:58.

第 35 章
小儿麻醉

叶茂　谭灵灿　译　罗贞　校

病例 1　两兄妹吸入诱导

Jason Noble，MD

两兄妹安排在同一天行外科手术。较小者是 1 岁的女孩，因复发性中耳炎，拟行鼓膜切开术。既往有反流性食管炎病史，但是在近 3 个月没有相关症状和体征。患儿体重 10 kg，入室生命体征为 BP 83/52 mmHg、HR 116 次 / 分、R 27 次 / 分、SpO_2 97%。较大者是 12 岁的男孩，因慢性鼻窦炎拟行腺样体切除术。患儿体重 44 kg，入室生命体征为 BP 94/62 mmHg、HR 85 次 / 分、R 22 次 / 分、SpO_2 98%。两名患儿都是足月出生，均无睡眠呼吸障碍或者其他呼吸异常。两名患儿在手术当天早上起床后饮水，均在术前 4 小时。

两名患儿均采用相同浓度七氟烷混合氧气进行吸入麻醉诱导，诱导过程中均无并发症发生。

1. 以下哪项是 1 岁患儿比 12 岁患儿意识消失更快的原因？
   A. 婴儿的体重更轻，诱导所需的七氟烷总量也更少
   B. 以每千克体重计算，婴儿的解剖无效腔更少
   C. 婴儿的功能残气量（functional residual capacity，FRC）更少
   D. 婴儿七氟烷的血 / 气分配系数更大
   E. A、B 和 C

正确答案：C。由于生理和解剖差异，新生儿和婴儿吸入麻醉诱导时间比成人和较大的儿童更短。新生儿和婴儿的功能残气量相对较少，每分通气量相对较大。因此，肺泡气体交换更快、肺泡中吸入麻醉药浓度升高更迅速。婴儿的心输出量中有更高的百分比直接流向血供丰富的器官，从而使麻醉药物更快地输送到中枢神经系统。在更年幼的患儿中，麻醉药物的血 / 气分配系数降低而不是升高。这意味着血液中溶解的麻醉药物更少，肺泡中药物分压上升更快。所有这些特性导致婴儿脑组织中药物浓度上升更快。

当挥发性麻醉药物在脑组织中达到一定浓度时就会产生麻醉作用。麻醉药物起效的速度是由肺泡气体中药物浓度上升的速度决定的，而不是麻醉药物的给药速度。在所有年龄段患儿中，以每千克体重计算的解剖肺死腔量是相似的。

两名患儿在麻醉诱导后血压均下降。尽管患儿呼气末七氟烷浓度相同，1 岁患儿血压较基础值变化更明显。

2. 这种差异最可能的原因是：
   A. 婴儿的心脏对七氟烷的抑制作用更敏感
   B. 七氟烷导致婴儿交感神经张力下降更明显
   C. 婴儿心率下降更明显
   D. 尽管肺泡中七氟烷浓度相似，但婴儿麻醉深度更深

正确答案：A。由于多种原因，新生儿和婴儿的血压对挥发性麻醉药物特别敏感。未成熟心肌本身对麻醉药物的直接抑制作用更为敏感。婴儿和儿童的交感神经系统和压力感受器反射尚未发育完善。因此，依赖交感神经系统的代偿机制，如心动过速和全身血管收缩，在婴儿中效果较差。副交感神经系统在婴儿中是相对无阻碍的，因此，在该人群中，心动过缓比心动过速更危险，心动过缓可导致心搏骤停。

未发育成熟的心脏顺应性较差，这意味着当需要增加心输出量时其增加每搏量的能力有限。因此，心输出量的增加几乎完全依赖

于心率增加以适应机体需求（在没有低血容量的前提下）。在新生儿和婴儿中，心室充盈时间的变化（由心率变化引起）通常不会影响心输出量。

与成人相比，婴儿和儿童的卤化麻醉药最低肺泡有效浓度增加。只有七氟烷的最低肺泡有效浓度在婴儿中低于新生儿。

两名患儿在手术期间均保留自主呼吸。在手术开始之前，婴儿的呼气末二氧化碳浓度高于年龄更大的哥哥。

3. 对此的哪种解释最有可能是正确的？
   A. 婴儿肺顺应性的增加导致更严重的肺不张
   B. 年龄越大的患儿潮气量越大，从而肺泡通气量越大
   C. 婴儿膈肌和呼吸辅助肌力量薄弱，导致通气效率较低
   D. 婴儿的二氧化碳分压基线值更高
   E. A 和 B 均正确

正确答案：C。新生儿和婴儿有以下几个特点可能导致全身麻醉期间的氧合和通气问题。肺直到学龄前期才完全发育成熟。在婴儿和新生儿中，肺泡较少而且小，气道也比较小。除了直接影响气体交换和减少功能残气量外，也会降低肺顺应性和增加气道阻力。所有这些因素都会增加呼吸做功。

与年龄较大的儿童和成人相比，呼吸做功对婴儿和新生儿更重要。婴儿和新生儿呼吸肌Ⅰ型纤维相对较少，因此这些肌肉更容易疲劳。与成年人相比，这些肌肉对抗胸廓的机械效率也较低。在年幼的儿童，肋骨更偏向水平方向，这意味着肌肉收缩时无法有效地扩大胸腔容积。肋骨还含有更多的软骨，使胸壁更柔软。因此，吸气时胸壁向内塌陷，进一步降低了肌肉扩张胸腔的能力。

正是这些因素的共同作用，而不是肺顺应性的增加，导致婴儿在麻醉期间出现更严重的肺不张。类似于解剖无效腔量，潮气量以每千克体重计算在整个生命过程中保持接近。在新生儿和婴儿中，低氧和高碳酸血症的呼吸驱动发育不良；在该患者群体中，低氧或

高碳酸血症都可能导致呼吸抑制而非促进呼吸。

应知应会

- FRC 在不同年龄段的差异。
- 挥发性麻醉药物抑制左心室功能在不同年龄段的差异。
- 呼吸做功和呼吸肌疲劳在不同年龄段的差异。

参考文献

Cote CJ, Lerman J, Anderson B. *A Practice of Anesthesia for Infants and Children*. 6th ed. Philadelphia, PA: Elsevier; 2018.

Davis PJ, Cladis FP. *Smith's Anesthesia for Infants and Children*. 9th ed. Philadelphia, PA: Elsevier; 2016.

病例 2 斜视手术中突发心动过缓

Linh T. Nguyen，MD

你被安排麻醉一名拟行择期斜视手术的健康男孩，年龄 10 岁、体重 32 kg。术前生命体征显示，BP 110/65 mmHg、HR 90 次 / 分、R 20 次 / 分、吸空气 SpO_2 99%。进行标准 ASA 监测后，静脉注射丙泊酚 100 mg、罗库溴铵 20 mg、芬太尼 150 μg，顺利麻醉诱导并气管插管。全身麻醉以七氟烷维持，使用 50% 空气和 50% 氧气的混合气体。手术开始 15 分钟后，当外科医生收缩牵拉眼内直肌时，你注意到心率突然下降至 40 次 / 分，同时伴有血压下降。

1. 生命体征改变最可能的原因是什么？

   A. Bezold-Jarisch 反射

   B. 眼心反射

   C. Bainbridge 反射

   D. Cushing 反射

正确答案：B。1908 年，Bernard Aschner 和 Giuseppe Dagnini 在不同的出版物中首次描述了眼心反射（oculocardiac reflex，OCR）。OCR 由牵拉眼球外肌和（或）对眼球施加压力引起，最常见的表现是突然发作的心动过缓。然而，这种反射也可能导致心脏停搏或心律失常，如节律异常或心室颤动。据报道，斜视手术中 OCR 的发生率在 32% 到 90% 之间。

OCR 的传入通路由睫状神经组成，经三叉神经眼支（第 V 对脑神经）到达三叉神经节。然后，这些纤维与进入髓质中的三叉神经的主要感觉核的纤维形成突触。短的中间纤维将三叉神经的主要感觉核连接到迷走神经（第 X 对脑神经）的运动核。反射的传出通路由支配心脏窦房结的迷走神经运动核的神经纤维组成。

刺激三叉神经的上颌或下颌支也可引起反射性心动过缓、心律失常或心脏停搏。这种现象在颅底手术中被报道过，包括桥小脑角肿瘤切除术中、颌面部手术在颞下颌关节处的操作时或面部骨折修复术中都有报道。这种反射被称为三叉神经反射。

Bezold-Jarisch 反射是指由于心脏前负荷迅速下降引起心室壁机械敏感受体激活，从而导致心动过缓、低血压和外周血管舒张三联征。据推测，这种反射可能是在全脊麻、快速失血、高重力特技动作时突发心动过缓或心脏停搏的原因，在使用硝酸甘油后也偶有发生。

Bainbridge 反射，也称为心房反射，其特征是由于刺激心房牵张感受器，随着中心静脉压力升高而导致心率加快。

Cushing 反射是指颅内压增高引起的心动过缓、高血压和不规则呼吸，预示着可能即将发生脑疝。

2. 此时，应该如何处理？
   A. 静脉注射麻黄碱
   B. 静脉注射阿托品
   C. 要求外科医生停止手术操作
   D. 不做任何处理，继续观察

正确的答案：C。在斜视手术中，处理OCR的第一步是要求外科医生立即停止眼部操作——在这个病例中，是停止对眼内肌的牵拉。通常只需去除刺激即可解决心动过缓或心律失常。不能选择只观察不处理，因为持续的牵拉可能会引起致命的心律失常和（或）心脏停搏。

在最近的一项研究中，全麻斜视手术期间心脏停搏的发生率为0.1%（3628例手术中有4例）。4例心脏停搏的患者停止牵拉后，心率均恢复至牵拉前。在心率恢复后静脉注射阿托品，手术顺利进行（Min and Hwang，2009）。

在这个病例中，心动过缓和由此产生的低血压的生理机制涉及迷走神经的刺激。因此，迷走神经阻滞剂被用于眼心反射的治疗。麻黄碱通常用于全麻中治疗低血压；然而，麻黄碱不具有抗胆碱能特性，并不是治疗OCR的首选药物。

3. 以下哪些因素会增加发生眼心反射的可能性？
   A. 低氧血症
   B. 阿片类药物
   C. 高碳酸血症
   D. 以上所有

正确答案：D。低氧血症、高碳酸血症和阿片类药物的使用增加了眼心反射的可能性。右美托咪定是一种选择性的 α_2 肾上腺素受体激动剂，常用于儿童斜视手术中，以避免出现苏醒期躁动，当以静脉推注形式给药时也能预防OCR的发生（Arnoldet al.，2018）。快速起效的阿片类药物对眼心反射的促进作用强于缓慢起效的阿片类药物。与舒芬太尼或芬太尼相比，瑞芬太尼的促进作用最强（Arnold et al.，2004）。

4. 下列哪项是正确的？
   A. 球后阻滞对预防眼心反射是有效的
   B. 斜视手术中不应常规静脉使用抗胆碱能药物预防眼心反射

C. 反复刺激会引起眼心反射疲劳

D. 静脉注射阿托品比静脉注射格隆溴铵更能预防 OCR 导致的心动过缓

正确答案：C。反复刺激后眼心反射会疲劳。球后阻滞对预防 OCR 无效，有报道在接受过或正在接受球后阻滞的患者中出现窦性停搏。据报道，在接受斜视手术的患儿中，预防性使用抗胆碱能药物可将 OCR 的发生率从 90% 降低到 50% 以下。虽然阿托品和格隆溴铵在预防 OCR 方面同样有效，但格隆溴铵引起的心动过速较少。静脉注射比肌内注射更有效（Mirakhur et al.，1982，1986）。

应知应会

- 眼心反射的传入和传出通路。
- 眼心反射导致心动过缓的处理原则。
- 诱发或促进眼心反射的因素。
- 球后阻滞和静脉注射抗胆碱能药物预防眼心反射的有效性。

推荐阅读

Butterworth IV JF, Mackey DC, Wasnick JD, eds. Anesthesia for ophthalmic surgery. In: *Morgan & Mikhail's Clinical Anesthesiology*. 6th ed. New York, NY: McGraw-Hill Education; 2018:773-786.

参考文献

Arnold RW, Biggs RE, Beerle BJ. Intravenous dexmedetomidine augments the oculocardiac reflex. *J AAPOS*. 2018:22(3):211-213.e1.

Arnold RW, Jensen PA, Kovtoun TA, Maurer SA, Schultz JA. The profound augmentation of the oculocardiac reflex by fast acting opioids. *Binocul Vis Strabismus Q*. 2004;19:215-222.

Campagna JA, Carter C. Clinical relevance of the Bezold-Jarisch reflex. *Anesthesiology*. 2003;98:1250-1260.

Crystal GJ, Salem RM. The Bainbridge and the "reverse" Bainbridge reflexes: History, physiology, and clinical relevance. *Anesth Analg*. 2012;114:520-532.

Lubbers HT, Zweifel D, Gratz KW, Kruse A. Classification of potential risk factors for trigeminocardiac reflex in craniomaxillofacial surgery. *J Oral Maxillofac Surg*. 2010;68:1317.

Min SW, Hwang JM. The incidence of asystole in patients undergoing strabismus surgery. *Eye*. 2009;23:864-866.

Mirakhur RK, Jones CJ, Dundee JW, Archer DB. IM or IV atropine or glycopyrrolate for the prevention of oculocardiac reflex in children undergoing squint surgery. *Br J Anaesth.* 1982;54:1059-1063.

Mirakhur RK, Shepherd WFI, Jones CJ. Ventilation and the oculocardiac reflex. Prevention of oculocardiac reflex during surgery for squint: Role of controlled ventilation and anticholinergic drugs. *Anaesthesia.* 1986;41:825-828.

Schaller B, Cornelius JF, Prabhakar H, et al. The trigeminocardiac reflex: An update of the current knowledge. *J Neurosurg Anesthesiol.* 2009;21:187.

Waldschmidt B, Gordon N. Anesthesia for pediatric ophthalmologic surgery. *J AAPOS.* 2019;23(3):127-131.

病例 3 扁桃体切除术后在 PACU 发生出血

Nischal K. Gautam，MD

你被叫至麻醉复苏室（PACU）评估一名 10 岁 74 kg 的 21 三体综合征男性患儿，患儿刚刚接受了扁桃体和腺样体切除术。患儿此刻烦躁不安、情绪激动，并拔出了静脉导管。脉搏血氧饱和度波形较差，间断显示心率 65 次 / 分，吸空气时 SpO_2 90%。血压袖带测得平均动脉压为 45 mmHg。术前评估显示患儿曾行完全性心内膜垫缺损修补术，并因完全性房室传导阻滞安置了心脏起搏器。起搏器在术前已被重新设定为非同步模式。术中麻醉记录患儿在吸入诱导期间发生了喉痉挛，静脉注射丙泊酚和罗库溴铵后缓解。随后的气管插管顺利无损伤。手术持续 40 分钟，术中使用七氟烷维持麻醉，静脉输注乳酸钠林格液 300 ml。手术结束时，在“深麻醉”拔管前静脉给予患儿吗啡 3 mg。

1. 此时，以下所有措施哪一项是**错误**的：
   A. 吸氧
   B. 检查口咽部
   C. 静脉注射适当剂量的丙泊酚或肌注氯胺酮使患者深度镇静，以便检查和处理
   D. 建立静脉通路或骨内通路

正确答案：C。扁桃体切除术后的患儿躁动的原因有很多。全身麻醉苏醒后30分钟内出现的谵妄与控制不佳的肢体运动、定向障碍以及对护理措施、护理人员和刺激的异常反应有关。然而，在将术后定向障碍诊断为苏醒期谵妄之前，有必要进行快速的初步检查，以寻找其他引起烦躁和躁动的常见原因，例如疼痛、低氧血症和血容量不足。上述每一项都可能单独或同时存在从而混淆临床情况。该患儿因低氧血症和低血压而烦躁不安，临床症状和体征提示因补液不足、出血和（或）心肺功能受损导致血容量不足。未经诊断和未确保气道安全的深度镇静可能加速心血管衰竭。

患者被轻轻束缚后，在检查口咽时发现大量血液，外科团队决定在麻醉下检查口鼻咽。立即将患儿送返手术室，此时患儿呈嗜睡状，呼吸频率为46次/分。心电图显示心率65次/分，心律规则。面罩吸氧6 L/min，脉搏血氧饱和仪显示SaO_2为90%。

2. 以下**除外**哪一项外是适合该患儿的后续步骤：
   A. 按压环状软骨进行快速顺序诱导/插管
   B. 检测血细胞比容，送检血样检测血型和交叉配型
   C. 将磁铁贴在起搏器上
   D. 考虑血管造影

正确答案：C。扁桃体切除术后立即发生大出血（< 24 h）是罕见的（发生率< 1%），但可能后果严重。儿童腺样体扁桃体切除术后发生原发性出血的麻醉管理问题包括贫血、血容量不足和大量隐匿的胃内血液。在此病例中，21三体综合征（可能存在寰枢椎不稳定）、肥胖和起搏器工作异常使麻醉管理更加复杂。在原发性扁桃体出血的情况下，控制和保护气道至关重要。可能需要使用血液制品进行复苏。为减少术中电刀干扰，术前该患儿的起搏器被设置为非同步模式，且未调节心率，因此患儿目前无法通过适当的心率增快来补偿血容量不足。使用磁铁不能改变这种非同步模式。该患儿需要重新设定起搏器模式，使非同步心率更接近固有心房率，

并在电刀使用结束后尽快将非同步模式恢复为同步模式。单纯腺样体切除术后立即发生的原发性出血极为罕见。当腺样体窝发生急性出血提示大动脉异常走行时，应考虑动脉造影。

3. 在进行直接喉镜检查时，血凝块和活动性出血使得喉部暴露不清，氧饱和度逐渐下降到 80%。下列哪项是最佳的后续处理方案？
   A. 唤醒患儿
   B. 通过喉罩通气
   C. 尝试支气管软镜检查
   D. 直接进行硬质支气管镜检查并做好气管切开准备

正确答案：D。尽管在手术的初次插管过程中没有困难，但在扁桃体切除术后出血的患儿中，可能在快速顺序诱导过程中遇到插管困难。在快速顺序再插管过程中，因出血和水肿组织及血凝块造成的梗阻，可能严重阻碍喉镜暴露。在进行直视下喉镜暴露时，一或两个硬质吸引器可助于暴露喉部，并且硬质内镜应可用于这种伴随进行性低氧血症的困难插管情况。很少需要行气管切开，并且气管可能被血凝块部分堵塞。

成功止血后，在患儿完全清醒时拔除气管导管。但在简易面罩吸入 50% 高流量氧气的情况下，患儿仍呼吸急促，SpO_2 为 88%。双下肺可闻及水泡音。胸片显示起搏器导线完好，双肺下叶斑片状浸润影。动脉血气显示 pH 值 7.30、$PaCO_2$ 37 mmHg、PaO_2 52 mmHg 和 BE − 4。电解质为 Na 145 mEq/L、K 2.8 mEq/L、Cl 115 mEq/L 和 HCO_3 19 mEq/L。

4. 关于上述情形，下列哪项正确？
   A. 动脉血气提示阴离子间隙代谢性酸中毒和肺内分流
   B. 症状通常在误吸发生后的晚期（24 ～ 48 小时）出现
   C. 可能需要进行机械通气和支气管软镜检查来评估加重的肺损伤
   D. 抗生素是一线治疗

正确答案：C。动脉血气结果符合伴有呼吸代偿的高氯代谢性酸中毒和通气–灌注不匹配导致的低氧血症。临床症状指向吸入性肺炎，仍需排除其他混杂因素，如肺不张和肺水肿。在儿童中，扁桃体区域的大部分血液通常被吞咽，这可能导致呕血。在快速顺序插管或苏醒期将这种酸化的血液或血凝块吸入肺部，通常会在吸入后 2 小时内表现为低氧血症和呼吸窘迫。胸片可能显示斑片状阴影。吸入的血液可能会成为随后感染的病灶，并可能发展为肺炎。治疗通常需要氧气支持，有些病例可能需要机械通气、支气管镜检查和治疗性灌洗。

应知应会

- 扁桃体切除术后躁动的鉴别诊断。
- 扁桃体切除术后出血的类型。
- 扁桃体切除术后原发性出血的处理。
- 误吸的处理方法。

参考文献

Fields RG, Gencorelli FJ, Litman RS. Anesthetic management of the pediatric bleeding tonsil. *Paediatr Anaesth*. 2010;20:982-986.

Mitchell RB, Archer SM, Ishman SL, et al. Clinical practice guideline: Tonsillectomy in children (update). *Otolaryngol Head Neck Surg*. 2019;160(1 suppl):S1-S42.

Windfuhr JP, Schloendorff G, Sesterhenn AM, Prescher A, Kremer B. A devastating outcome after adenoidectomy and tonsillectomy: Ideas for improved prevention and management. *Otolaryngology*. 2009;140:191-196.

病例 4 急产分娩伴浓胎粪，无新生儿医生

Michael A. Frölich，MD，MS，Mark Powell，MD

你被紧急呼叫至急诊室去治疗一位刚刚急产足月胎儿的母亲。到达后，母亲目前情况稳定；但你注意到新生儿反应迟钝并且被厚

厚的胎粪覆盖。护士正在擦干并刺激新生儿，并予以吸氧和口咽吸引。然而，新生儿呼吸仍然很微弱。新生儿医生已接到电话从家里赶来，但还有 20 分钟的路程。

1. 你的第一步措施是：
   A. 继续治疗母亲，因为你被要求评估她而不是新生儿
   B. 使用面罩为新生儿提供额外的氧气
   C. 对新生儿进行面罩正压通气
   D. 给新生儿插管并吸引气道

正确答案：D。尽管你被呼叫去照看产妇，但目前她情况稳定，应立即对情况较差的新生儿进行处理。由于该新生儿表现出呼吸抑制、肌张力低和心率低于 100 次 / 分，复苏的第一步是进行气管插管和吸引。早期插管和吸引的目的是尽量减少胎粪吸入的风险。但是，如果新生儿反应活跃，即使存在很厚的胎粪也不建议进行气管内吸引。单靠增加供氧不会改善反应迟钝的新生儿的状况。面罩正压通气可能会加剧胎粪吸入。

2. 尽管已从气道完全吸除胎粪、进行气管插管并正压通气，但新生儿仍反应差，心率 58 次 / 分。你的下一步措施是：
   A. 转入 ICU 进行机械通气
   B. 给予肾上腺素
   C. 开始胸外按压
   D. 继续刺激

正确答案：C。新生儿复苏策略的第一步是擦干、刺激和必要时清除气道。如果新生儿有呼吸暂停且心率＜ 100 次 / 分，则需通过面罩（如果无胎粪）或气管插管进行正压通气。如果正压通气 30 秒后，新生儿仍然无反应或心率仍＜ 60 次 / 分，则应开始胸外按压。如果正压通气和胸外按压至少 30 秒后，新生儿仍无反应或心率仍＜ 60 次 / 分，则应给予肾上腺素。

3. 持续复苏后，你决定通过气管插管给予肾上腺素。正确的剂量是：
   A. 0.1 ml/kg 的 1：1000 溶液
   B. 1 ml/kg 的 1：1000 溶液
   C. 0.1 ml/kg 的 1：10 000 溶液
   D. 1 ml/kg 的 1：10 000 溶液

正确答案：D。建议给予稀释（1：10 000）浓度的肾上腺素。静脉给药的标准剂量为 0.1 至 0.3 ml/kg。气管内剂量约为三倍，即 0.3 ～ 1 ml/kg。

4. 复苏 5 分钟后，新生儿呼吸微弱，肢体有一定屈曲，对刺激有皱眉反应，躯干粉红色，四肢青紫，心率 110 次 / 分。Apgar 评分是多少？
   A. 2
   B. 4
   C. 6
   D. 8

正确答案：C。Apgar 评分由五个标准组成（见下表），每个标准的评分从 0 到 2。虽然 Apgar 评分不能很好地预测新生儿的预后，但它可以评价新生儿对复苏的反应。Apgar 评分通常在分娩后 1 和 5 分钟进行评估。如果 5 分钟时评分小于 7，则应继续每间隔 5 分钟进行后续评估，持续 20 分钟。从下表可以得出，这个情景中的新生儿评分为 6。

类别	0	1	2
外貌（肤色）	苍白 / 青紫	躯干粉红，四肢青紫	全身粉红
脉搏	无脉搏	＜ 100 次 / 分	＞ 100 次 / 分
皱眉动作（对刺激反应）	无反应	皱眉	哭声响
活动度（肌张力）	松弛	略屈曲	动作活跃
呼吸	无呼吸	微弱，不规则	哭声响

（Adapted with permission from Butterworth JF，Mackey DC，Wasnick JD：Morgan and Mikhail's Clinical Anesthesiology，6th ed. New York，NY：McGraw-Hill Education；2018.）

5. 复苏后，新生儿情况稳定。然而，护士发现尽管采用双手按压子宫和使用催产素，母亲仍然有大量阴道出血。检查发现她目前脸色苍白，嗜睡状，生命体征显示血压 90/68 mmHg；脉搏 120 次 / 分；呼吸频率 18 次 / 分和 SpO_2 97%。你诊断为继发于出血的急性低血容量，并要求紧急输注红细胞（RBC）。患者的血型未知。最适合该患者紧急输血的红细胞类型是：

A. O 型阳性

B. O 型阴性

C. AB 型阳性

D. AB 型阴性

正确答案：B。输注 ABO 血型不相容的血液会导致严重的溶血性输血反应。当需要紧急输血且患者血型不详时，可输注 O 型血。ABO 血型取决于患者红细胞表面存在（或不存在）的抗原（见下页表）。IgM 抗体是在与常见细菌的表面抗原发生反应时产生的，这些抗原与缺失的 A 型和（或）B 型抗原非常相似，因此，尽管患者从未接触过外来 RBC，血清中仍存在抗 A 型和（或）抗 B 型抗体。因此，当患者血型未知时，应输入 O 型血，因为 O 型红细胞缺乏 A 和（或）B 抗原，而受体血清中 IgM 抗体会识别其为外来抗原并引起溶血反应。

红细胞表面的另一种常见抗原是 D 恒河猴（Rh）抗原。携带该抗原的患者为 Rh 阳性，而未携带该抗原的患者为 Rh 阴性。Rh 阴性患者只有在暴露于携带 Rh 抗原的外来红细胞后才会产生 Rh 抗体（来自输血或怀孕）。因此 Rh 阴性患者首次暴露于 Rh 阳性血液不会发生溶血反应，但之后再暴露于 Rh 阳性血液时会发生溶血反应。Rh 阴性的育龄期女性暴露于 Rh 阳性血液可能不利于未来怀孕。如果胎儿是 Rh 阳性，那么之前暴露于 Rh 阳性血液的 Rh 阴性母亲产生的抗体可穿过胎盘并导致胎儿发生溶血反应。这就是为什么当无法获取特定血型的血液，则给育龄女性输 O 型阴性血的重要原因。

血型	A	B	AB	O
表面抗原	A	B	A 和 B	无
产生抗体	B	A	无	A 和 B

6. 经询问，你注意到母亲既往有明确哮喘病史。为了改善子宫张力，你选择使用：
   A. 特布他林
   B. 甲基麦角新碱
   C. 卡前列素
   D. 硫酸镁

正确答案：B。子宫收缩乏力的一线治疗方案是催产素。如果催产素效果不佳，二线治疗方案包括甲基麦角新碱（一种麦角衍生物）或卡前列素（一种前列腺素 $F_{2\alpha}$ 的合成类似物）。因卡前列素可加重支气管痉挛，因此哮喘患者应尽可能避免使用该药物。特布他林和硫酸镁可导致子宫松弛，不能用作子宫收缩剂。

应知应会

- 新生儿胎粪吸入复苏的目标。
- 育龄女性紧急输注未交叉配型的血液。
- 治疗子宫收缩乏力的药物。

推荐阅读

Butterworth IV JF, Mackey DC, Wasnick JD, eds. Pediatric anesthesia. In: *Morgan & Mikhail's Clinical Anesthesiology*. 6th ed. New York, NY: McGraw-Hill Education; 2018:897-928.

Frölich MA. Obstetric anesthesia. In: Butterworth IV JF, Mackey DC, Wasnick JD, eds. *Morgan & Mikhail's Clinical Anesthesiology*. 6th ed. New York, NY: McGraw-Hill Education; 2018:861-896.

第3部分

麻醉管理

参考文献

Wyckoff MH, Aziz K, Escobedo MB, et al. Part 13: Neonatal resuscitation: 2015 American Heart Association guidelines update for cardiopulmonary resuscitation and emergency cardiovascular care. *Circulation*. 2015;132(18 Suppl 2):S543-S560.

Wyllie J, Perlman JM, Kattwinkel J, et al. Part 7: Neonatal resuscitation: 2015 International consensus on cardiopulmonary resuscitation and emergency cardiovascular care science with treatment recommendations. *Resuscitation*. 2015;95:e169-e201.

第 36 章 老年患者的麻醉

徐波 译 陈婵 校

病例 1 高危患者在签署相关预先声明后的医疗优先决策

John F. Butterworth IV，MD

患者，女，92 岁，右股骨病理性骨折，行切开复位内固定术（ORIF）。患者意识清楚，能和家人有效沟通。她的胸片和胸部 MRI 均提示右侧第六和第七肋骨骨折（可能是病理性骨折），双侧乳房肿块，右腋窝肿块，右肺浸润性肺炎，合并左心室室壁瘤，主动脉瓣和二尖瓣环钙化。患者在咳嗽、深呼吸或床上翻身时均感到剧烈疼痛。胸部听诊肺部呼吸音对称，心脏收缩期轻微杂音，心电图示陈旧性心肌梗死。患者在医疗文书中签署了一份预先声明，声明如果她最短 1 个月有意义的生存时间的可能性如果小于 5%，她就不愿意接受插管、复苏、药物或任何其他人工生命支持手段。

1. 如果你需要进一步的心脏评估，以下哪项测试最可能提供有效信息，进一步指导患者的麻醉方案？
   A. 运动负荷试验心电图
   B. 经胸超声心动图
   C. 麻醉诱导前先行肺动脉导管置管
   D. 左心室放射性核素显像

E. 腋窝或乳房肿块穿刺活检

正确答案：B。老年髋部骨折患者将在接受 ORIF 治疗和可能死于骨折后的并发症的风险中进行选择。考虑到患者的年龄及病情，患者的最佳治疗是在伤后一天内行手术治疗，此时不完善进一步检查就进行手术是合理的。也可以通过经胸超声心动图来确定在 MRI 扫描中发现的瓣膜异常是否与重要的心脏瓣膜疾病相关。主动脉瓣狭窄可能是此患者心脏最重要的诊断。

运动负荷试验心电图对于髋部骨折的患者来说是不可能进行的。肺动脉导管置入术不能证明能改善外科患者的预后。左心室放射性核素显像可以鉴别冠状动脉疾病。但是诊断中已经提示左心室壁瘤。如果术后标本不能诊断肿瘤类型，且如果患者希望对其推测的Ⅳ期乳腺癌进行放疗或药物治疗，术后腋窝肿块的穿刺活检将有助于患者的预后和治疗计划，但术前活检与麻醉无关。

经胸超声心动图显示轻中度主动脉瓣狭窄，压差 30 mmHg。麻醉医生对患者进行腰硬联合麻醉，穿刺前静注氯胺酮 20 mg 用于患者镇静，注射 2 ml 0.5% 布比卡因、25 μg 芬太尼和 0.1 mg 吗啡，并将患者置于手术体位。患者未变现特殊不适。然而，此时患者动脉压降至 50/25 mmHg，心率 82 次 / 分。

2. 下列哪一项为最佳治疗药物选择？
   A. 静脉注射麻黄碱 2.5 mg
   B. 静脉注射去氧肾上腺素 25 μg
   C. 去氧肾上腺素 0.1 μg/（kg · min）
   D. 去甲肾上腺素 0.1 μg/（kg · min）
   E. 静脉注射肾上腺素 2 mg

正确答案：D。患者情况危急，需要立即恢复冠状动脉灌注压。前三种药物剂量不足且药效较弱。该患者不需要立即增加心肌收缩力或心率（患者未发生心脏骤停，至少此时还未发生）。因此，去甲肾上腺素（D）是最佳选择。虽然该患者签署了预先声明，但是它并不排除使用血管活性药物来纠正麻醉操作的及时并发症（例如腰麻后出现的低血压）。临床麻醉中需要对麻醉剂引起的血管舒张进行药物治疗，这不同于本质意义上的复苏。

注射去甲肾上腺素后患者血压恢复正常，手术顺利进行。

90 分钟后，手术结束。患者被送到麻醉后恢复室（PACU），意识清楚，生命体征稳定。25 分钟后，患者突然出现心动过速和呼吸增快，尽管以 10 L/min 的流量鼻导管吸氧，动脉氧饱和度仍从 100% 下降至 82%，心电图显示右束支传导阻滞。此时患者开始出现咳嗽。

3. 以下哪个选项的可能性**最小**？
  A. 心肌梗死
  B. 肺栓塞
  C. 误吸
  D. 谵妄

正确答案：D。尽管谵妄可以导致各种不良的表现，但对于此患者表现出来的症状，不可能是谵妄。在这种情况下，在确诊为肺栓塞或心肌梗死后，应该如何处理仍是个难题。抗凝治疗直到患者手术后出血风险较小时才可行。经皮冠状动脉介入治疗（PTCI）若不抗凝，治疗很可能不成功。更为甚者，对于有签署预先声明拒绝气管插管的患者，误吸的发生可能给患者的气道管理带来了困难。

在这些选项中，最有可能是肺栓塞。患者意识清楚，生命体征稳定，不太可能发生误吸，除非是在术中就发生了，否则不太可能在 PACU 中突然发生。心肌酶学可用于急性心肌梗死的诊断（鉴于心电图结果的不确定性）。

4. 下列哪项检查最能帮助确诊肺栓塞？
  A. D- 二聚体
  B. 肌钙蛋白水平
  C. 螺旋 CT

D. 床旁超声心动图

正确答案：C。最确定的诊断依据为螺旋 CT，并且可确定栓塞部位。D- 二聚体正常不一定能够排除肺栓塞，增高也不只存在于肺栓塞情况。肌钙蛋白水平正常不一定排除心肌梗死。经胸超声心动图上，大的肺栓塞很可能表现为右心室功能不全，但这不能作为诊断。

此患者的螺旋 CT 检查证实了肺栓塞。改经面罩通气，吸氧浓度 40%，动脉氧饱和度提高到 92%。由于在几小时前接受过 ORIF 手术的患者不能进行抗凝和溶栓治疗，与患者及其家属沟通后，他们同意放置腔静脉过滤器，以防止进一步栓塞。

应知应会

- 对需要紧急手术的患者进行适当的诊断性检查。
- 疑似肺栓塞患者的评估和处理。
- 区分药物不同用途的重要性，即在非预期心脏事件后复苏的用药与临时防范麻醉药物副作用（如，腰麻后低血压）的区别。

推荐阅读

Colquhoun AD, Zuelzer W, Butterworth JF 4th. Improving the management of hip fractures in the elderly: a role for the perioperative surgical home? *Anesthesiology*. 2014;121(6):1144-1146.

Soffin EM, Gibbons MM, Wick EC, et al. Evidence review conducted for the agency for healthcare research and quality safety program for improving surgical care and recovery: focus on anesthesiology for hip fracture surgery. *Anesth Analg*. 2019;128(6):1107-1117.

病例 2 意识障碍患者

Kallol Chaudhuri，MD，PhD，Angelo Riccione，DO

1. 患者，女，76 岁，乳腺癌病史，骨转移至脊柱，拟行全身 MRI

检查，行全身麻醉。患者否认吸烟史，饮酒史，能独立生活。检查过程顺利，全麻后拔除气管插管后，患者脱掉病员服，并与麻醉医生们打斗，她表现为完全的意识不清以及语言混乱的情况。这种行为持续了大约 30 分钟，之后她又完全恢复了意识和方向感以及术前的精神状态。最有可能的诊断是什么？

A. 脑卒中

B. 术后谵妄

C. 震颤性谵妄

D. 正常压力脑积水

正确答案：B。患者这一症状很快就消失，既往没有表现出任何运动障碍或进行神经影像检查 / 测试，所以脑卒中的诊断不太可能。震颤性谵妄是一种与酒精戒断有关的症状，通常在酗酒者饮酒后的 2 ～ 5 天出现，包括幻觉、精神错乱、癫痫发作和可能发生循环衰竭，急性发作时通常使用苯二氮䓬类药物进行治疗，患者否认饮酒史，所以这个诊断不可能。正常压力脑积水由脑脊液分泌过剩造成，导致脑室扩大，脑实质受压，表现为步态不稳、痴呆和尿失禁，诊断标准包含临床表现以及脑成像下脑室扩大。此患者没有影像学方面检查，症状持续时间也较短，这种诊断也不太可能。

术后谵妄定义为一种意识障碍，伴随可能的认知改变，可在术后 1 周内出现，并可呈现出意识状态的波动。

2. 以下哪一项是导致患者术后出现这些表现的危险因素？

A. 糖尿病

B. 高龄

C. 术前多器官功能受损

D. 苯二氮䓬类药物使用

E. 以上全部

正确答案：E。患者出现术后谵妄的危险因素包括高龄、糖尿病、苯二氮䓬类药物的使用和术前多器官功能受损。其他因素包括手术类型和手术时间、动脉粥样硬化和既往抑郁病史。

3. 以下哪种类型的手术在麻醉后容易出现术后谵妄和术后认知功能障碍？
   A. 结肠镜检查
   B. 髋关节手术
   C. 根治性前列腺切除术
   D. 乳房切除术

正确答案：B。与术后谵妄相关的最常见的手术是髋关节手术、心脏手术和血管手术。

4. 以下哪项是预防术后谵妄的有效术后干预方法？
   A. 咪达唑仑
   B. 将患者全天安置于黑暗房间里
   C. 尽早下床活动
   D. 让患者保持禁食状态

正确答案：C。预防或缓解术后谵妄的有效措施包括避免使用苯二氮䓬类药物；白天开灯，晚上关灯，促使昼夜意识状态的建立和保证正常的睡眠周期。在条件允许的情况下，让患者尽早下床活动，并尽快恢复口服药物治疗。

应知应会

- 术后定向障碍的潜在病因。
- 降低术后谵妄发病率的措施。
- 导致术后谵妄的危险因素。

推荐阅读

Butterworth IV JF, Mackey DC, Wasnick JD, eds. Geriatric anesthesia. In: *Morgan & Mikhail's Clinical Anesthesiology*. 6th ed. New York, NY: McGraw-Hill Education; 2018:929-942.

参考文献

Viramontes O, Luan Erfe BM, Erfe JM, et al. Cognitive impairment and postoperative outcomes in patients undergoing primary total hip arthroplasty: a systematic review. *J Clin Anesth*. 2019;56:65-76.

Vlisides P, Avidan M. Recent advances in preventing and managing postoperative delirium. *F1000Res*. 2019;8:pii: F1000.

第 4 部分

区域麻醉和疼痛管理

第 37 章 周围神经阻滞

李军　王琦　译　华玉思　校

病例 1　上肢周围神经阻滞

Joel Feinstein，MD，Brian M. Ilfeld，MD，MS

一名 78 岁男子因跌倒致左桡骨远端骨折，目前计划行骨折切开复位内固定。他其他部位没有严重受损。在术前评估期间，患者自感无痛苦，对人物、地点和时间可准确辨认。他的病史包括稳定的冠状动脉疾病，2 年前行冠状动脉右旋支药物洗脱支架置入。其他既往病史包括阻塞性睡眠呼吸暂停（obstructive sleep apnea，OSA）在家接受持续气道正压治疗、慢性阻塞性肺疾病（chronic obstructive pulmonary disease，COPD）、高血压和慢性肾脏疾病。服用的药物包括赖诺普利、噻托溴铵、卡维地洛、成人小剂量阿司匹林和氯吡格雷，但患者过去 2 天未服用任何药物。患者身高 175 cm（5 英尺 9 英寸），体重 98 kg，体重指数 32。生命体征包括血压 168/96 mmHg 和心率 73 次 / 分。他没有发热。室内吸空气时 SpO_2 94%。12 导联心电图显示窦性心律，Ⅱ、Ⅲ、aVF 导联均有 Q 波。近期经胸超声心动图显示左心室射血分数为 35%，肺动脉压为 40 ～ 50 mmHg，瓣膜功能无明显变化。在回顾病程记录并访视患者后，建议患者进行区域麻醉。

1. 以下哪种区域麻醉阻滞是该患者术中麻醉和术后镇痛的**最佳**选择？

A. 肌间沟
B. 锁骨上
C. 腋窝
D. 锁骨下
E. 静脉区域（Bier）阻滞

最佳答案：D。区域阻滞可避免对全身麻醉的需求，使与患者合并症有关的麻醉相关并发症风险最小化。来自 ASA 工作组关于阻塞性睡眠呼吸暂停患者围手术期管理的更新指南建议，“应考虑区域镇痛技术来减少或消除阻塞性睡眠呼吸暂停风险增加的患者对全身阿片类药物的需求。”虽然一些阻滞可以为手术过程提供足够的麻醉和术后镇痛，但**锁骨下入路**阻滞提供了安全、可靠的手术麻醉和更具优势的神经周围置管功能（用于术后持续镇痛）的最佳组合。

肌间沟入路阻滞 C5 到 C7 神经根，用于肩关节和肱骨近端手术。肌间沟入路阻滞几乎遗漏了 C8 和 T1 神经根，使得该阻滞不适用于肘关节远端的手术。

锁骨上入路阻滞在臂丛“束”的水平进行，可为肘关节或远端的手术提供麻醉。超声引导显著提高了该区域阻滞的安全性，但仍然有较小的发生气胸的风险。此外，虽然膈神经麻痹的风险低于肌间沟阻滞，但据报道该区域阻滞同侧膈肌麻痹的发生率仍高达 50%，对先前存在显著肺部疾病的患者构成呼吸功能不全的风险。此外，持续术后镇痛方面，锁骨上入路神经周围置管比锁骨下入路置管更难维持，因为锁骨上入路置管可能更容易脱落或移位。

腋路阻滞在臂丛神经的末端分支进行，并将麻醉正中神经、尺神经和桡神经。肌皮神经出现在腋窝近端，终止为前臂外侧皮神经。穿过喙肱肌的肌皮神经需单独阻滞以麻醉前臂和手腕。与锁骨下入路神经周围置管相比，腋窝入路神经周围置管提供的镇痛效果较弱，导管也可能更容易移位。

Bier 阻滞，或静脉区域麻醉，在有限时间内可为软组织手术提供手术麻醉，但有可能无法覆盖骨膜刺激。Bier 阻滞不能提供术后镇痛。由于这些原因，臂丛神经阻滞已广泛取代 Bier 阻滞作为骨折手术的麻醉方式。

患者拒绝放置神经周围导管，所以你选择用 0.5% 布比卡因 45 ml 进行单次阻滞。在阻滞实施 5 min 内，患者开始出现精神状态的改变。他的心率从 73 次下降到 37 次 / 分，收缩压下降到 70 mmHg。心电图从窦性心律发展为 I 度传导阻滞，然后发展为广泛复杂的室性心动过速。患者开始抽搐。

2. 你的治疗方法应包括以下所有内容，**除了**：
   A. 静脉注射苯二氮䓬类药物可抑制癫痫发作
   B. 20% 英脱利匹特（静脉内用脂肪乳剂）1.5 ml/kg 静脉注射超过 1 min
   C. 静脉注射肾上腺素剂量 10 μg/kg
   D. 根据局部麻醉毒性启动高级的心脏生命支持
   E. 通知最近的心肺转流设施

正确答案：C。局麻药全身毒性可由总剂量过大、快速全身吸收或直接血管内注射引起。某些合并症会增加发生局麻药毒性的风险。该患者高龄、缺血性心脏病和心力衰竭均增加了发生毒性的风险。局麻药毒性的其他危险因素包括传导异常、代谢（如线粒体）疾病、肝病、低血浆蛋白浓度、代谢性酸中毒和抑制钠通道的药物。

神经系统症状是典型的最初表现，可能是轻微的或明显的。这些症状可表现为中枢神经系统兴奋或抑制，也可能是非特异性表现。显著的毒性通常仅限于神经系统受累，但严重的病例也可能累及心血管系统。心血管症状通常包括最初的高动力状态，可进展为明显的低血压伴心脏传导阻滞或室性心律失常。

体内研究表明，静脉注射高剂量肾上腺素（1 mg 或 10 μg/kg）会阻碍脂肪乳剂救治和整体抢救复苏的效果。推荐在复苏期间减少静脉注射肾上腺素的剂量至 1 μg/kg。推荐避免使用垂体后叶素、钙通道阻滞剂、β 受体阻滞剂和其他局部麻醉药。

毒性的治疗应立即从基础和高级的心脏生命支持措施开始，并根据麻醉病因进行调整。静脉注射负荷量的脂肪乳及随后的静脉输注是管理的基础。建议在复苏期间输注 0.25 ml/（kg · min），在心血管系统恢复稳定后应至少持续输注 10 min。对于持续低血压，输注剂量可增加一倍，还可以给予额外两个 1.5 ml/kg 的输注剂量。长时间的心肺复苏和心肺转流可导致成功的复苏。

在另一种情况下，使用含 1∶400 000 肾上腺素的 1.5% 甲哌卡因 30 ml 进行单纯的锁骨下入路阻滞后 1 h，患者的血压开始升高并抱怨疼痛。给予小剂量的芬太尼静脉注射，疼痛短暂缓解，但在不久之后，患者抱怨疼痛恢复并加剧。

3. 患者疼痛最有可能的来源是什么？
  A. 阻滞消除
  B. 手术切口延伸至前臂外侧分布
  C. 止血带疼痛
  D. 镇静不足

正确答案：C。止血带通常用于四肢手术以减少失血量，并保持手术视野清晰、不受流血的阻碍。大多数清醒或轻度镇静的患者会在止血带充气后 30 ～ 60 min 内抱怨止血带疼痛。虽然确切的机制是复杂的，止血带疼痛可能是由神经元缺血引起的。与上臂止血带相比，前臂止血带出现疼痛的时间更加靠后，可能在择期手术中更佳有益。

甲哌卡因是一种中等持续时间的局部麻醉剂，可提供近 3 h 的手术麻醉。

成功的锁骨下或锁骨上入路阻滞将为包括软组织和骨骼的肘部及肘部远端手术提供完全的麻醉和镇痛。这些阻滞也可麻醉上臂的外侧、后部和前部，但缺乏上臂的内侧部分。肋间臂神经支配上臂内侧的皮肤。虽然缺乏证据支持这种做法，但通常会在臂丛神经阻滞中增加肋间臂神经阻滞，以延迟止血带疼痛的发生。上臂内侧浅表的浸润用于阻断肋间臂神经。

如果该手术使用腋路阻滞，通常会额外单独在喙肱肌内实施肌皮神经阻滞。前臂外侧皮神经是肌皮神经的末端分支，在锁骨下和锁骨上两个位置都能可靠地被阻滞。

推荐阅读

Hadzic A. Section five: Upper extremity nerve blocks. *Textbook of Regional Anesthesia and Acute Pain Management*, 2nd ed. New York: McGraw-Hill; 2017:558-585.

Halaszynski TM. Ultrasound brachial plexus anesthesia and analgesia for upper extremity surgery: Essentials of our current understanding, 2011. *Curr Opin Anaesthesiol.* 2011;24(5):581-591.

参考文献

American Society of Anesthesiologists: Practice guidelines for the perioperative management of patients with obstructive sleep apnea. *Anesthesiology*. 2014;120(2):268-286.

Hiller DB, Gregorio GD, Ripper R, et al. Epinephrine impairs lipid resuscitation from bupivacaine overdose: A threshold effect. *Anesthesiology*. 2009;111(3):498-505.

Horlocker TT, Hebl JR, Gali B, et al. Anesthetic, patient and surgical risk factors for neurologic complications after prolonged total knee arthroplasty. *Anesth Analg*. 2006;102:950-955.

Mak PH, Irwin MG, Ooi CG, Chow BF. Incidence of diaphragmatic paralysis following supraclavicular brachial plexus block and its effect on pulmonary function. *Anaesthesia*. 2001;56:352-356.

Neal JM, Bernards CM, Butterworth JF, et al. ASRA practice advisory on local anesthetic systemic toxicity. *Reg Anesth Pain Med.* 2010;35:152-161.

病例 2 乳房切除术的周围神经阻滞

Bahareh Khatibi，MD，Brian M. Ilfeld，MD，MS

一位 43 岁，50 kg 的女性，最近诊断导管内乳腺癌，计划行左侧乳房切除术、放置组织扩张器、前哨淋巴结活检和可能行腋窝清扫。比较重要的既往病史为胃食管反流和紧张性头痛。她没有规律服用任何药物。既往有口服阿片类药物后继发严重呕吐的病史。患者要求采用疼痛管理技术，以尽量减少对可能引发呕吐的药物的需求。实验室检查指标在正常范围内，包括血红蛋白水平为 11.5 g/dl，血小板计数为 165 000/μl，国际标准比值（international normalized ratio，INR）为 0.9。

1. 你计划提供一个区域神经阻滞作为患者疼痛管理方案的一部分。以下哪一种神经阻滞提供的术后镇痛作用**最小**？
   A. 腰方肌阻滞
   B. 竖脊肌阻滞
   C. 肋间臂神经阻滞
   D. 椎旁神经阻滞
   E. 胸段硬膜外

正确答案：C。肋间、椎旁、竖脊肌、腰方肌和硬膜外阻滞均可减少与乳房手术相关的术后疼痛。对于肋间阻滞，镇痛仅限于胸部和上腹部与阻滞部位相关的特定胸部皮肤水平。硬膜外和椎旁阻滞不仅可以为胸部和上腹部手术提供手术麻醉和术后镇痛，还可以为下腹部手术如腹股沟疝或腹壁疝修补提供手术麻醉和术后镇痛。胸肌和锯肌平面阻滞、腰方肌和竖脊肌阻滞对术后镇痛也有效。

肋间臂神经提供近端臂内侧和腋窝的一部分皮肤神经支配。此神经是 T2 神经根的分支，因此肋间臂神经不能被臂丛神经阻滞麻醉。实施肋间臂神经阻滞时患者仰卧位手臂外展并向外旋转。在腋窝远端从三角肌前面的突起到手臂内侧注射局麻药，可以仅通过局部浸润或超声引导下完成。肋间臂神经阻滞不能为腋窝清扫提供完全的镇痛，也不能覆盖任何胸壁的疼痛。

2. 患者决定除手术用全身麻醉外还需要神经阻滞以缓解术后疼痛。你的计划是实施胸椎旁神经阻滞。关于椎旁阻滞以下哪一项是**错误**的？
   A. 椎旁阻滞可实现定向单侧阻滞
   B. 长效局部麻醉剂用于椎旁阻滞持续时间为 16 ～ 24 小时

C. 椎旁阻滞是脊柱手术患者硬膜外麻醉操作困难的一种替代方法

D. 椎旁阻滞对于因抗凝而不适合进行硬膜外麻醉的患者是一个很好的选择

正确答案：D。椎旁阻滞相比肋间神经阻滞有多个优点。在一个椎旁间隙平面注射局麻药可以扩散到多个平面以麻醉多个脊神经根，而肋间神经阻滞需要分别单独注射来麻醉相对应节段的皮肤。此外，肋间区域血流丰富，导致局麻药更快地吸收到血液中。与椎旁阻滞相比，这可导致局麻药全身毒性的风险增加，以及阻滞持续时间的减少。此外，在椎旁间隙置入神经周围导管比肋间隙更可行。

与硬膜外阻滞相比，椎旁神经阻滞可以可靠地提供单侧神经阻滞。然而，在罕见的情况下，椎旁阻滞可导致意外的硬膜外扩散，这可能导致双侧麻醉或镇痛。对于实施椎管内麻醉不是很理想的患者，如那些有过多次脊柱手术史硬膜外置管可能困难或硬膜外扩散节段可能不好预测的患者，椎旁阻滞是替代硬膜外麻醉的另一种选择。然而，对于服用抗凝药物的患者，椎旁阻滞并不是替代硬膜外麻醉的一个很好的选择。最新的美国区域麻醉协会（American Society of Regional Anesthesia，ASRA）关于实施区域阻滞和管理神经周围置管的指南推荐，椎管内阻滞和更多的周围神经阻滞，例如本例患者这种情况下是否选择椎旁阻滞，应遵循类似的原则。

3. 患者担心神经阻滞可能带来的风险。以下哪一项是一个熟练的区域麻醉医师实施椎旁神经阻滞后**最不可能**的？

A. 低血压

B. 气胸

C. 霍纳综合征

D. 胸膜穿刺

E. 血管穿刺

正确答案：B。一些前瞻性研究调查了椎旁阻滞的并发症发生率。在一项研究中，在 367 例接受胸椎或腰椎旁阻滞的患者中，最常见的并发症是低血压（4.6%）。低血压通常继发于交感神经纤维的阻滞，如果椎旁阻滞在多个水平或双侧进行，低血压会更明显。同样，在 C8 至 T2 水平或以上阻断交感神经纤维可导致霍纳综合征，其特征是上睑下垂、瞳孔缩小和同侧面部无汗。本研究中发现的其他并发症包括血管穿刺（3.8%）、胸膜穿刺（1.1%）和气胸（0.5%）。在另一项研究中，包括 662 名接受胸腰椎椎旁阻滞的患者，记录的并发症为意外血管穿刺（6.8%）、低血压（4.0%）、血肿（2.4%）、皮肤穿刺部位疼痛（1.3%）、硬膜外或胸膜内扩散迹象（1.0%）、胸膜穿刺（0.8%）和气胸（0.5%）。

在准备神经阻滞时，将患者置于坐位并放置 ASA 标准的监护仪。通过面罩给氧，静脉注射咪达唑仑 1 mg 和芬太尼 50 μg。在超声引导下实施左侧 T2 和 T4 段椎旁阻滞，每个节段注射含有 1：400 000 肾上腺素的 0.5% 罗哌卡因 10 ml。患者对椎旁阻滞过程耐受良好，生命体征稳定。约 10 min 后，患者被送往手术室。预氧后，全身麻醉诱导静脉注射芬太尼 200 μg、利多卡因 100 mg、丙泊酚 180 mg、肌肉松弛剂琥珀胆碱 70 mg。气管插管后开始机械通气，吸入七氟烷，其血压从 129/85 mmHg 下降至 79/58 mmHg。

4. 以下哪一种**最不可能**是患者低血压的促成因素？
   A. 麻醉深度不当
   B. 局麻药毒性
   C. 椎旁阻滞交感神经
   D. 全脊麻
   E. 气胸

正确答案：D。低血压可能是全身麻醉诱导后常见的症状。诱导后低血压最常见的原因之一是全身血管阻力的降低，这是许多诱导药物的副作用。然而，重要的是要排除低血压的其他病因并对症治疗。

导致该患者低血压的原因可能是多因素的。此外，在有神经阻滞明显降低伤害性刺激水平的患者中，麻醉维持剂量可能需要向下调整以匹配刺激水平的降低。某些神经阻滞，如胸椎旁神经阻滞，降低交感神经张力和阻滞强心的神经纤维，也会加剧低血压，因为患者不能通过增加心率和收缩力来完全补偿低血压。如果气胸大到足以引起生理改变，也是低血压的一个可能原因。气胸有可能在自主呼吸时保持相对较小未被发现，但在正压通气后气胸体积增加而表现出来。最后，还必须考虑任何接受局麻药的患者可能发生的局麻药全身毒性。对该患者这尤其可能，因为患者在椎旁阻滞时接受了罗哌卡因 2 mg/kg，并在全麻诱导时静脉注射利多卡因 2 mg/kg。罗哌卡因或布比卡因全身毒性引起的低血压通常与心律失常有关，包括传导阻滞、心动过缓、室性心律失常或心脏停搏。

该患者在诱导后出现低血压，初始治疗包括检查气管插管深度，检查呼气末二氧化碳，并听诊呼吸音以确认气管插管并评估是否有支气管插管、黏液堵塞、支气管痉挛或气胸 / 血胸。必须评估麻醉深度和血容量状态，给予过的所有药物都必须重新核查。应考虑过敏性 / 类过敏性反应。应采取临时措施，如减浅麻醉深度，补充静脉输液和血管活性药物，并纠正任何已判断出的导致低血压的潜在原因。虽然鞘内注射局麻药是椎旁阻滞的潜在并发症，但在阻滞后发生脊髓阻滞会更快，与该患者延迟出现低血压的表现不一致。

应知应会

- 可供替代的神经阻滞技术在乳房切除术后疼痛管理中的应用。
- 与硬膜外和肋间神经阻滞相比，椎旁阻滞的优缺点。
- 椎旁阻滞的并发症概况。
- 全身麻醉联合椎旁阻滞，患者术中低血压的潜在原因和处理措施。

参考文献

Abrahams M, Derby R, Horn JL. Update on ultrasound for truncal blocks: A review of the evidence. *Reg Anesth Pain Med*. 2016;41(2):275-288.

Horlocker TT, Vandermeulen E, Kopp SL, et al. Regional anesthesia in the patient receiving antithrombotic or thrombolytic therapy: American Society of Regional Anesthesia and Pain Medicine Evidence-Based Guidelines (Fourth Edition). *Reg Anesth Pain Med*. 2018;43(3):263-309.

病例 3 锁骨下入路阻滞用于手外科手术

Matthew T. Charous，MD，Brian M. Ilfeld，MD，MS

一位 78 岁的男性，因骨关节炎接受左侧第一掌指关节（metacarpalphalangeal，MCP）成形术。患者有高血压和冠状动脉疾病（coronary artery disease，CAD），6 个月前行血管成形术并植入药物洗脱支架（drug-eluting stent, DES）。他有长期的吸烟史（每天 1 包持续 10 年，30 年前已戒烟）。家庭用药包括美托洛尔、辛伐他汀、阿司匹林和氯吡格雷。患者遵行其心脏医生的建议于 7 天前停用氯吡格雷，但患者仍继续服用阿司匹林（81 mg，每日一次）。患者手术后即出院。外科医生要求在外围神经阻滞及麻醉监护下进行手术。向患者交代了周围神经阻滞的益处和风险，他同意接受臂丛神经阻滞。

1. 此时，你的下一步操作是：
   A. 取消手术并坚持患者在手术前停止所有抗血小板药物，包括阿司匹林
   B. 进行全身麻醉
   C. 按计划进行臂丛神经阻滞
   D. 进行正中神经阻滞

正确答案：C。患者已停止服用氯吡格雷，他的 DES 是 6 个月前安置，这是可以接受的。如果最近放置了 DES，在 30 天内停

止双重抗血小板治疗（阿司匹林和噻吩吡啶，其中最常见的是氯吡格雷）将使患者发生支架相关血栓形成和围手术期心肌梗死的风险显著增加。接受非心脏手术的 DES 患者，在更接近支架放置时间实施外科手术，发生支架相关血栓形成的风险最高。先前的研究建议在安置 DES 后继续进行双重抗血小板治疗至少 12 个月。然而，随着支架的设计不断发展，更多最近的研究表明，与更长时间相比，6 个月的双重抗血小板治疗获益基本相同，同时最大限度地减少了胃肠道出血等出血相关并发症。许多资料主张在外科手术前 7 ～ 10 天或高危患者（例如，既往心肌梗死、经皮冠状动脉介入史）外科手术前 5 天停用氯吡格雷。服用阿司匹林和非甾体抗炎药（nonsteroidal anti-inflammatory drugs，NSAIDs）不是脊髓或硬膜外麻醉的禁忌证；因此从广义上讲，接受阿司匹林治疗的患者适合实施臂丛神经阻滞。没有令人信服的理由对这位患者一定要进行全身麻醉。

诱导和插管都与血流动力学变化有关（低血压、高血压、心动过速），所有这些都会给患者的心血管系统带来额外的压力。单独的正中神经阻滞不能满足 MCP 成形术的麻醉要求。

阻滞前患者的生命体征为无创血压 136/79 mmHg，心率 68 次 / 分，静息呼吸频率 12 次 / 分，鼻导管吸氧 2 L/min 时 SpO_2 为 99%。将患者置于仰卧位。他的手术侧臂（左）肘部弯曲约 90 度，位于外展和外旋位置，这样你可以使用锁骨下入路实施臂丛神经阻滞。患者自述很舒适。锁骨下窝无菌消毒准备并铺巾。利多卡因局部浸润后，超声引导下 17 G Tuohy 针，注射含 1∶300 000 肾上腺素的 2% 甲哌卡因 25 ml。然后将硬膜外导管穿过 Tuohy 针，并确定针尖位置在后束和锁骨下 / 腋动脉之间。然后将患者置于半卧位。

神经阻滞完成 10 min 后，患者开始主诉左胸不适。他的生命体征包括血压 143/84 mmHg，心率 70 次 / 分，呼吸频率 16 次 / 分，在鼻导管吸氧 2 L/min 的情况下 SpO_2 97%。他呼吸顺畅。但他明显感觉深呼吸会增加左胸疼痛。左、右胸听诊，呼吸音相似。

2. 最适当的紧急措施是首先：

A. 取消手术并让患者出院回家

B. 立即做心电图和胸片

C. 确保患者的安全，并按计划进行手术

D. 使用吗啡

正确答案：B。在确定这名患者胸痛的病因之前取消手术是草率的。此外，患有胸痛的患者应在出院或进行预定手术前进行彻底评估。使用吗啡可能会使患者感觉更好，但对确诊患者胸痛的原因作用不大。获取心电图，尤其是已知冠心病患者的心电图，可以有助于识别是否有新的缺血。

该患者有长期吸烟史，但无任何慢性阻塞性肺疾病（chronic obstructive pulmonary disease，COPD）病史，过去从未需要过任何肺部治疗。考虑到患者很久以前就已戒烟（> 30 年），并且可以每周多次剧烈运动，患者不太可能因为哮喘或 COPD 病情恶化而发生任何呼吸事件。

由于靠近胸腔，锁骨下入路神经阻滞有引起医源性气胸的风险。在超声引导下进行阻滞，理论上可以降低这种风险，但不能消除。对少量、生理上可耐受的气胸患者进行正压通气可能转化为快速恶化的张力性气胸。

臂丛阻滞可产生单侧膈肌麻痹，通常由于膈神经麻痹。膈肌由膈神经支配，膈神经来源于颈神经 C3 到 C5 的分支。由于局部麻醉剂向头端扩散，这些神经根可能在汇合形成膈神经之前被麻醉；由于局部麻醉剂可沿着前斜角肌扩散，膈神经也可能发生可逆性麻痹。单侧膈肌麻痹导致第 1 秒用力呼气容积（forced expiratory volume in 1 s，FEV_1）和用力肺活量（forced vital capacity，FVC）均下降 20% 至 40%。显然，在锁骨上方进行臂丛阻滞时发生单侧膈肌麻痹的风险更大，因为给予的局部麻醉剂最接近颈神经根和膈神经。然而，即使臂丛神经阻滞在锁骨下水平，但仍靠近锁骨（如锁骨下神经阻滞），仍可能导致膈神经麻痹。就这一点而言，经神经周围导管追加更多的局麻药可能导致膈神经麻痹，或如果膈神经已经麻痹时则可能延长麻痹的持续时间。而该患者进行的胸片检查是一项高效和微创的检查：可以确定是否存在单侧膈肌麻痹或临床上有意义的大量气胸。同时也可以使用床旁超声来评估单侧膈肌麻痹。

心电图改变不显著。打电话给患者的心脏医生，发现患者一直遵守他的药物治疗方案，6 个月前的最后一次运动超声心动图没有显示缺血迹象。此外，患者活跃，每周多次游泳。

胸片没有显示气胸或单侧膈肌麻痹的证据。患者的情况仍然没有改变。他的呼吸短促并没有恶化，其他生命体征也很稳定。他继续抱怨左胸疼痛。此时，患者的外衣被脱下以进行彻底的体格检查。他的左侧胸肌比右侧明显增大。事实上，现在他左胸区涉及胸肌的面积几乎是右侧同一区域的三倍。初步诊断为出血，快速超声扫描显示左胸肌广泛积液。

3. 以下哪一项是目前最好的处理措施?
   A. 确定患者血型并交叉配血，并给予 2 个单位的袋装红细胞
   B. 建立中心静脉通路并让患者进入重症监护病房
   C. 让患者出院，并告知如果出血增加就返院
   D. 按压左胸，咨询血管外科医生并确认血红蛋白 / 血细胞比容水平

正确答案：D。此时，患者血流动力学稳定，输注血液制品或放置中心静脉导管是不恰当的。此外，鉴于患者的病情在不断进展，谨慎的做法是给予患者持续观察和监测。由于出血似乎在继续，外部压迫该区域可能会减缓或停止出血。虽然进行了初步的超声检查，但一个专门的血管超声检查和咨询血管外科医生会更好地确定出血的来源以及是否需要干预。最后，测量血红蛋白 / 血细胞比容有助于确定出血量。这个检测应该在几小时后重复，因为在急性情况下检测，结果有可能不能准确地反映真实的出血量。

咨询血管外科医生并进行血管超声检查。患者的病情已经稳定，胸壁血肿停止扩大。超声检查未见活动性出血，但在胸大肌内可见明显血肿。因此决定让患者住进监护病房，并在第二天早上复查血红蛋白/血细胞比容水平。如果血红蛋白/血细胞比容水平是可以接受的，患者将出院，并重新安排原计划手术的日期。

4. 患者出血最可能的病因是什么？
   A. 肋间静脉
   B. 皮下静脉
   C. 腋动脉
   D. 胸肌动脉分支

正确答案：D。肋间静脉位于胸大肌和胸小肌的深处，也在臂丛的这一平面。即使是服用抗血小板药物的患者，皮下静脉穿刺也不太可能造成如此严重的血肿。并且，皮下静脉穿刺通过外部压迫很容易被压闭。锁骨下或腋动脉总是存在意外穿刺的风险，即使是在超声引导的情况下。因为臂丛神经束紧邻这条血管的背侧。但是，在这种情况下，锁骨下或腋窝动脉的穿刺并不能解释在胸大肌中观察到的血肿。

这个患者最可能的出血点是胸肌的动脉分支。胸大肌的主要动脉供应是胸肩峰干（thoracoacromial trunk, TAT），或称胸肩峰动脉，起始于腋窝动脉的第一段或第二段。TAT 产生了许多分支，为胸大肌提供营养：锁骨支、三角肌支和胸肌支。此外，胸大肌接受来自胸廓上动脉、胸廓内动脉和肋间前动脉的穿通血管的血供。

5. 哪个选项是美国区域麻醉和疼痛医学会（American Society of Regional Anesthesia and Pain Medicine，ASRA）对服用抗血小板药物的患者行周围神经阻滞的指南？
   A. 没有禁忌
   B. 绝对禁忌证

C. 相对禁忌证

D. 所有抗血小板药物必须在术前 1 周停用

正确答案：C。出血并发症的风险取决于周围神经阻滞的类型和抗血小板药物的类型。最新版的 ASRA 指南指出“神经丛和周围神经阻滞后的风险仍未明确，在 4879 例接受心导管和（或）冠状动脉血管成形术的患者中，血管并发症的发生率为 0.39%”。此外，ASRA 指南还指出使用抗血小板或抗血栓药物患者行外周或神经丛阻滞后有 13 例发生出血性并发症。这些患者的主要并发症是失血，而不是神经损伤。因此，必须区分与某些阻滞相关的相对风险。如果发生出血，某些部位在解剖学上是可压迫的。然而，其他区域，如椎旁间隙，是不可能压迫的，而且与重要结构（如脊髓）的距离太近，存在不可接受的风险。对于椎管内麻醉和深的神经丛或周围神经阻滞，ASRA 对于抗血小板药物指南如下：

NSAIDs：无风险。

NSAIDs ＋肝素 / 低分子肝素或口服抗凝剂：不推荐。

噻吩吡啶

噻氯匹啶：14 天。

氯吡格雷：7 天。

糖蛋白Ⅱb/Ⅲa 抑制剂

阿昔单抗：24 ～ 48 h。

依替巴肽 / 替罗非班：4 ～ 8 h。

应知应会

- 锁骨下入路神经阻滞的各种副作用及并发症。
- 锁骨下入路神经阻滞后胸痛的检查方法。
- 胸肌的血液供应。
- 对服用抗血小板药物的患者实施神经阻滞的方案。

推荐阅读

Elazab EEB, Nabil NM. Pectoralis major muscle: Anatomical features of its arterial supply. *Eur J Plast Surg*. 2012;35(1):9-18.

Flannery L, Liu R, Elmariah S. Dual antiplatelet therapy: How long is long enough? *Curr Treat Options Cardiovasc Med*. 2019;21(4):17.

Gopalakrishnan M, Lotfi AS. Stent thrombosis. *Semin Thromb Hemost*. 2018;44(1):46-51.

Horlocker TT, Wedel DJ, Rowlingson JC, et al. Regional anesthesia in the patient receiving antithrombotic or thrombolytic therapy: American Society of Regional Anesthesia and Pain Medicine Evidence-Based Guidelines (third edition). *Reg Anesth Pain Med*. 2010;35:64-101.

Urmey WF. Chapter 16: Pulmonary complications. In: Neal JM, Rathmell JP, eds. *Complications in Regional Anesthesia and Pain Medicine*, 2nd ed. Philadelphia, PA: Wolters Kluwer;2013.

病例 4 上肢周围神经阻滞

Arpita D. Badami，MD，Brian M. Ilfeld，MD，MS

一位 56 岁女性拟行腕管松解术。她有冠状动脉疾病（coronary artery disease，CAD）和严重慢性阻塞性肺疾病（chronic obstructive pulmonary disease，COPD）的病史，尽管活动受限，但否认活动时出现胸痛或气短。她还否认最近有任何感染或住院史。她每天常规使用吸入器。患者身高 152 cm（5 英尺 4 英寸），体重 106 kg。患者现在无发热，心率 63 次 / 分，血压 130/65 mmHg，呼吸频率 16 次 / 分，吸空气氧饱和度是 96%。

1. 你对这位患者的麻醉管理选择是什么？
   A. 全身麻醉
   B. 静脉区域（Bier）阻滞
   C. 正中神经和尺神经阻滞
   D. 锁骨上入路神经阻滞
   E. B 或 C

正确答案：E。对于患有病态肥胖和严重 COPD 的患者，避免全身麻醉或深度镇静及相关的潜在肺部并发症是有好处的。

Bier 阻滞，也称为静脉区域麻醉，可提供上肢远端手术麻醉，因此适合于本手术。Bier 阻滞适合短时间手术（45 ～ 60 min）。止血带疼痛可在 20 ～ 30 min 后出现，无论选择何种技术或患者，通常难以忍受止血带持续时间超过 60 min。对于上肢手术，针管可留置在手术侧肢体手背的静脉。单个止血带可用于短时间手术（持续时间约 20 min），而长时间手术时使用双止血带。抬高肢体，用驱血绷带从远端缠绕至近端驱血，然后充气近端止血带。通过手背静脉缓慢注射局部麻醉药，一般是 25 ～ 50 ml 的 0.5% 利多卡因。麻醉在 5 ～ 10 min 后建立。当手术持续时间超过 30 min 后，远端止血带可以在已经麻醉的区域充气，如果患者抱怨止血带疼痛，可以解除近端止血带。Bier 阻滞的缺点包括完全解除止血带后不能提供镇痛，且当有创伤时很难完全驱血。因此，在选择患者时应考虑这些因素。

正中神经和尺神经阻滞（见下图）也适用于这种手术。这两种阻滞的组合提供了有针对性的手术区域麻醉，如果使用长效局麻药，可以提供术后镇痛。另外，如果不需要止血带，外科医生实施局部麻醉效果也很好。

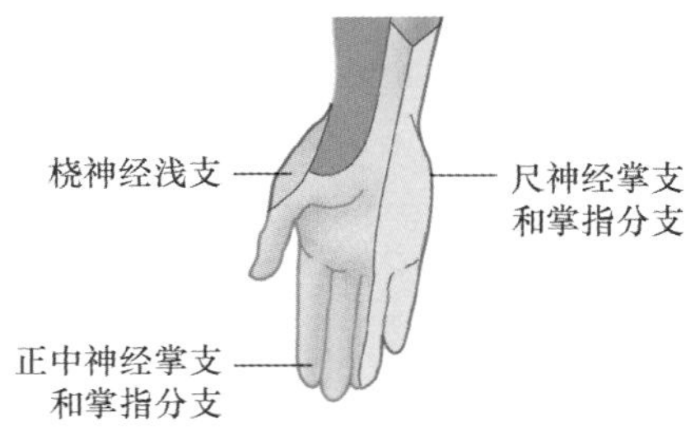

正中神经和尺神经阻滞后的感觉阻滞（Adapted with permission from Butterworth JF，Mackey DC，Wasnick JD：Morgan and Mikhail's Clinical Anesthesiology, 6th ed. New York，NY：McGraw-Hill Education；2018.）

锁骨上入路神经阻滞是在臂丛“束”的水平实施，并为肘部或其远端手术提供麻醉。它确实会为目标手术区域提供感觉阻滞。然而，有几个原因可以解释为什么它不是这位患者的最佳选择。锁骨上入路阻滞导致感觉和运动的阻滞范围远远超出手术部位，并且对于患者而言，一个完全麻木和无法运动的手臂或手可能弊大于利。锁骨上入路神经阻滞相对少见的并发症包括气胸，因为胸膜靠近臂丛（见下图），以及膈神经阻滞。对于患有严重肺部疾病的患者，这些并发症可能是毁灭性的。因此，如果有其他方式的区域麻醉选择，最好避免锁骨上阻滞。

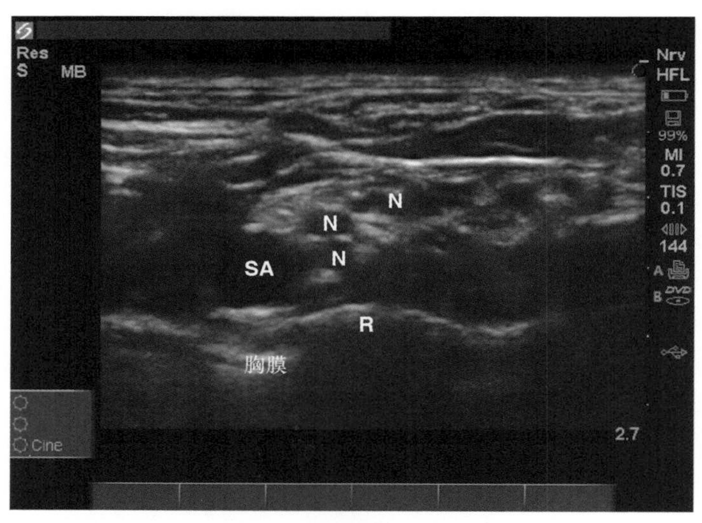

锁骨上窝臂丛的超声图像。注意胸膜靠近臂丛（SA，锁骨下动脉；R，肋骨；N，臂丛横截面）(Reproduced with permission from Butterworth JF，Mackey DC，Wasnick JD：Morgan and Mikhail's Clinical Anesthesiology，6th ed. New York，NY：McGraw-Hill Education；2018.）

你决定继续使用 Bier 阻滞。患者能很好地耐受手术过程。外科医生在 8 min 内完成了手术。解除止血带，患者准备送往麻醉后恢复室（postanesthesia care unit，PACU）。突然，患者变得焦躁不安，出现神志不清。

2. 你的下一步措施是：

A. 安抚患者
B. 给患者使用丙泊酚
C. 确保足够的氧合和通气，并监测患者
D. 获取抢救车

正确答案：C。患者可能出现了利多卡因导致的局部麻醉药全身毒性反应（local anesthetic systemic toxicity，LAST）。在进行 Bier 阻滞时，建议将止血带充气至少 15 ～ 20 min，以使组织吸收局麻药，然后逐渐松开止血带。在这个病例中，止血带只充气了 8 min。麻醉实施者应该警惕 LAST 的体征和症状，并迅速采取行动。

LAST 的典型症状包括中枢神经系统（central nervous system，CNS）兴奋，如听觉变化、口周麻木和金属感，以及说话含糊不清和激动等症状，随后可能发展为癫痫发作和（或）中枢神经系统抑制。在经典的描述中，在中枢神经系统毒性之后出现心脏毒性：最初的表现为高血压、心动过速或室性心律失常，随后进展到心脏抑制（心动过缓、传导阻滞、停搏和收缩力下降）。LAST 的表现有明显的差异，包括局麻药从给药到出现症状的时间、最初表现和持续时间。然而，对于 Bier 阻滞，通常在止血带释放后立即出现症状，事实上，当止血带只充气了很短的时间，中枢神经系统的副作用是可以预见的。使用长效局麻药如罗哌卡因或布比卡因可出现心脏毒性症状而没有任何中枢神经系统的初始症状，但利多卡因未见报道。

尽管没有一种方法可以完全消除 LAST 的风险，但是注重预防可以降低 LAST 发生的频率和严重程度。首要目标是降低局麻药的血浆浓度。关于 LAST 预防的建议包括：

- 使用最低有效剂量的局麻药。
- 缓慢注射，每次注射前的抽吸。
- 使用血管内指示剂，如肾上腺素。血管内注射 10 ～ 15 μg 肾上腺素可使心率至少增加 10 次 / 分或收缩压至少增加 15 mmHg。然而，肾上腺素作为血管内指示剂在服用 β 受体阻滞剂、体力劳动者、老年人或全身 / 椎管内麻醉的患者中可能不可靠。在儿童患者中，血管内注射 0.5 μg/kg 的肾上腺素可使收缩压至少升高 15 mmHg。然而，肾上腺素从未在 Bier 阻滞中使用。

LAST 的治疗始于早期识别和有效的气道管理，以避免缺氧和酸中毒，因此缺氧和酸中毒将加重 LAST。在气道管理后，在出现长效局麻药的全身毒性反应的初始迹象时，应考虑给予脂乳剂治疗，可防止进一步发展为癫痫发作或心律失常。初始静脉注射 1.5 ml/kg 的 20% 脂肪乳，随后以 0.25 ml/（kg · min）的速度持续输注脂肪乳。如无改善，可重新注射脂肪乳。脂肪乳使用的上限剂量是 10 ml/kg，使用时间需在 30 min 以上。由于利多卡因的反应是短暂的，几乎不会产生任何心脏副作用，因此给该患者使用脂肪乳是不合适的。

丙泊酚不能作为脂肪乳的替代品。它的脂质含量低，需要大量的丙泊酚来输送足够的脂质以对抗 LAST，从而导致了心肌抑制。如果癫痫发作，首选治疗药物是苯二氮䓬类。如果苯二氮䓬类不易获得，则可使用小剂量丙泊酚。

若使用罗哌卡因或布比卡因后发生心脏停搏，建议开始标准的高级心脏生命支持（advanced cardiac life support，ACLS），使用少量的肾上腺素（单次剂量：10～100 μg）。血管加压素不推荐使用。避免使用钙通道阻滞剂和 β 受体阻滞剂。胺碘酮是治疗室性心律失常的首选药物。如果对脂肪乳、升压治疗和 ACLS 无效，应促进心肺转流术的建立。

幸运的是，在这个病例中，安抚和监护就够了。患者在大约 5 min 的间隔时间内恢复到基线水平，并在仅接受 1 mg 咪达唑仑后被送往 PACU。

下一位患者是一位 65 岁的女性，行桡骨远端骨折固定术。她有 CAD 病史，1 年前放置药物洗脱支架（目前服用阿司匹林），还有慢性背痛（大量服用阿片类镇痛药）以及长期吸烟史。外科医生关心患者的疼痛控制，并询问您在术中和术后管理方面的建议。

3. 经过仔细考虑，您决定最佳的麻醉方案是采用术前和术后多模式镇痛加速康复计划，并：

A. 单次锁骨上神经阻滞

B. 全身麻醉

C. 连续肌间沟周围神经阻滞

D. 连续锁骨下周围神经阻滞

正确答案：D。对于已经服用阿片类药物治疗慢性疼痛的患者来说，为其提供足够的术后疼痛控制是一项挑战，在这种情况下，最好的方法是采用多模式镇痛的加速康复计划。多模式镇痛的科学原理是将具有不同（多模式）药理作用机制和相加或协同作用的不同类别药物组合起来，以控制导致术后疼痛及其并发症的多种围术期病理生理因素。区域麻醉、非甾体抗炎药（nonsteroidal anti-inflammatory drugs，NSAIDs）、对乙酰氨基酚、加巴喷丁或普瑞巴林和阿片类药物是一些可选的多模式组成部分。区域麻醉可提供有效的镇痛，减少全身阿片类镇痛药需求，从而减少阿片类药物相关副作用。

慢性疼痛和阿片类药物耐受的患者可以从医院或门诊实施的连续周围神经阻滞中受益。使用便携式输注泵在锁骨下入路臂丛神经周围泵注罗哌卡因，联合多模式镇痛，减少疼痛、睡眠障碍、阿片类药物使用和阿片类药物相关副作用，并提高上肢肘部或肘部远端的中度疼痛骨科手术的总体满意度。对这位患者来说将很理想。

单次锁骨上入路阻滞（答案 A）不一定是错误的答案，但是，这并不是这位患者的最佳选择。它可以提供手术麻醉，如果使用长效麻醉剂，还可以延长镇痛时间。然而，单次周围神经阻滞的最大持续时间是 8 ～ 24 h，如果感觉阻滞消除后没有适当的镇痛方案，患者可能会有明显的疼痛感。当需要延长镇痛时间时，连续的周围神经阻滞提供了另一种选择。

全麻（答案 B）是可以接受的治疗方法。然而，除非有禁忌证，当尝试使用多模式镇痛方法时，应考虑区域麻醉技术。阿司匹林不是区域麻醉的禁忌证，可在围手术期继续服用。在实施区域麻醉之前，回顾抗凝药物治疗情况和患者的凝血功能是很重要的。

肌间沟入路臂丛阻滞（答案 C）适用于肩部和上臂手术。此入路是颈神经根 C5 ～ C7 阻滞最密集的部位，尺神经可能不受影响。肌间沟入路神经阻滞不适合肘部或远端手术，因为它不能可靠地在手部和手臂远端产生满足手术要求的感觉或运动阻滞。

应知应会

- 静脉区域麻醉的适应证。
- 根据患者和手术方式考虑选择不同入路的臂丛神经阻滞和合适的区域麻醉。
- 局部麻醉药全身毒性的认识、预防和治疗。
- 区域麻醉在围手术期疼痛管理中的作用。

推荐阅读

Baldini G, Miller T. Enhanced recovery protocols & optimization of perioperative outcomes. In: Butterworth IV JF, Mackey DC, Wasnick JD, eds. *Morgan and Mikhail's Clinical Anesthesiology*, 6th ed. New York, NY: McGraw-Hill; 2018:1111-1132.

Mariano ER. Anesthesia for orthopedic surgery. In: Butterworth IV JF, Mackey DC, Wasnick JD, eds. *Morgan and Mikhail's Clinical Anesthesiology*, 6th ed. New York, NY: McGraw-Hill; 2018:803-818.

参考文献

Blackburn EW, Shafritz AB. Why do Bier blocks work for hand surgery…most of the time? *J Hand Surg*. 2010;35(6):1022-1024.

Madison SJ, Ilfeld BM. Chapter 46: Peripheral nerve blocks. In: Butterworth JF, Mackey DC, Wasnick JD, eds. *Morgan and Mikhail's Clinical Anesthesiology,* 5th ed. New York, NY: McGraw-Hill; 2013.

Mulroy MF, Hejtmanek MR. Prevention of local anesthetic toxicity. *Reg Anesth Pain Med*. 2010;35:175-178.

Neal JM, Bernards CM, Butterworth JF, et al. ASRA Practice Advisory on Local Anesthetic Systemic Toxicity. *Reg Anesth Pain Med*. 2010;35:152-161.

Weinberg GL. Treatment of local anesthetic systemic toxicity. *Reg Anesth Pain Med*. 2010;35:186-191.

病例 5 动静脉瘘手术的周围神经阻滞

Bahareh Khatibi，MD，Brian M. Ilfeld，MD，MS

一名 67 岁肾功能恶化的男性患者计划在左前臂行动静脉瘘（arteriovenous fistula，AVF）手术。既往病史有糖尿病、慢性阻塞性肺疾病和冠状动脉疾病。他在一年前植入一个右冠状动脉药物洗脱支架。他 10 天前停止服用氯吡格雷，但继续服用预防性阿司匹林。心电图显示正常窦性心律，下壁导联有 Q 波。实验室检查包括血红蛋白 13 g/dl，血小板计数 180 000/μl，肌酐 1.5 mg/dl，手指针刺血糖 114 mg/dl，国际标准比值（international normalized ratio，INR）为 1.1。

1. 你准备选择以下哪一项来告诉患者麻醉类型在外科手术中的作用？
   A. 与全身麻醉相比，区域麻醉可以降低死亡率
   B. 区域麻醉可减少应激反应和慢性疼痛的发展
   C. 对于 AVF 手术，区域麻醉较局部麻醉没有优势
   D. 与全身麻醉相比，区域麻醉已被证明可以降低术后谵妄的风险

正确答案：B。区域麻醉可减少应激反应、术后镇痛药需求、阿片类药物相关副作用、全身麻醉需求以及慢性疼痛的发展。

区域麻醉具体研究结果表明，它在手术和术后镇痛中发挥益处。对于周围神经阻滞，围手术期阿片类药物的使用可以减少或完全避免，特别是使用神经周围置管技术。在全膝关节置换术中，与接受静脉患者自控镇痛或安慰剂的患者相比，持续股神经或收肌管神经阻滞的患者运动时疼痛更少，活动更早或更好。硬膜外镇痛用于腹部大手术和腹主动脉手术的研究表明，与阿片类静脉镇痛相比，硬膜外镇痛效果更好。在这些研究中，硬膜外镇痛的使用减少了术后机械通气的需要，降低了术后心肌梗死的发生率，减少了胃和肾相关并发症。然而，这些益处并没有被证明能降低死亡率。

术后认知并发症与较差的短期和长期预后有关。麻醉在认知功

能障碍中的作用目前还不清楚，尤其是全麻和区域麻醉。与脊髓麻醉、硬膜外麻醉或静脉阻滞相比，全麻可能增加术后认知功能障碍的风险，但在术后谵妄方面区域麻醉没有显示出同样的益处。

与局麻相比，臂丛神经阻滞与交感神经抑制导致的外周动静脉扩张有关，导致外周阻力降低，局部血流增加，为造瘘和短期通畅提供了理想的条件。

患者希望尽可能避免全身麻醉。外科医生不希望在监护麻醉（monitored anesthetic care，MAC）下实施局部浸润，建议采用周围神经阻滞。

2. 根据目前的抗凝和区域麻醉指南，以下哪项是正确的？
   A. 患者在过去 7 天内服用了阿司匹林，因此不推荐周围神经阻滞
   B. 由于患者在 7 天前停止服用氯吡格雷，可以实施周围神经阻滞
   C. 可以实施周围神经阻滞，因为使用阿司匹林不是神经阻滞出血风险的顾虑
   D. 不推荐周围神经阻滞，因为患者在过去 14 天同时服用抗血小板药物

正确答案：B。周围神经阻滞术后出血的风险还不清楚。最新美国区域麻醉和疼痛医学会（American Society of Regional Anesthesia and Pain Medicine，ASRA）指南推荐关于抗凝患者的椎管内技术的共识声明适用于接受周围神经阻滞的患者。

该指南没有明确说明神经阻滞技术在单独服用非甾体抗炎药（包括阿司匹林）患者中的应用时机。然而，在同时服用阿司匹林或预期使用其他影响凝血机制的药物（如口服抗凝剂、普通肝素和低分子肝素）的患者中，不支持实施神经阻滞。

对于噻吩吡啶衍生物噻氯匹啶和氯吡格雷，指南建议停止药物治疗和神经阻滞的间隔时间分别为 14 天和 7 天。对于氯吡格雷，如果在 5 ～ 7 天实施神经阻滞，建议记录血小板功能是否正常。

ASRA 指南代表了椎管内麻醉和抗凝方面专家的集体经验。与

任何医疗程序一样，区域麻醉技术的风险、益处和替代方案必须根据患者的具体情况进行评估。最后，你选择采用 MAC 及周围神经阻滞用于动静脉造瘘的手术麻醉。

3. 关于这位患者的周围神经阻滞，下列哪项是正确的？
   A. 肌间沟入路神经阻滞可覆盖所有上肢神经阻滞
   B. 只要肌皮神经也被阻滞，腋路神经阻滞将为前臂提供足够的覆盖区域
   C. 锁骨上入路神经阻滞将提供几乎完全且持续的手臂覆盖
   D. 锁骨下入路神经阻滞比锁骨上神经阻滞更容易引起气胸

正确答案：C。锁骨下入路神经阻滞为肘关节或肘关节远端手术提供了极好的麻醉效果。除了尺神经可能阻滞不全以外，锁骨上入路神经阻滞也提供类似的麻醉分布。肌间沟入路阻滞可以更好地覆盖肩胛和上臂，但尺侧阻滞不全。锁骨下和锁骨上入路阻滞的其他潜在缺点是轻微的气胸风险和单侧膈肌麻痹的可能性。

腋路阻滞超声图像包括在上臂近端的正中神经、尺神经和桡神经。从臂丛近端到腋路阻滞的位置，发出分支形成腋神经、肌皮神经和臂内侧皮神经，腋路阻滞通常阻滞不到。肌皮神经是臂丛外侧束的一个分支，有时可以在腋路阻滞超声图像视野中看到并被阻滞。这条神经终止为前臂外侧皮神经，并提供前臂和手腕外侧的皮神经支配。前臂内侧受前臂内侧皮神经支配，在腋路阻滞视图中看不到，也不能被阻滞。不幸的是，几乎所有用于透析通路的动静脉瘘至少部分位于前臂内侧。

用 12 ml 的 0.5% 罗哌卡因行锁骨上入路神经阻滞后，在适当的分布区患者感觉减退，送手术室手术。丙泊酚以 100 μg/（kg · min）速度开始输注镇静，然后开始手术。手术开始后约 15 min，患者开始体动，烦躁不安，并不能遵守指令。

4. 你的第一选择是：

A. 增加丙泊酚的剂量以减少患者的躁动

B. 使用芬太尼控制疼痛

C. 使用脂肪乳治疗局麻药全身毒性

D. 以上都不是

正确答案：D。躁动是一种非特异性症状，由疼痛、焦虑、药物作用、大脑或代谢紊乱中的任何一种因素或全部引起。重要的是要迅速排除常见的、可逆的躁动和精神状态改变的原因，包括缺氧和高碳酸血症。立即用面罩提供 100% 的氧气，并确保患者适当通气。在这个病例中，考虑减少丙泊酚的剂量，因为它可能导致通气不足和（或）大脑去抑制。同时，应寻找患者感觉状态改变特有的原因，如果找到，应及时治疗。在这位糖尿病患者中，低血糖可能是一个原因。由于对患者实施了神经阻滞，即使在本例中局部麻醉药使用剂量小，也必须考虑局部麻醉药全身毒性反应（local anesthetic systemic toxicity，LAST）的可能性。

LAST 的管理开始于阻滞实施期间降低风险。使用最小剂量的局麻药来达到所需的阻滞。可以考虑在局麻药溶液中使用血管内注射的药理学指示剂，如肾上腺素 5 μg/ml。每次局麻药注射前回抽，并且应该缓慢注射，同时监测 LAST 的体征和（或）症状。

由于 LAST 的症状和体征可能延迟到注射后 30 min 出现，在阻滞期间和之后用标准 ASA 监护仪监测患者。在任何精神状态改变、神经症状和（或）循环不稳定的患者中应考虑 LAST。神经系统症状和体征包括金属味、口周麻木或刺痛、复视、耳鸣、头晕、激动、意识模糊、肌肉抽搐、癫痫发作活动、嗜睡、说话含糊不清、窒息、昏迷或呼吸暂停。心血管体征可能只在严重的病例中出现，但包括最初的高动力循环，随后是进行性低血压伴心脏传导阻滞、心动过缓或停搏。可以出现室性心律失常，包括室性心动过速、尖端扭转型室性心动过速和心室颤动。

如果怀疑是 LAST，立即寻求援助并且开始气道管理，提供 100% 的氧气。如果患者癫痫发作，可以使用苯二氮䓬类药物。如果需要的话，通知最近有心肺转流能力的机构，因为心肺转流需要时间启动和协调。如果 LAST 是长效局麻药导致的，如罗哌卡因或布比卡因，提供高级心脏生命支持，但要将肾上腺素剂量减少到 1 μg/kg 以下，避免使用加压素、钙通道阻滞剂、β 受体阻滞剂和其他局麻药。根据 LAST 的严重程度和进展速率实施脂质治疗。脂质疗法对罗哌卡因和布比卡因疗效的证据最强，而对利多卡因或甲哌卡因疗效的证据则不令人信服。按去脂体重计算，以 1.5 ml/kg 的剂量单次注射 20% 的脂肪乳，注射时间超过 1 min，然后以 0.25 ml/（kg · min）的速度静脉输注。在前 30 min 内，脂乳液的总剂量上限约为 10 ml/kg。由于心血管抑制在治疗后可复发，因此延长对患者的监护是十分必要的。

应知应会

- 不同麻醉方式在外科患者预后中的作用。
- 使用抗凝药物的患者实施区域麻醉的建议。
- 上肢神经阻滞的分布，包括潜在的优缺点。
- 外科患者精神状态改变和局部麻醉药全身毒性的管理。

推荐阅读

Madison SJ, Ilfeld B. Peripheral nerve blocks. In: Butterworth IV JF, Mackey DC, Wasnick JD, eds. *Morgan and Mikhail's Clinical Anesthesiology*, 6th ed. New York, NY: McGraw-Hill; 2018:997-1046.

参考文献

Gitman M, Barrington MJ. Local anesthetic systemic toxicity: A review of recent case reports and registries. *Reg Anesth Pain Med*. 2018;43(2):124-130.

Horlocker TT, Wedel DJ, Rowlingson JC, et al. Regional anesthesia in the patient receiving antithrombotic or thrombolytic therapy: American Society of Regional Anesthesia and Pain Medicine Evidence-Based Guidelines (third edition). *Reg Anesth Pain Med*. 2010;35(1):64-101.

Lo Monte A, Damiano G, Mularo A, et al. Comparison between local and regional anesthesia in arteriovenous fistula creation. *J Vasc Access*. 2011;12(4):331-335.

Neal JM, Barrington MJ, Fettiplace MR, et al. The Third American Society of Regional Anesthesia and Pain Medicine Practice Advisory on local anesthetic systemic toxicity: Executive summary 2017. *Reg Anesth Pain Med*. 2018;43(2):113-123.

第 38 章 慢性疼痛管理

徐艳　李妍宏　译　叶菱　校

病例 1　结直肠择期手术前的足痛伴麻木

Carrie Johnson，MD，Larry C. Driver，MD

患者，男性，67 岁，刚诊断为结直肠癌，择期行“低位前切除术”，术前 1 天至麻醉门诊进行术前评估。患者曾在医疗条件有限的农村社区做过农民。患者 10 年前诊断为 2 型糖尿病，因为没有感觉任何不适，所以并没有定期监测血糖水平，也没有服用相关药物。除了对确诊的癌症感到不安外，他的主诉只是双足疼痛伴麻木、针刺感，2 年来症状逐渐加重。采集完病史并进行体格检查后，你已确定他患有痛性糖尿病神经病变。

1. 最常见的糖尿病神经病变是什么？
   A. 多发性单神经病变
   B. 压迫性单神经病变
   C. 远端对称性多发神经病变
   D. 近端运动性神经病变

正确答案：C。糖尿病神经病变是一种累及双侧远端小纤维神经的常见的感觉障碍。典型临床表现包括进行性出现的感觉异常（自发或诱发的感觉异常，但无疼痛）和腿脚的疼痛。症状通常始于脚趾，经过数月至数年，感觉异常平面逐渐上移，呈长袜式分布。指尖和手也可能在疾病发展后期受累。疼痛的性质为灼痛（常在夜间加重）和痛觉超敏（非伤害性刺激即引起疼痛）。体格检查显示远端感觉丧失，主要累及振动觉和本体觉。值得注意的是，严重的感觉丧失导致易被忽视的微创伤，致使患者足部溃疡和神经病理性关节病（Charcot 关节病）的风险增加。

2. 针对该患者，以下哪个因素最有可能防止该患者痛性糖尿病神经病变的进展？
   A. 长期饮酒
   B. 对结直肠癌进行化疗
   C. 慢性背痛病史
   D. 严格控制血糖水平

正确答案：D。对于患有神经病变或有神经病变风险的糖尿病患者，控制血糖水平极其重要。科学证据表明，糖尿病患者严格控制血糖后，可使其临床神经病变发生率在 5 年内降低 60%。相反，长期饮酒和慢性疼痛病史会使糖尿病患者发生神经病理性疼痛的风险增加。许多化疗药物也会引起周围神经病变，近期的研究数据表明，癌症患者在接受化疗之前，可能会表现出亚临床的神经病理性疼痛综合征。

你向你的一位同事提到了这个病例，他建议你使用一种药物进行治疗，该药物既是治疗糖尿病神经病变的一线药物，又有助于围手术期疼痛管理。

3. 该药物是什么？
   A. 塞来昔布
   B. 普瑞巴林
   C. 氟西汀
   D. 哌替啶

正确答案：B。抗惊厥药物普瑞巴林和加巴喷丁被认为是治疗多种神经病理性疼痛综合征（包括糖尿病神经病变）的一线治疗药物。这些药物的结构与 γ- 氨基丁酸（γ-aminobutyric acid，GABA）相似，但它们的活性主要是通过调节钙离子通道实现的。常见的副作用包括嗜睡、头晕和水肿。此外，一些研究表明，即使是术前单次口服 150 mg 普瑞巴林也能减轻术后疼痛，减少术后阿片类药物的用量。这为麻醉医师在术前评估患者时，提供了一个特有的专门治疗疼痛的机会。术前抗惊厥药物的使用不仅有助于改善患者术后疼痛，还有助于患者慢性神经病理性疼痛的长期治疗。

抗抑郁药物包括三环类抗抑郁药（tricyclic antidepressants，TCAs）和 5- 羟色胺–去甲肾上腺素再摄取抑制剂（serotonin-norepinephrine reuptake inhibitors，SNRI），也得到了很好的研究，并且常规用于治疗神经病理性疼痛，如糖尿病神经病变。TCAs 被认为是最有效的，可与加巴喷丁产生协同作用，但它们的使用受到抗胆碱能副作用的限制。选择性 SSRIs，如氟西汀，对神经病理性疼痛效果较差，不推荐为一线治疗药物。

阿片类药物有时用于治疗难治性神经病理性疼痛。然而它们的使用存在争议，必须权衡不正确使用和（或）滥用的风险。阿片类药物哌替啶不适合用于治疗糖尿病神经病变。非甾体抗炎药（nonsteroidal anti-inflammatory drugs，NSAIDs）（比如塞来昔布），是治疗围手术期疼痛的极佳辅助药物。然而，这些药物在治疗神经病理性疼痛方面没有显著效果。

4. 根据你对该患者的了解，计划实施麻醉时，你会关注以下情况，**除了：**
   A. 不准确的脉搏血氧饱和度
   B. 误吸的风险
   C. 心率控制受损
   D. 体位性低血压

正确答案：A。任何有糖尿病病史的患者都应考虑可能存在自主神经病变，尤其是已患糖尿病相关神经病变的患者。高达40%的糖尿病患者和超过50%的合并高血压的糖尿病患者会发生自主神经功能障碍。它是糖尿病一种严重而常见的并发症，严重影响围手术期管理。

特征性异常包括直立性低血压、缺乏心率变异性（包括出现静息性心动过速）、胃轻瘫、食管运动功能障碍和勃起功能障碍。大部分麻醉医师会将糖尿病患者默认为"饱胃患者"，术前常给予服用非颗粒性抗酸药，采用快速顺序诱导插管。值得注意的是，由于诱导后低血压、心脏适应血容量变化的能力受限以及术后无症状心肌缺血的出现，使得糖尿病自主神经病变患者的心脏风险增加。术前知晓（风险）并制订相关的麻醉计划，对于优化这类患者的围手术期管理至关重要。

相反，根据糖尿病病史和周围神经病变，没有特别的理由推测脉搏血氧饱和度可能不准确。可能影响脉搏血氧饱和度准确性的情况主要包括：碳氧血红蛋白血症、高铁血红蛋白血症、搏动不良（如左心室辅助装置患者）、搏动性静脉（如三尖瓣反流）和肢端发冷。

应知应会

- 糖尿病神经病变的症状和表现。
- 血糖控制在预防糖尿病神经病变中的重要性。
- 糖尿病神经病理性疼痛的最佳治疗。
- 自主神经病变患者的围手术期关注要点。

推荐阅读

Benzon H, Raja SN, Liu S, Fishman SM, Cohen SP, eds. *Essentials of Pain Medicine*, 4th ed. Philadelphia, PA: Elsevier; 2017.

参考文献

Agarwal A, Gautam S, Gupta D, et al. Evaluation of a single preoperative dose of pregabalin for attenuation of postoperative pain after laparoscopic cholecystectomy. *Br J Anaesth.* 2008;101(5):700-704.

Boyette-Davis JA, Eng C, Wang XS, et al. Subclinical peripheral neuropathy is a common finding in colorectal cancer patients prior to chemotherapy. *Clin Cancer Res.* 2012;18(11):3180-3187.

Diabetes Control and Complications Trial Research Group. The effect of intensive treatment of diabetes on the development and progression of long-term complications in insulin-dependent diabetes mellitus. *N Engl J Med.* 2003;329:977-986.

Vinik AI, Maser RE, Mitchell BD, Freeman R. Diabetic autonomic neuropathy. *Diabetes Care.* 2003;26:1553-1579.

病例 2 慢性肌肉疼痛和疲劳

Erik Hustak，MD，Larry C. Driver，MD

患者，女，55 岁，职业超声技师，表现为慢性疲劳和慢性进行性右侧后颈部和肩部疼痛。她患有肥胖症（体重指数 35 kg/m^2）、高血压和糖尿病。使用 NSAIDs 药物和对乙酰氨基酚保守治疗后，初级保健医生为她申请了肩部 X 线片和颈椎磁共振成像检查，检查结果均无明显异常。因此诊断该患者为非特异性肌肉骨骼疼痛，并转诊至疼痛门诊以行进一步的评估和治疗。

1. 下一步做什么最合适？
   A. 尿常规
   B. 血常规、红细胞沉降率和 C 反应蛋白水平
   C. 肌电图 / 神经传导检查
   D. 重点对颈部和肩部进行病史采集和体格检查

正确答案：D。软组织疾病是一种常见的主诉。从影像学角度，对于无明确病因的非特异性“肌肉骨骼疼痛”的鉴别诊断很广泛。众所周知，伤害性刺激的传入很复杂，通常来源于软组织结

构，难以通过一项简单的血液检测或放射检查评估。当患者主诉为局部疼痛时，详细的病史采集和体格检查至关重要。骨骼、肌肉和肌腱及其附着点、对应的筋膜平面的伤害性刺激的传入都可以认为是局部疼痛综合征。

肌筋膜疼痛综合征（myofascial pain syndrome，MPS）是一个临床诊断，主要基于详细的病史采集和体格检查。目前，仍缺乏一个普遍公认的诊断标准。一般来说，MPS 的特点主要包括肌肉或筋膜“紧绷肌带”内存在“触发点”，可以触发疼痛。按压这些特定的点，可以“触发”“目标区域”的牵涉性疼痛。除了这种局部的“抽搐反应”外，触发点的触诊也可能与自主现象有关。该病在女性比男性更普遍（中年女性和男性发病率分别为 65% 和 35%），而且随着年龄的增长发生率更高（所有此类主诉的患者，85% 年龄超过 65 岁）。其潜在的机制可能是反复的肌肉创伤，或过度使用肌肉肌腱促使局部功能障碍触发点的病理性进展。

2. 关于 MPS 和纤维肌痛的鉴别诊断，以下哪项表述**最准确**？

A. 体格检查中按压 18 个压痛点至少有 11 个疼痛，可诊断为纤维肌痛

B. MPS 的触发点和纤维肌痛的压痛点相同

C. 纤维肌痛的患者存在特定分布的压痛点，没有触发点

D. MPS 的“触发点”触诊，会引起远处部位的疼痛，而纤维肌痛的“压痛点”触诊通常会引起触诊部位的疼痛

正确答案：D。纤维肌痛是指弥漫性肌肉骨骼的疼痛，通常表现为其他相关的临床症状，包括疲劳和心理障碍。虽然 1990 年美国风湿病学会（American College of Rheumatology，ACR）提出的纤维肌痛分类标准包括，查体 18 个特殊压痛点有 11 个以上为阳性，但 2010 年 ACR 初步诊断标准是基于至少 3 个月的症状，超过弥漫性疼痛指数（widespread pain index，WPI）和症状严重程度量表（symptom severity scale，SS）的各种阈值，并且难以用现存疾病来解释患者的疼痛。

纤维肌痛症通常与其他疾病共存，除了纤维肌痛的“压痛点”外，还可以出现 MPS 的“触发点”。虽然在文献中有争议，但触诊 MPS 的触发点可能会“触发”其他地方的疼痛。纤维肌痛的“压痛点”通常遵循 1990 年 ACR 提出的标准，与紧绷肌带无关，通常会在触诊部位引起疼痛。虽然纤维肌痛的潜在机制尚不清楚，但它并不代表炎症或运动终板功能障碍。

3. 以下哪项最准确地描述了 MPS 发展的潜在机制？
   A. MPS 是心因性的，通常需要抗抑郁药物治疗
   B. 虽然确切的病因尚不清楚，但有利于运动终板超极化的环境可以解释 MPS
   C. 乙酰胆碱的过度产生和释放在 MPS 的发展中发挥了作用
   D. **单是**重复性创伤就可以解释紧绷肌带及其相应触发点的起源

正确答案：C。MPS 发生的潜在机制被认为是由反复的肌肉创伤和（或）过度使用引起的，这会导致运动终板功能失调，并在乙酰胆碱产生和释放增加的状态下加重。肌纤维的激活和肌节的缩短促进局部缺氧环境产生，促进炎症介质的释放和伤害性感受器的激活。这被称为所谓的**综合假设**（integrated hypothesis）。此外，未暴露在刺激性创伤事件的区域也可能出现触发点。理论上认为这是**中枢致敏的神经源性表达**（neurogenic expression of central sensitization），可能是对位于相应肌节段内的原发性疾病或内脏事件的反应，导致触发点的产生。

4. 根据临床评估诊断 MPS 后，最合适的治疗方案是什么？
   A. 弱阿片类药物激动剂试验，必要时剂量上调滴定
   B. 肌肉松弛疗法
   C. 在触发点注射局部麻醉药或采用干针疗法
   D. 强化运动的物理治疗

正确答案：C。由于 MPS 被认为继发于终板功能障碍和（或）

可能与中枢敏化现象有关，如前所述，需要关注相应的治疗方法。体格检查中发现紧绷肌带后，一线治疗通常是触发点注射治疗，以打断终板功能障碍的恶性循环。目前已经提出了许多不同的治疗方法，包括局麻药注射、干针和肉毒杆菌毒素注射。肉毒杆菌毒素的注射费用高昂，其有效性也受到了质疑。针灸和治疗性超声波也常使用。从药理学的角度来看，阿片类激动剂疗法不是一线治疗。NSAIDs 和具有中枢作用的 α_2 激动剂可以考虑联用，以对抗前面讨论的中枢敏化现象。然而，这种治疗是触发点注射的补充治疗，而不是替代方案。最后，临床病史中识别反复性创伤或过度使用的线索是防止触发点形成的策略的关键。在这种特殊情况下，详细的职业史可能表明存在需要解决的职业危害因素。

应知应会

- MPS 的初步诊断方法。
- MPS 与纤维肌痛症的区别。
- MPS“触发点”的发展与纤维肌痛“压痛点”的病理生理学。

推荐阅读

Giamberardino MA, Affaitati G, Fabrizio A, Costantini R. Myofascial pain syndromes and their evaluation. *Best Pract Res Clin Rheumatol*. 2011;25(2):185-198.

Häuser W, Sarzi-Puttini P, Fitzcharles MA. Fibromyalgia syndrome: Under-, over- and misdiagnosis. *Clin Exp Rheumatol*. 2019;37:90-97.

Kamanli A, Kaya A, Ardicoglu O, Ozgocmen S, Zengin FO, Bayik Y. Comparison of lidocaine injection, botulinum toxin injection, and dry needling to triggerpoints in myofascial pain syndrome. *Rheumatol Int*. 2005;25(8):604-611.

Katz RS, Wolfe F, Michaud K. Fibromyalgia diagnosis: A comparison of clinical, survey, and American College of Rheumatology criteria. *Arthritis Rheumatol*. 2006;54(1):169-176.

Malanga GA, Gwynn MW, Smith R, Miller D. Tizanidine is effective in the treatment of myofascial pain syndrome. *Pain Physician*. 2002;5(4):422-432.

Mense S, Simons DG, Russell IJ. *Muscle Pain: Understanding Its Nature, Diagnosis, and Treatment*. Philadelphia, PA: Lippincott Williams and Wilkins; 2001:385.

Money S. Pathophysiology of trigger points in myofascial pain syndrome. *J Pain Palliat Care Pharmacother*. 2017;31(2):158-159.

Wolfe F, Clauw DJ, Fitzcharles MA, et al. The American College of Rheumatology preliminary diagnostic criteria for fibromyalgia and measurement of symptom severity. *Arthritis Care Res (Hoboken)*. 2010;62(5):600-610.

病例 3 带状疱疹后的持续胸壁疼痛

Shiraz Yazdani，MD，Larry C. Driver，MD

患者女性，81 岁，因左侧胸壁疼痛于疼痛门诊就诊。既往史包括 2 型糖尿病、高血压和 6 岁时的水痘感染。3 个月前，她的左侧胸壁出现了沿第 7 和第 8 胸神经分布的带状疱疹。她的初级保健医生给她开了一个疗程的阿昔洛韦，随后皮疹消失。之后，她出现疱疹分布位置灼痛，严重的痛觉过敏导致日常生活明显受限。她服用过对乙酰氨基酚和可待因，但疼痛无明显缓解。她没有尝试其他治疗方法来缓解疼痛。体格检查提示：体温 37.1℃，心率 91 次 / 分，血压 147/88 mmHg，呼吸 22 次 / 分，痛苦面容。胸壁查体提示：既往第 7 和第 8 胸神经分布范围的水疱性皮疹留下的瘢痕愈合良好。

1. 治疗该患者的疼痛，下一步该采取什么措施？
   A. 椎旁注射局部麻醉药
   B. 5% 的利多卡因外用贴剂
   C. 即释吗啡
   D. 阿米替林

正确答案：B。带状疱疹和疱疹后神经痛的发病率都随着年龄的增长而增加。85 岁以上患者的带状疱疹发病率接近 50%。疱疹后神经痛通常对许多镇痛方式无效。它的一线治疗包括外用利多卡因和辣椒素。老年患者容易受到许多药物的不良影响，包括阿片类药物、膜稳定剂和抗抑郁药。外用制剂是有益的，因为药物的全身吸收最小，并且已证明可有效地减轻疱疹后神经痛患者的痛觉超敏。必要时，下一步治疗可开始试用膜稳定剂，如加巴喷丁或普瑞巴林，然后是抗抑郁药。阿米替林已被证明是有效的，但由于其抗胆碱能副作用的发生率较高，耐受性不如去甲替林好。阿片类药物通常对神经病理性疼痛无效，老年患者耐受性差。如果采用这些措施后，患者均未能缓解，可以选择介入治疗，例如联用局部麻醉药与类固醇药物进行神经阻滞。脊髓电刺激等更具侵入性的方式也可有效治疗难治性疱疹后神经痛。

2. 以下哪些病理生理机制可以解释与疱疹后神经痛相关的疼痛？
   A. 对潜伏期病毒的Ⅳ型超敏反应
   B. IL-2 介导的背根神经节细胞的自身免疫性破坏
   C. 病毒复制导致的神经元炎症
   D. 对病毒抗原的细胞毒性敏感性反应

正确答案：C。水痘是由水痘-带状疱疹病毒感染所致。初次感染控制后，带状疱疹病毒就会由细胞介导免疫进入休眠状态。这些休眠的病毒颗粒存在于感觉神经节中，最常见于三叉神经和胸神经区域。当机体的免疫功能降低时，如年龄相关的免疫力下降、免疫抑制药物的使用和（或）身体或心理压力的增加，均会导致休眠状态的病毒再激活。病毒再激活过程中，病毒沿着受累及的感觉神经传播，导致皮区的皮疹呈单侧特征性分布。病毒的复制会导致这些感觉神经元发炎，从而出现疼痛。最终，导致细胞、髓鞘、轴突的丢失、神经节纤维化和背角萎缩。

这种神经损伤之后，可能会发生敏化和传入神经障碍。伤害性感受器在周围和中枢神经系统中，动作电位阈值降低，导致痛觉超敏。传入神经元的丧失会导致中枢自发放电，感觉损伤区域的进一步疼痛。神经元芽生也可能在疱疹后神经痛中的痛觉超敏和痛觉过敏的发生中起着重要作用。

3. 患者完成了局部利多卡因试验，疼痛无缓解。接下来，她尝试了各种膜稳定剂和抗抑郁药，都出现无法耐受的副作用。她咨询了高剂量辣椒素疗法。高剂量（8% w/v）辣椒素治疗疱疹后神经痛的作用机制是什么？
   A. 从周围神经细胞中耗竭神经肽
   B. 破坏复制的病毒细胞

C. 伤害性感受器阈值的下调
D. 稳定神经元细胞膜

正确答案：A。辣椒素是一种在辣椒中发现的有毒化合物，常用于治疗疱疹后神经痛。可以购买低浓度（0.025% 到 0.075%）的非处方外用乳膏和 8% w/v 的外用辣椒素。由于它是局部用药，因此出现全身性毒性的可能性较小。辣椒素刺激使用区域内 C 纤维的游离神经末梢，导致神经肽的去极化和释放，出现一种令人痛苦的、灼烧的感觉。因此，在使用辣椒素治疗之前，先局部使用利多卡因。辣椒素的反复使用会导致疼痛区域的神经肽（如 P 物质）耗竭，从而缓解疼痛。

4. 老年患者中，预防带状疱疹和疱疹后神经痛最有效的方法是什么？
A. 使用水痘疫苗
B. 将维生素 C 的摄入量增加到每天 2000 mg
C. 椎管内注射伐昔洛韦
D. 接种带状疱疹疫苗

正确答案：D。注射含有减毒水痘病毒颗粒的带状疱疹疫苗已被证明可以显著降低带状疱疹和疱疹后神经痛的发生率。这种疫苗通常接种于 60 岁以上的患者。相比之下，水痘疫苗含有较低浓度的减毒水痘病毒颗粒，广泛用于年轻患者，以预防原发性水痘感染，预防老年患者带状疱疹的效果欠佳。

目前不建议将调整维生素 C 的摄入量作为预防疱疹后神经痛的方法。如果确实发生了病毒的再激活且患者有活动性带状疱疹，建议口服或者静脉使用抗病毒药物，如伐昔洛韦，但并不推荐椎管内注射伐昔洛韦。

应知应会

- 疱疹后神经痛的正确治疗方法。

- 带状疱疹的病理生理学和疱疹后神经痛的机制。
- 疱疹后神经痛常用外用治疗药物的机制。
- 降低疱疹后神经痛发生率的有效机制。

参考文献

Arvin A. Aging, immunity, and the varicella-zoster virus. *N Engl J Med*. 2005;352:2266-2267.

Benzon HT. *Practical Management of Pain*. Philadelphia, PA: Elsevier/Mosby; 2014.

Harke H, Gretenkort P, Ladleif HU, et al. Spinal cord stimulation in postherpetic neuralgia and in acute herpes zoster pain. *Anesth Analg*. 2002;94:694-700.

Johnson R, McElhaney J, Pedalino B, et al. Prevention of herpes zoster and its painful and debilitating complications. *Int J Infect Dis*. 2007;11(suppl 2):S43-S48.

Saguil A, Kane S, Mercado M, Lauters R. Postherpetic neuralgia and trigeminal neuralgia. *Am Fam Physician*. 2017;96(10):656-663.

Watson CP, Vernich L, Chipman M, et al. Nortriptyline versus amitriptyline in postherpetic neuralgia: A randomized trial. *Neurology*. 1998;51:1166-1171.

病例 4 腰交感神经阻滞术

Shiraz Yazdani，MD，Salahadin Abdi，MD，PhD

患者女性，44 岁，门诊主诉为右腿疼痛。7 周前患者右足应力性骨折，打了石膏后就开始出现疼痛。患者自述穿上袜子会加重肢端疼痛。查体时，轻触足部可引起痛觉超敏。皮肤看起来无明显异常，但是受累区域的毛发明显比对侧肢体薄。你的学生询问，这是否就是复杂性区域疼痛综合征，如果是，该如何治疗。

1. 你的下一步措施是：
   A. 右下肢静脉注射造影剂，行 CT 扫描
   B. 做腓神经活检
   C. 做定量感觉测试
   D. 完成详细的病史采集和体格检查

正确答案：D。复杂性区域疼痛综合征（complex regional pain

syndrome，CRPS）Ⅰ型（既往称为反射性交感神经营养不良）和Ⅱ型（既往称为灼性神经痛）主要通过病史和体格检查进行诊断。CRPS Ⅱ型和CRPS Ⅰ型的主要区别在于，Ⅱ型CRPS与明确的神经损伤相关。虽然相关检查测试有助于确认诊断，但目前没有一种工具可以100%可靠地诊断CRPS。主要的身体变化包括感觉、运动、营养、泌汗和自主神经病变。如果存在诱发事件，不管目前是否有神经损伤，都可以明确诊断。有效的测试主要有定量感觉测试。而体温调节性发汗试验可以测量CRPS患者的典型体温变化。泌汗的变化可以通过定量泌汗运动神经轴突反射试验来测试。三维骨显像可以检查关节和骨骼的变化。磁共振成像灵敏度高有助于诊断CRPS，而CT成像对CPRS的诊断可能没有帮助。腓神经活检结果不一定会有阳性发现，且可能导致神经损伤，使临床表现更复杂化。

诊断出患者为Ⅰ型CRPS后，可以选择透视引导下行腰交感神经阻滞。将22号针头置于适当位置，注射造影剂确认位置后，可以注射10 ml 0.25%的布比卡因。注射完成后，患者诉恶心，平均动脉压从术前的75 mmHg下降到50 mmHg。

2. 以下哪一项最可能解释该现象？

A. 局部麻醉药误入血管内

B. 意外蛛网膜下腔阻滞

C. 交感神经阻滞导致静脉血淤积和动脉血管扩张

D. 主动脉损伤导致的急性失血

正确答案：C。影像学引导下的腰交感神经阻滞是一种相对安全的操作，并发症很罕见。该技术通过仔细的穿刺针定位和透视下造影剂扩散的确认，可以很大程度上减少并发症的发生。交感神经阻断术引起的外周血管扩张是意料之中的，且在血容量不足的患者中，可因静脉血淤积和血容量不足而导致低血压。考虑到有造影剂扩散的验证，误入血管内的可能性较小。此外，即使注射的药物全部进入血管内，25 mg 布比卡因远低于 65 kg 患者 2.5 mg/kg 的毒性剂量，并且引起局部麻醉药中毒的可能性很小。意外的蛛网膜下腔阻滞是一种已知的并发症，但因为有上述造影剂扩散的验证，可能性不大。主动脉损伤引起的急性失血肯定会导致低血压，但鉴于穿刺针较细，鉴别诊断的可能性不大，并且主动脉壁较厚，中膜平滑肌足以阻止 22 号针穿刺出血。

该患者感觉效果很好，下肢疼痛减轻了 80%。你的医学生对该治疗技术很感兴趣，想了解更多有关该技术的信息，并且很好奇哪些患者可从这种治疗中受益。

3. 以下哪一项是腰交感神经阻滞的另一个适应证？
   A. 外周血管功能不全引起的缺血性疼痛
   B. 胫骨平台骨折修复术后疼痛
   C. 鳞状细胞癌引起的直肠周围疼痛
   D. 附睾炎引起的急性疼痛

正确答案：A。腰交感神经阻滞的适应证主要包括下肢血管功能不全、雷诺现象、Buerger 病（血栓闭塞性脉管炎）、外周血管疾病和冻伤。交感神经介导的疼痛，例如 CRPS 的疼痛，也可以采用这种治疗方法。多汗症和幻肢痛综合征的治疗效果也很好。腰交感神经阻滞不适用于治疗术后疼痛。直肠周围疼痛的患者最好采用神经节阻滞。附睾炎引起的急性疼痛不应采用腰交感神经阻滞治疗。

应知应会

- CRPS 的不同类型。
- CRPS 的有效诊断工具。
- 腰交感神经阻滞的适应证、操作技术和并发症。

推荐阅读

Benzon H, Rathmell J, Wu C, Turk D, Argoff C, Hurley W. *Practical Management of Pain*, 5th ed. Philadelphia, PA: Mosby; 2014.

Birklein F, Ajit SK, Goebel A, Perez RSGM, Sommer C. Complex regional pain syndrome-phenotypic characteristics and potential biomarkers. *Nat Rev Neurol*. 2018;14(5): 272-284.

Fishman S, Ballantyne J, Rathmell J, eds. *Bonica's Management of Pain*, 4th ed. Philadelphia, PA: Wolters Kluwer/Lippincott, Williams and Wilkins; 2010.

Longmire DR. An electrophysiological approach to the evaluation of regional sympathetic dysfunction: A proposed classification. *Pain Physician*. 200;9:69-82.

Raj P, Lou L, Erdine S, et al. *Interventional Pain Management: Image-Guided Procedures*, 2nd ed. Philadelphia, PA: Saunders Elsevier; 2008.

Urits I, Shen AH, Jones MR, Viswanath O, Kaye AD. Complex regional pain syndrome, current concepts and treatment options. *Curr Pain Headache Rep*. 2018;22(2):10.

病例 5 上腹下丛神经阻滞用于盆腔痛患者

Shiraz Yazdani，MD，Salahadin Abdi，MD，PhD

患者，女，59 岁，主诉为盆腔疼痛，有局部宫颈浸润性鳞状细胞癌病史。患者自述疼痛为一种深部痛，服用各种口服药物（包括阿片类镇痛药和辅助药物）都无法缓解。她询问是否有介入治疗可以帮助她减轻疼痛。

1. 以下哪一种介入治疗最适合该患者？
   A. 阴部神经阻滞
   B. 腹横肌平面阻滞
   C. 上腹下神经丛阻滞
   D. 内脏神经阻滞

正确答案：C。局部宫颈癌晚期患者常伴有难以用药物减轻的盆腔疼痛。用于治疗疾病的放化疗可以减少肿瘤负荷和疼痛。这种疼痛本质上主要是内脏性的，并具有交感神经介导的成分。因此，上腹下神经丛阻滞是最合适的干预措施。该阻滞通过阻断交感神经链中的传入纤维来减轻盆腔痛。盆腔内脏神经（骶2至骶4）通过副交感神经支配子宫颈及其附近结构。突触后交感神经纤维到达盆腔脏器之前，穿过下腹下神经丛和上腹下神经丛。阴部神经阻滞可阻断阴道和会阴的躯体神经纤维，但不会影响宫颈疼痛。同样地，腹横肌平面阻滞会阻断腹部的躯体纤维，但不会阻滞子宫颈感觉。内脏神经阻滞会阻断交感神经介导的上腹部内脏疼痛。

该患者对上腹下丛神经阻滞很感兴趣，她问到，这种干预措施还可以用于其他哪些情况。

2. 以下哪个选项是上腹下丛神经阻滞的另一个适应证？
   A. 膀胱癌引起的慢性疼痛
   B. 下肢 CRPS
   C. 胃癌引起的疼痛
   D. 疝气修补术后引起的切口痛

正确答案：A。上腹下丛神经阻滞可用于治疗各种恶性和非恶性的盆腔疼痛，包括宫颈、膀胱和子宫恶性肿瘤、子宫内膜异位症、盆腔炎、性交困难、膀胱炎、前列腺和痛经引起的疼痛。下肢 CRPS 常采用腰交感神经阻滞治疗。胃癌引起的疼痛最好采用内脏神经或腹腔神经丛阻滞。切口后疼痛本质上是躯体性疼痛，因此不建议采用交感神经阻滞来治疗，而是对疼痛区域采用躯体神经阻滞。

患者询问上腹下丛神经阻滞的操作风险和禁忌证。

3. 以下哪一项是上腹下丛神经阻滞的相对禁忌证？
   A. 两周前治疗过的尿路感染病史
   B. 髂血管周围肿块的延伸
   C. 5 天前开始服用利伐沙班治疗深静脉血栓
   D. 同步放射治疗

正确答案：B。透视引导下的上腹下丛神经阻滞是比较安全的。主要的两种阻滞入路是棘突旁内侧入路和经椎间盘入路。由于神经丛的位置（腰 5 至骶 1 椎间盘的前方）以及该区域的骨性结构（例如腰 5 横突）的特征，棘突旁内侧入路可能较困难。而经椎间盘入路有发生椎间盘炎的风险，通常会预防性地静脉使用抗生素。有些研究者还建议拔针时在椎间盘内注射抗生素。穿刺针定位期间，触及髂血管的可能性很大。因此，这些血管周围肿块的延伸可能导致大量出血和继发的一系列并发症，使其成为相对禁忌证。已经治疗的尿路感染不是手术的禁忌证。利伐沙班也不是禁忌证，因为停药 5 天后（超过该抗凝剂的三个半衰期），药物就清除完毕。虽然某些类型的化疗可能是禁忌证，但同步放疗不是禁忌证，这主要取决于放化疗对凝血系统的影响。

通过诊断性上腹下丛神经阻滞，患者的疼痛几乎完全缓解。然而，2 周后，她的疼痛又恢复到既往水平。她询问还有无其他措施缓解疼痛。

4. 下一步合适的治疗措施是什么？
   A. 运用酒精进行上腹下丛神经松解术
   B. 采用局部麻醉药再次行上腹下丛神经阻滞
   C. 进行鞘内吗啡试验
   D. 开始服用羟考酮缓释制剂

正确答案：A。由于该患者通过诊断性上腹下丛神经阻滞后，疼痛几乎完全缓解，因此，她更适合神经松解术。神经松解术的选择包括酒精、苯酚、射频消融和脉冲射频消融。由于酒精黏度相对较低，比苯酚扩散更广，常用 50% 到 100% 的浓度。苯酚对血管组织的亲和力比酒精大，常用 7% 到 12% 的浓度。由于靠近髂血管，在这种情况下，酒精可能是更合适的选择。射频消融是另一种选择。脉冲射频消融采用短促的高压脉冲。与传统的持续性射频消融相比，两次爆发之间允许保持较低的组织温度。

应知应会

- 子宫颈的神经解剖学。
- 上腹下丛神经阻滞的适应证和禁忌证。
- 酒精、苯酚、持续性射频消融和脉冲射频消融等，不同神经松解术之间的差异。

推荐阅读

Benzon H, Rathmell J, Wu C, Turk D, Argoff C, Hurley W. *Practical Management of Pain*, 5th ed. Philadelphia, PA: Mosby; 2014.

Fishman S, Ballantyne J, Rathmell J, eds. *Bonica's Management of Pain*, 5th ed. Philadelphia, PA: Wolters Kluwer/Lippincott, Williams and Wilkins; 2018.

Nagpal AS, Moody EL. Interventional management for pelvic pain. *Phys Med Rehabil Clin N Am*. 2017;28(3):621-646.

Sabia M, Mathur R. *Interventional Pain Procedures Handbook and Video Guide*. Demos Medical; 2019.

病例 6 一名患有腰痛的建筑工人

Anish I. Doshi，MD，Salahadin Abdi，MD，PhD

你正在收治一名 55 岁患者，他是一名建筑工人，主诉是腰痛伴左下肢放射性疼痛 3 个月。他描述自己的腰痛是一种持续性的钝痛，长时间站立和行走后加重。他将左腿疼痛描述为一种间歇性的灼烧感和刺痛感，从左腿的后方一直传到脚踝后。服用布洛芬后，他的腰痛疼痛强度从 10/10 降低到 6/10，但对左腿疼痛没有效果。他否认外伤、发热、尿失禁或大便失禁、下肢无力或麻木病史。

1. 你的下一步措施是：
   A. 做急诊腰椎磁共振（MRI）以进一步评估
   B. 做全面的体格检查
   C. 神经外科会诊，必要时行急诊手术减压
   D. 给患者开具阿片类药物的处方，以立即缓解疼痛

正确答案：B。患者的病史提示病因是多因素的，全面的体格检查有助于准确地对疾病做出诊断。这对于为患者提供有效的治疗方案至关重要。体格检查应包括检查背部、姿势和步态、关节活动度、脊柱和脊柱旁肌肉组织的触诊、直腿抬高试验、神经系统检查、外周脉搏评估以及是否存在非器质性体征。肠道或膀胱功能障碍和双腿无力提示脊髓或马尾神经受压，这是一种紧急医疗情况，需要行急诊 MRI 并立即进行手术减压。导致脊髓压迫的常见疾病包括脊髓损伤、肿瘤、感染或硬膜外血肿。考虑到该患者没有肠道或膀胱功能障碍、双腿无力或感觉丧失，急诊 MRI 检查或神经外科会诊没有必要。根据假设的诊断，腰背痛的治疗选择差异很大。应将体格检查作为下一步措施，以做出正确的诊断。

你对患者进行了详细的体格检查。他的背部看起来没有异常，脊柱弯曲度正常。他的左侧直腿抬高试验阳性，左侧跖屈肌力 3/5 级、左足外侧感觉减退，左踝反射减弱，脚趾行走困难。脊柱触诊有压痛，但在腰骶椎旁肌肉触诊时没有压痛。脊柱伸展和双侧旋转时会引起疼痛。脊柱向前弯曲时可复制患者左下肢疼痛。他的双侧远端动脉搏动对称。

2. 根据患者的病史和体格检查，你认为患者疼痛的病因和性质可能是：
   A. 小关节源性
   B. 椎间盘源性
   C. 心理因素
   D. 肌筋膜
   E. A 和 B

正确答案：E。患者表现为椎间盘源性和小关节源性的腰痛。腰痛在美国是导致患者就诊的第二大常见症状，每年相关的医疗保健总费用超过 1000 亿美元。腰痛对生活质量的负面影响很大，因此医生必须了解腰痛各种常见的病因和临床特征。单侧剧烈的、烧灼的下肢疼痛沿腿部放射，尤其是膝盖以下的放射痛，伴随身体位置觉的减弱和严重程度变化，其是神经根病/神经根炎的特征。常因椎间盘突出伴或不伴椎间盘退变，引起机械性和（或）化学性的神经根刺激征。体格检查时，脊柱前屈和单侧直腿抬高时会出现疼痛。在所涉及的特定脊神经根的水平上，可能有明显的神经损害。患者的临床表现提示左侧骶1神经根可能受腰5/骶1椎间盘突出的影响。

小关节源性腰痛的特征是非放射性的腰痛，由于反复性压力和（或）与每个椎骨的上下关节形成的关节突关节（“小关节”）的退化和（或）炎症相关的累积性低水平创伤导致。小关节为脊柱提供了必要的支撑，特别是背部伸展和旋转。这些关节受脊神经内侧支支配，当关节受伤或受到刺激时会传递疼痛的刺激。鉴于患者长时间站立会出现腰痛，并且在查体时表现出反复的双侧“小关节负荷”疼痛，他背部疼痛的病因也可能是小关节源性的。

肌筋膜疼痛由肌肉内紧绷肌带或“触发点”和筋膜收缩引起，查体时触发点有压痛。心因性疼痛涉及的症状比较广泛，这往往与心理因素或环境突发事件有关，通常表现为体征不符。

3. 根据患者的病史和体格检查，你的下一步措施是：
  A. 做腰椎X线片
  B. 做腰椎CT
  C. 做腰椎MRI
  D. 右下肢做肌电图
  E. 不用进行进一步检查

正确答案：E。患者的病史和体格检查已经提示了可能的诊断，现在无须进一步检查即可开始有针对性的治疗计划。大多数腰痛患者预后良好，如果病史和体格检查完整，通常不需要影像学检查。体格检查足以建立准确的诊断。不必要的影像学检查会使患者和医生暴露在高水平的辐射下，出现假阳性结果，增加不必要的干预，显著增加医疗保健成本。对于那些强烈怀疑全身性疾病或严重神经系统损害的患者，应考虑行影像学检查。如前所述，如果患者出现“红旗征”，则需要紧急行影像学检查以排除更严重的背痛原因。腰骶部X线平片可帮助临床医生排除脊椎关节病和椎体滑脱。CT或MRI可能适用于逐渐恶化的神经功能损害或怀疑有癌症、骨折、出血或感染的情况。

患者声称，他最近读到了关于硬膜外注射类固醇药物的文章。他问这种治疗对该类疼痛的益处。

4. 硬膜外类固醇类药物注射对下列哪种情况最有益？

A. 复杂性区域疼痛综合征（CRPS）Ⅱ型引起的左下肢疼痛

B. 椎间盘突出引起的单侧下肢根性疼痛

C. 双侧腰骶关节病变引起的背痛

D. 与急性椎体压缩性骨折相关的非放射性的轴向背痛

E. 双侧骶髂关节痛

正确答案：B。硬膜外类固醇注射（epidural steroid injections，ESI）是临床最常见的疼痛干预措施。ESI有助于为椎间盘突出、椎间盘退行性病变或其他涉及神经根或硬膜外腔压迫引起的下肢根性疼痛提供诊断依据和短期的疼痛缓解。CRPS是一种复杂的疼痛疾病，其中，星状神经节阻滞治疗对上肢疼痛有效，腰交感神经阻滞治疗对下肢疼痛缓解有效。小关节病变引起的腰骶部疼痛可通过物理治疗、核心强化运动和（或）小关节注射或脊神经内侧支阻滞治疗缓解。患有急性椎体压缩性骨折的患者在骨折部位触诊时通常会出现压痛。这些患者大部分对椎体成形术或椎体后凸成形术有效，主要通过将骨水泥经皮注射到骨折的椎骨中以减轻疼痛并恢复骨骼的完整性。骶髂关节疼痛通常是炎症的结果，同侧髋关节的屈曲、外展和外旋时疼痛明显。它可以通过局部关节内注射局部麻醉药和类固醇或阻滞支配关节的神经来缓解。

应知应会

- 腰痛的诊断方法。
- 如何区分不同病因的腰痛。
- 评估腰痛时进行诊断性试验的基本原理和适应证。
- 硬膜外类固醇注射和其他干预措施在治疗各种腰痛中的作用。

推荐阅读

Vrooman BM, Rosenquist RW. Chronic pain management. In: Butterworth IV JF, Mackey DC, Wasnick JD, eds. *Morgan & Mikhail's Clinical Anesthesiology*, 6th ed. New York, NY: McGraw-Hill; 2018:1047-1110.

参考文献

Abdi S, Lucas LF, Datta S. Role of epidural steroids in the management of chronic spinal pain: A systematic review of effectiveness and complications. *Pain Physician*. 2005;8:127-143.

Barreto TW, Lin KW. Noninvasive treatments for low back pain. *Am Fam Physician*. 2017;96(5):324-327.

Benzon HT, Raja SN, Liu S, Fishman SM, Cohen SP. *Essentials of Pain Medicine*, 4th ed. Philadelphia, PA: Saunders Elsevier; 2018.

Chou R, Qaseem A, Owens DK, et al. Diagnostic imaging for low back pain: Advice for high-value health care from the American College of Physicians. *Ann Intern Med*. 2011;154:181.

Cohen SP, Raja SN. Pathogenesis, diagnosis, and treatment of lumbar zygapophysial (facet) joint pain. *Anesthesiology*. 2007;106:591-614.

Robinson Y, Olerud C. Vertebroplasty and kyphoplasty: A systematic review of cement augmentation techniques for osteoporotic vertebral compression fractures compared to standard medical therapy. *Maturitas*. 2012;72(1):42-49.

Srinivas SV, Deyo RA, Berger ZD. Application of "less is more" to low back pain. *Arch Intern Med*. 2012;172:1016.

Van der Windt DA, Simons E, Riphagen II, et al. Physical examination for lumbar radiculopathy due to disc herniation in patients with low-back pain. *Cochrane Database Syst Rev*. 2010;2:CD007431.

第 39 章
加速康复策略和围术期结局的优化

周红玉　译　吕小兰　校

病例 1　结直肠手术的最佳术前准备

John F. Butterworth IV，MD

患者男，45 岁，98 kg，体重指数 34 kg/m^2，拟 2 周后行腹腔镜下乙状结肠腺癌切除术。该患者合并有 2 型糖尿病，高血压，睡眠呼吸暂停综合征（每晚使用双相气道正压通气，bilevel positive airway pressure，BiPAP），固定划船和椭圆机测得 7 个代谢当量。长期服用美托洛尔、二甲双胍、赖诺普利、加巴喷丁、阿司匹林 81 mg，必要时加用对乙酰氨基酚和阿普唑仑。实验室检查显示血红蛋白 13.2 g/dl，肌酐 1.1 mg/dl，糖化血红蛋白 6.7%，碳酸氢根 26，白蛋白 2.1 mg/dl。

1. 该患者需要优化以下哪项术前准备？
   A. 术前静脉补铁
   B. 优化降糖药
   C. 滴定 BiPAP 治疗参数
   D. 术前补充白蛋白
   E. 完善静息和负荷超声心动图

正确答案：D。患者的病史提供了安全范围水平的血红蛋白、糖化血红蛋白、血清碳酸氢盐和体力。其中白蛋白低于正常值，表明术前补充蛋白质对患者有利。

2. 经过适当优化，在计划上午 10 点手术之前，下列哪项患者**不应该**遵循？

A. 手术前夜和术晨服用二甲双胍

B. 手术前夜和术晨服用赖诺普利

C. 照常使用加巴喷丁和对乙酰氨基酚，包括手术当天早上

D. 半夜 12 点后，除服用药物需要外不再摄入其他液体

E. 以上全部

正确答案：D。在麻醉和手术的应激下，上述每一项措施均可维持血压、血糖、液体平衡的稳定。术前鼓励患者口服摄入液体，可避免由于术前肠道准备导致的液体和电解质紊乱，利于保证液体平衡，促进术后胃肠道功能恢复。

3. 到达术前准备区后，应避免下列哪项干预措施？

A. 继续口服摄入液体至术前 2 小时

B. 使用毛毯、鼓风机以及调整房间温度对患者进行预热

C. 若近期无其他剂量，术前口服对乙酰氨基酚和加巴喷丁

D. 诱导前皮下注射肝素 5000 U

E. 若指尖血糖高于 182 mg/dl 则皮下注射短效胰岛素

正确答案：E。上述干预措施可促进患者胃肠蠕动，降低深静脉血栓的风险，促进早期恢复心理健康，维持正常体温。术前维持血糖不高于 182 mg/dl，并不能减少术前并发症的发生，甚至可能会增加危害性且不易察觉的低血糖的发生。

4. 予以丙泊酚 1.5 mg/kg 和利多卡因 2 mg/kg 常规静脉诱导后，下列哪项静脉输注是**最不**推荐的？

A. 目标导向监控下输注乳酸钠林格液
B. 利多卡因 2 mg/（kg · h）
C. 舒芬太尼 0.25 μg/（kg · h）
D. 右美托咪定 0.25 μg/（kg · h）
E. 氯胺酮 0.25 mg/（kg · h）

正确答案：C。目标导向性液体治疗可降低液体复苏不足或过量带来的风险。利多卡因、氯胺酮、右美托咪定均被证实有镇痛作用，并可减少阿片类药物用量。舒芬太尼和其他阿片类药物会增加术后肠梗阻的发生，同时增加睡眠呼吸暂停综合征患者术后呼吸道相关并发症的发生。

应知应会

- 结直肠手术前适当的禁饮时间。
- 快速康复方案中减少阿片药物剂量的策略。

推荐阅读

Baldini G, Miller T. Enhanced recovery protocols & optimization of perioperative outcomes. In: Butterworth IV JF, Mackey DC, Wasnick JD, eds. *Morgan & Mikhail's Clinical Anesthesiology*, 6th ed. New York, NY: McGraw-Hill; 2018:1111-1132.

参考文献

Ban KA, Gibbons MM, Ko CY, et al. Evidence review conducted for the agency for healthcare research and quality safety program for improving surgical care and recovery: Focus on anesthesiology for colorectal surgery. *Anesth Analg*. 2019;128(5):879-889.

Gustafsson UO, Scott MJ, Hubner M, et al. Guidelines for perioperative care in elective colorectal surgery: Enhanced Recovery After Surgery (ERAS®) Society Recommendations: 2018. *World J Surg*. 2019;43(3):659-695.

Ljungqvist O, Scott M, Fearon KC. Enhanced recovery after surgery: A review. *JAMA Surg*. 2017;152(3):292-298.

第 5 部分

围术期与危重症医学

第 40 章 水电解质紊乱患者的管理

陈红舟　译　蔡晶晶　校

病例 1　经尿道前列腺电切术（TURP）中低钠血症

Lori Dangler，MD

一位既往体健的 72 岁男性患者因良性前列腺增生拟行经尿道前列腺电切术，常规采用等比重利多卡因腰麻，阻滞 T10 平面感觉神经。手术开始两小时后，患者抱怨骨盆疼痛。为了消除他的不适，改为全身麻醉，使用丙泊酚并放置了喉罩。外科医生说手术进行得比较困难，预计手术过程还会持续 2 小时。此时大约已经使用了 20 L 无菌膀胱灌洗液。患者未发热，心率 88 次 / 分，血压 150/89 mmHg，血氧饱和度 96%，自主呼吸顺畅，呼吸频率 14 次 / 分。

你关注到了此时的低张膀胱灌洗液使用量，并测得即刻的血清钠离子浓度为 118 mEq/L（mmol/L），考虑患者处于严重的低钠血症状态。

1. 成人低钠血症的最佳定义是什么？
   A. ＜ 140 mEq/L
   B. ＜ 135 mEq/L
   C. ＜ 130 mEq/L
   D. ＜ 115 mEq/L

正确答案：B。低钠血症通常定义为血清钠离子浓度低于135 mEq/L，低于130 mEq/L为显著低钠血症，低于120 mEq/L为重度低钠血症。

清醒患者中到重度低钠血症的体征取决于其严重程度和发病缓急，首要表现多为神经系统症状：头痛，神志不清和恶心呕吐，可进展为脑病、癫痫、昏迷，以上症状均可被全身麻醉掩盖，严重者可能导致死亡。

低钠血症的鉴别诊断需要详细的病史和体格检查，并证实血清钠离子浓度低于135 mEq/L。根据患者的液体容量状况可将低钠血症分为**低容量性**、**正常血容量性**或**高血容量性**。在本病例中，TURP手术中长时间使用大量膀胱冲洗，高度提示水吸收过度和液体超负荷。

需要注意的是低张膀胱灌洗液的吸收量取决于切除时间的长短和灌洗液压力的大小，过度吸收可导致低钠血症、循环超负荷和水中毒（TURP综合征）。TURP综合征主要表现为低钠血症、低渗透压、液体超负荷（充血性心力衰竭、肺水肿、低血压）、溶血和溶质毒性（高甘氨酸、高血氨、高血糖、血管扩张）。

2. 最好的下一步治疗是什么?

A. 静脉注射高渗盐水

B. 要求更换膀胱灌洗液

C. 放置中心静脉导管用于液体容量评估

D. 限制静脉输液，并静脉注射呋塞米（速尿）

正确答案：D。膀胱镜手术通常需要透明不导电的液体持续冲洗，以保证外科医生的术野和使用电灼术进行组织切除。宫腔镜手术也与此类似。灌洗液包括蒸馏水和甘氨酸、甘露醇和（或）山梨醇的稀释液。患者吸收了几升低张灌洗液，导致容量超负荷和低钠血症。给予呋塞米利尿是对容量超负荷和过量游离水的适当处理。

当诊断为中到重度低钠血症时，临床处理需依患者的实际情况而定，并应考虑疾病的病程长短和起病缓急。当急性起病时，游离水渗透转移进入大脑，导致不同程度的脑水肿。当慢性起病（超过 48 小时或更长时间）时，脑细胞有更多的时间适应渗透液的变化，临床上发生明显的脑水肿的可能性较小。

对于 TURP 手术方案，考虑：

- 停止手术。
- 检查循环容量负荷过重的表现，必要时进行适当的呼吸循环支持。
- 使用呋塞米。
- 若因病情迅速进展需快速纠正低钠血症，谨慎使用高渗盐水。

对于低钠血症患者，可使用以下指南来进行血钠纠正：在没有严重症状的情况下，最好的方法是限制液体入量，促进温和利尿，允许低钠血症逐步纠正。使用生理盐水或高渗盐水并利尿时必须谨慎，因为过快纠正低钠血症会导致脑桥和桥外中枢神经系统区域的脱髓鞘损害，导致暂时性和永久性的神经后遗症（渗透性脱髓鞘综合征）。

应知应会

- 低钠血症的定义。
- 评估患者低钠血症的一般方法。
- 低钠血症的鉴别诊断。
- 纠正血钠的指南推荐方法。

参考文献

Aylwin S, Burst V, Peri A, et al. 'Dos and don'ts' in the management of hyponatremia. *Curr Med Res Opin*. 2015;31:1755-1761.

Butterworth IV JF, Mackey DC, Wasnick JD, eds. Anesthesia for patients with kidney disease. In: *Morgan & Mikhail's Clinical Anesthesiology*, 6th ed. New York, NY: McGraw-Hill; 2018:675-694.

Cuesta M, Thompson CJ. The syndrome of inappropriate antidiuresis (SIAD). *Best Pract Res Clin Endocrinol Metabol*. 2016;30:175-187.

Filippatos TD, Liamis G, Christopoulou F, et al. Ten common pitfalls in the evaluation of patients with hyponatremia. *Eur J Int Med*. 2016;29:22-25.

Giordano M, Ciarambino T, Lo Priore E, et al. Serum sodium correction rate and the outcome in severe hyponatremia. *Am J Emerg Med*. 2017;35(11):1691-1694.

Hawary A, Mukhtar K, Sinclair A, et al. Transurethral resection of the prostate syndrome: Almost gone but not forgotten. *J Endourol.* 2009;12:2013-2020.
Leung AA, McAlester FA, Rogers SO Jr, et al. Preoperative hyponatremia and perioperative complications. *Arch Intern Med.* 2012;172:1474-1481.
Marino PL. *The ICU Book*, 4th ed. Chapter 35. Philadelphia, PA: Lippincott Williams & Wilkins; 2013.
Sterns RH. Treatment of severe hyponatremia. *Clin J Am Soc Nephrol.* 2018;13(4):641-649.
Tan SC, Freebairn R. Electrolyte disorders in the critically ill. *Anaesth Intens Care Med.* 2017;18:133-137.

病例 2 伤口清创术住院患者发生高钾血症

Benjamin Arnold，MD

你被要求去评估一位年龄 70 岁、体重 76 kg 的男性住院患者，该患者为憩室炎结肠切除术后，需行伤口清创术。他的病史包括高血压、慢性肾病和 2 型糖尿病。他的血钾为 6.2 mEq/L，血清肌酐为 3.1 mg/dl。

1. 血清钾离子水平多高时会危及生命？
   A. 5.5 mEq/L
   B. 6.0 mEq/L
   C. 6.5 mEq/L
   D. 7.0 mEq/L

正确答案：B。高钾血症的定义是血浆［K^+］高于 5.5 mEq/L。超过 6 mEq/L 的高钾血症可能致命，特别当其升高速度过快时，应在择期麻醉前纠正。高钾血症最重要的影响是对骨骼肌和心肌。当血浆［K^+］大于 8 mEq/L 时，通常会出现骨骼肌无力，当血浆［K^+］大于 7 mEq/L 时，通常会出现心脏症状，随后出现心电图变化。谨记低钙血症、酸中毒和低钠血症会加重高钾血症对心脏的影响。

高钾血症的原因分析

假性高钾血症
- 红细胞溶血
- 白细胞增多症 / 血小板增多症

离子转移
- 酸中毒
- 高渗性
- 横纹肌溶解
- 过度锻炼
- 周期性瘫痪
- 琥珀胆碱

肾钾排泄减少
- 肾衰竭
- 盐皮质激素活性降低，Na^+重吸收障碍
- 获得性免疫缺陷综合征
- 保钾利尿剂
  - 螺内酯
  - 依普利酮
  - 阿米洛利
  - 氨苯蝶啶
- 血管紧张素转换酶抑制剂
- 非甾体抗炎药
- 戊烷脒
- 甲氧苄啶

增强 Cl^-重吸收
- Gordon 综合征
- 环孢素

增加钾摄入量
- 食盐替代品

(Reproduced with permission from Butterworth JF, Mackey DC, Wasnick JD: Morgan and Mikhail's Clinical Anesthesiology, 6th ed. New York, NY: McGraw-Hill Education; 2018)

2. 这位患者高钾血症最可能的原因是什么？

A. 钾离子的转移

B. 减少尿钾排泄

C. 钾摄入量增加

D. 糖尿病的药物治疗

正确答案：B。高钾血症可由（1）钾离子转移，（2）尿钾排泄减少，或（3）钾摄入量增加（见上表）引起。根据患者的慢性肾脏病史，高钾血症很可能是由于尿钾排泄减少所致。

肾钾排泄减少可由（1）肾小球滤过率降低，（2）醛固酮活性降低，或（3）远端肾单位钾分泌缺陷所致。高钾血症常见于肾小球滤过率低于 5 ml/min 时，在肾损害较轻的患者中，钾负荷增加可导致高钾血症。醛固酮活性降低可由肾上腺激素合成的原发性缺陷（Addison disease）或肾素-醛固酮系统缺陷引起。干扰肾素-醛固酮系统的药物包括非甾体抗炎药（NSAIDs）、血管紧张素转换酶抑制剂、大剂量肝素和螺内酯。远端肾单位钾分泌缺陷可以是固有的（假性醛固酮减少症），也可以是获得性的（如系统性红斑狼疮、镰状细胞性贫血、梗阻性泌尿系疾病和环孢素肾病）。

由于酸中毒、溶血、化疗引起的细胞溶解、横纹肌溶解、大量组织创伤、高渗、洋地黄过量以及琥珀胆碱、β 肾上腺素阻滞剂和盐酸精氨酸的应用，钾离子会因酸中毒、溶血、细胞溶解、大量组织创伤、高渗、洋地黄过量以及应用琥珀胆碱、肾上腺素阻滞剂和盐酸精氨酸而移出细胞。增加钾摄入量很少引起高钾血症，因为肾有能力排出大量钾负荷。当肾功能受损或接受 β 阻滞剂治疗的患者增加钾摄入量时，可能会出现高钾血症。青霉素钾、钠替代品和全血输血通常是重要且被忽略了的钾来源。

3. 外科医生想尽快进行手术。什么是最合适的方案？

A. 同意在监护麻醉（MAC）下进行此案

B. 请肾内科会诊，安排血液透析

C. 同意在全身麻醉下进行手术

D. 在开始手术前对高钾血症进行治疗和纠正

正确答案：D。患者有潜在的致命性高钾血症。MAC 存在镇静相关的低通气和呼吸性酸中毒的风险，而目前还没有血液透析指征。治疗的目的是恢复正常血浆［K^+］水平。除了适当的药物治疗外，重要的是确保足够的水合，处理任何其他电解质异常，确定并停止所有导致高钾血症的药物，避免可能提高血钾的摄入。

4. 当与患者及其家人讨论是否需要延迟治疗时，你注意到心脏监护仪上的 QRS 波群正在扩大。最合适的初始治疗是

   A. 静脉注射碳酸氢钠 45 mEq

   B. 静脉注射 30 ～ 50 g 葡萄糖＋胰岛素 10 U

   C. 静脉注射 10% 氯化钙 3 ～ 5 ml 或 10% 葡萄糖酸钙 5 ～ 10 ml

   D. 聚磺苯乙烯（SPS，阳离子交换树脂）乳剂 50 g 灌肠

正确答案：C。氯化钙或葡萄糖酸钙是快速拮抗高钾血症心脏效应的最佳选择。当出现代谢性酸中毒时，碳酸氢钠是一个很好的选择，它能促进细胞对钾的吸收，并在 15 分钟内见效。静脉输注葡萄糖和胰岛素可以有效地促进细胞对钾的吸收，但可能需要长达 1 小时才能达到最大效果。SPS 是一种结合钾的阳离子交换树脂；然而，它在降低血清钾方面的有效性越来越受到质疑，而且要它确实发挥效果至少是在使用几个小时之后。因此，SPS 不宜用于急诊治疗高钾血症。对于肾功能尚可的患者，静脉注射呋塞米可能会增加尿钾排泄。然而，对于需要紧急纠正高钾血症的情况来说，这种作用仍过于缓慢。

应知应会

- 围术期高钾血症的临床表现。
- 高钾血症的鉴别诊断。
- 高钾血症最合适的紧急处理或治疗方案。

参考文献

Butterworth IV JF, Mackey DC, Wasnick JD, eds. Acid-base management. *Morgan & Mikhail's Clinical Anesthesiology*, 6th ed. New York, NY: McGraw-Hill; 2018:1169-1187.

病例 3 老年患者低镁血症

Ravish Kapoor，MD Pascal Owusu-Agyemang，MD

一位 73 岁的女性患者在计划行择期腹部巨大疝气修补术前 1 周进行术前评估。既往史包括胃食管反流病以及自十多年前丧偶后的长期饮酒史（每天一瓶）。自述慢性疲劳感。用药史为奥美拉唑，服药一年多。她的生命体征正常，心电图示 QTc 延长。为对其疲劳症状进行评估，检查了该患者的全血细胞计数和包括镁离子水平在内的电解质水平，其中镁离子水平最先检出，为 1.3 mEq/L。

1. 下列哪项为最有可能伴发的电解质异常？
   A. 高钾血症
   B. 低钙血症
   C. 高钙血症
   D. 高钠血症

正确答案： B。轻度低镁血症常见于住院患者，尤其是 ICU 患者中。正常镁离子水平在 1.7 ～ 2.1 mEq/L（0.7 ～ 1 mmol/L，或 1.7 ～ 2.4 mg/dl）。这名患者有酗酒和长期使用质子泵抑制剂的病史，这两种情况都会导致低镁血症（见下页表格）。大多数低镁血症患者没有症状，但有症状者其临床表现类似于低钙血症和（或）低钾血症患者，可包括心律失常、虚弱、手足抽搐、感觉异常、神志不清和癫痫发作。低钙血症（由于甲状旁腺激素分泌受损）和低钾血症（由于肾脏钾损耗）可为其伴随症状。有效治疗顽固性低钙血症 / 低钾血症需要足够的镁离子水平。

低镁血症原因

摄入量不足
- 营养性

胃肠道吸收减少
- 吸收不良综合征
- 小肠或胆瘘
- 长时间的鼻胃管负压吸引
- 严重呕吐或腹泻
- 慢性泻药滥用
- 质子泵抑制剂
- 急性胰腺炎

肾脏丢失增加
- 药物因素
  - 利尿剂（袢利尿剂和噻嗪类）
  - 抗生素（氨基糖苷类、两性霉素、喷他脒）
  - 顺铂
- 糖尿病酮症酸中毒
- 醛固酮增多症
- 扩容
- 获得性肾小管功能障碍
  - 梗阻后利尿
  - 肾移植术后

多因素作用
- 甲状腺功能亢进
- 烧伤

Reproduced with permission from Butterworth JF，Mackey DC，Wasnick JD：Morgan and Mikhail's Clinical Anesthesiology，6th ed. New York，NY：McGraw-Hill Education；2018

实验室结果显示钙和钾离子水平接近正常低限。为了迎接即将到来的手术，医生给她开了口服镁、钙和钾的补充剂。外科服务部门还要求其在手术前一天服用非处方泻药聚乙二醇。在未复查患者电解质水平的情况下进行了麻醉诱导。手术过程中，患者出现下图所示的周期性心律失常，但血流动力学保持稳定。

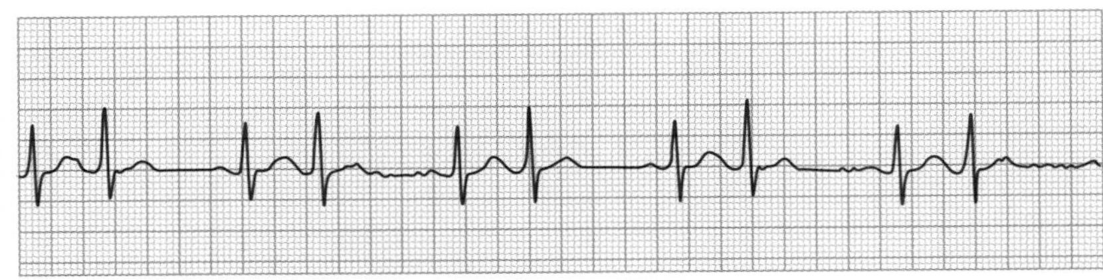

2. 你的下一步处理是什么？
   A. 复查包括镁离子在内的电解质水平
   B. 做 12 导联心电图
   C. 给予格隆溴铵
   D. 给予氯化钙

正确答案：A。考虑到患者血流动力学稳定，有低镁血症和最近使用泻药的病史，有必要了解其电解质水平以确定非持续性二联律的病因。房性和室性心律失常可在有明显低镁血症的情况下发生，应预见其治疗的需要。

实验室检查结果示镁离子水平为 1.0 mEq/L，钾离子水平为 3.0 mEq/L。你开始静脉输注硫酸镁 2 g，但没有使用输液泵。10 分钟后，患者血压逐渐下降，现已接近血压正常下限。

3. 对于血压下降的首要处理是什么？
   A. 静脉注射麻黄碱 20 mg
   B. 测血红蛋白水平
   C. 静脉注射去氧肾上腺素 200 μg
   D. 减缓硫酸镁输注速度

正确答案：D。无症状性低镁血症可通过口服或肌内注射进行治疗；静脉注射通常用于有症状患者。伴有严重临床表现的低镁血症，如癫痫发作和心律失常，成人患者的硫酸镁初始剂量为 2 g（25 ～ 50 mg/kg，或儿童静脉注射 0.2 ～ 0.4 mEq/kg），然后重复治疗直到症状消失。快速给药可见低血压，这是由于增强了全麻药物的血管扩张和负离子特性。除非治疗危及生命的症状，否则镁应该在 30 ～ 60 分钟内缓慢输注。低镁血症纠正过快和由此导致的高镁血症的其他并发症包括深肌腱反射丧失、面部潮红、镇静和加强非去极化神经肌肉阻滞。因此，应使用外周神经刺激器评估肌松情况和拮抗剂的使用。此外，必须牢记低镁血症潜在病因的麻醉相关表现。

应知应会

- 低镁血症的原因。
- 低镁血症的临床表现。
- 低镁血症的治疗。
- 低镁血症的麻醉考虑和处理。

推荐阅读

Butterworth IV JF, Mackey DC, Wasnick JD, eds. Management of patients with fluid & electrolyte disturbances. In: *Morgan & Mikhail's Clinical Anesthesiology*, 6th ed. New York, NY: McGraw-Hill; 2018:1133-1168.

参考文献

Agus ZS. Mechanisms and causes of hypomagnesemia. *Curr Opin Nephrol Hypertens.* 2016;25(4):301-307.

Hansen BA, Bruserud Ø. Hypomagnesemia in critically ill patients. *J Intensive Care.* 2018;6:21.

Yu ASL. Evaluation and treatment of hypomagnesemia. In: Post TW, Goldfarb S, Lam AQ, eds. UpToDate. Waltham, MA; 2016.

第 41 章
液体管理以及血制品治疗

刘海贝　译　江盈盈　校

病例 1　急性溶血输血反应

Jagtar Singh Heir，DO，Javier Lasala，MD

一名 55 岁男性因新诊断为小细胞肺癌拟行胸腔镜下右肺上叶切除手术。既往病史包括高血压病、高脂血症及冠状动脉疾病。在纵隔探查期间，外科医生意外地撕裂了右肺动脉（right pulmonary artery，RPA）导致大出血，随即放弃了微创手术方式，改为开放手术。快速输注了浓缩红细胞（packed red blood cells，PRBCs），钳夹并修补了 RPA。在采取了足够的支持措施之后，患者的生命体征恢复正常。20 分钟后，患者出现心动过速和低血压，尿液呈粉红色。手术创面出现持续性、弥漫性出血，外科医生认为是凝血异常而非手术操作导致的。你认为患者正在经历急性溶血性输血反应。

1. 引起急性输血反应最可能的原因是什么？
   A. 办事人员出错
   B. 既往 HLA 抗原暴露
   C. 同时使用了新鲜冰冻血浆（fresh-frozen plasma，FFP）和 PRBCs
   D. 既往产生的异种抗体

正确答案：A。在这个病例中，患者在输注 PRBCs 之后出现心动过速和低血压。没有明显的外科出血可以解释突然出现的血压下降以及因此产生的心动过速。溶血性输血反应最常见的原因是办事人员出错。例如，送到血库的标本可能被贴错标签或者误读，或者在输血的时候麻醉团队没有正确识别患者或血制品信息。当血制品需快速调用并给患者输注的紧急情况下，这类错误更加常见。血小板含有 HLA 抗原；因此，既往输注了被白细胞污染的 RBC 血制品而暴露于非自身 HLA 抗原可能导致抗体形成，从而引起以后血小板输注无效。使用 FFP 等血制品比 PRBCs 更容易引起例如输血相关急性肺损伤等免疫反应。

2. ABO 血型不合造成的急性血管内溶血的发生率是多少？
   A. 1：1000
   B. 1：38 000
   C. 1：75 000
   D. 1：100 000

正确答案：B。急性血管内溶血通常由 ABO 血型不合导致，其在输血患者中的发生率为 1：6000 到 1：50 000。最常见的急性血管内溶血是由于患者信息、血液标本或血制品的错误识别导致的。致死性溶血反应的发生率为 1：100 000。输注抗体筛查阴性（“类型和筛查”）但是没有交叉配型的血制品，发生溶血反应的可能性低于 1：10 000。血制品交叉配型耗时 45 分钟且增加患者费用；然而，如果输血可能性高，患者抗体筛查阳性或者存在同种异体免疫风险，推荐输血前进行交叉配型。交叉配型测试可最大限度确保安全。

3. 对于一位麻醉状态的患者，**除**以下哪项**外**都是急性血管内溶血的表现：
   A. 低体温
   B. 心动过速
   C. 低血压

D. 血红蛋白尿

正确答案：A。麻醉状态下的急性血管内溶血可表现为多种症状，如不明原因的心动过速，低血压，明显血红蛋白尿以及手术区域弥漫性渗血。体温升高也可能会发生，尽管这通常是后期的表现。发热反应通常由患者对输注淋巴细胞或粒细胞上的抗原产生抗体反应引起的，其余的症状可能包括体温上升超过 1℃所伴随的寒战。这些表现可快速进展为休克和急性肾衰竭，30% 到 50% 的患者可能发展为弥散性血管内凝血。在没有全麻的患者中，最常见的症状是发热、寒战、恶心以及胸痛和侧腹痛。

4. 急性血管内溶血反应的病理生理是什么？
  A. 一种由 IgA 介导的急性过敏反应
  B. 一种血管外免疫反应
  C. 补体介导的，由供体 RBC 所携带的预先形成的抗体引起
  D. 补体介导的，由受体血浆中预先形成的抗体和供体 RBC 相互作用造成

正确答案：D。急性血管内反应是由于补体介导的受体血浆中预先存在的抗体引起供体 RBC 溶血。受体的抗体会特异性结合并攻击供体的 RBC。这些受体的抗体通常为抗 A 或抗 B 抗体，也包括能结合补体的抗 Rh 和抗 Kidd 抗体。配型不合的血制品的输注量常常决定了溶血反应的程度和严重性。

5. 急性溶血反应的处理**不包括**以下哪一项：
  A. 应抽血并分离血红蛋白和血浆，再次进行相容试验，并进行凝血试验以及血小板计数
  B. 应插尿管，并检查尿液中是否有血红蛋白
  C. 应从甘露醇开始渗透性利尿，并且进行有力的支持治疗
  D. 应启动体外膜肺氧合（extracorporeal membrane oxygenation，ECMO）进行循环支持

正确答案：D。溶血反应的处理可以总结归纳如下：一旦怀疑有溶血反应，应该立即停止输血，并上报血库机构。应该再次检查输注血制品的患者信息以及血库给出的信息。应该抽取发生溶血反应患者的血标本，并快速送检（sent immediately，STAT）进行血浆血红蛋白分析（直接 Coombs 试验），重复相容性试验，凝血试验以及血小板计数。如果之前没有安置尿管则应该安置尿管，提取尿液标本并检测是否有血红蛋白。应该给予甘露醇以促进渗透性利尿。同时，根据需要进行静脉输液以维持尿量以及血管内容量。支持治疗的目的是维持患者血管内容量、尿量、心率以及血压处于正常水平。启动 ECMO 进行循环支持是针对严重心肺功能障碍的患者，而溶血反应的患者很少需要。

6. 外科团队认为，考虑到手术野弥漫性渗血，应该进行凝血试验。你建议进行血栓弹力图（thromboelastogram，TEG）试验，以下哪项是凝血试验的局限性？
   A. 不显示纤溶级联反应，只显示凝血级联反应
   B. 不检测血小板功能
   C. 在室温下进行
   D. 只有利于回顾性诊断
   E. 以上所有内容

正确答案：E。满足所有期望的理想凝血状态检测是不存在的，相较于血栓弹力图，凝血试验存在一些局限。凝血试验在室温而不是患者体内温度下完成检测，没有检测血小板功能，不提供任何关于纤溶级联反应的信息。此外，常常需要 45 分钟到 60 分钟才能完成凝血试验并报告结果，因此常常仅在回顾分析时发挥作用。与旋转式血栓弹力分析（rotational thrombelastometry，ROTEM）分析类似，TEG 是一种黏弹性止血分析，可快速检测全血样本中的血栓形成和分解过程，为临床医生提供代表体内真实凝血状态的血栓发展全貌。TEG 和 ROTEM 总结了有关凝血因子水平及活性、纤维蛋白原水平、血小板功能、纤维蛋白分解以及肝素化的信

息。这使临床医生能够更及时、更准确地识别患者的凝血问题并采取措施。该患者在这种临床情况下可能存在弥散性血管内凝血（disseminated intravascular coagulation，DIC），因此弹力图分析会为该患者提供最佳的临床信息。

应知应会

- 在麻醉状态下急性溶血输血反应的管理。
- 急性溶血输血反应的发生频率。
- 急性溶血输血反应的症状。
- 急性溶血输血反应的病理生理。
- 凝血常规和凝血弹力分析的区别。

参考文献

Aubron C, Aries P, Le Niger C, Sparrow RL, Ozier Y. How clinicians can minimize transfusion-related adverse events? *Transfus Clin Biol*. 2018;25(4):257-261.

Osterman JL, Arora S. Blood product transfusions and reactions. *Hematol Oncol Clin North Am*. 2017;31(6):1159-1170.

病例 2 拟行半骨盆切除术的骨肉瘤患者

Jagtar Singh Heir，DO，Javier Lasala，MD

一名 61 岁复发性骨肉瘤的老年男性患者，准备行扩大半骨盆切除术（髂骨和骶骨整体切除术）。既往有高血压病、2 型糖尿病以及冠状动脉疾病史。体格检查提示明显的左侧髋部压痛以及可触及的腹股沟肿块。实验室检查提示血红蛋白含量 9 g/dl，血小板计数 123 000/μl，血肌酐水平 1.2 mg/dl，血清碱性磷酸酶升高。

1. 手术开始后 3 小时，估计失血量达到 1600 ml，因此，患者在过去的 1 小时内输注了 4 个单位 PRBC 以及 2 个单位 FFP。麻醉团队现在决定启动大量输血方案（massive transfusion protocol，MTP）。以下内容**除哪项外**都是 MTP 的内容：

A. 通知输血科以及检验医学科启动 MTP

B. 安排预先计划的血制品的准备和转运

C. 定义复苏过程中实验室检测的测量方法，例如部分凝血活酶时间（partial thromboplastin time，PTT），凝血酶原时间（prothrombin time，PT），纤维蛋白原水平，动脉血气分析，床旁检测

D. 协调安排额外的患者管理需求（护理人员、血液加温、快速输血装置）

E. 医院出院计划

正确答案：E。在大出血的情况下，维持足够的血液循环和止血是非常具有挑战的。MTPs 被证明可以提高患者生存率，并减少创伤相关并发症的发生率，例如重要脏器衰竭。虽然 MTP 的具体内容可能因机构而异，但对 MTP 的有效准备包括一个预先设定的沟通方案以及麻醉、外科、检验医学科和输血科之间的优化合作管理。MTP 的其他要素包括定义谁可以发起 MTP 以及发起 MTP 的时机；如何通知检验医学科以及输血科 MTP 的开始和结束；以及针对各种实验室检测，例如 PTT、PT、纤维蛋白原水平、血浆电解质、动脉血气分析以及全血计数的各医疗机构特定的测量方法。最后，快速血制品的准备以及转运，其他管理需要，例如血液加温、额外的人员、快速输血装置都是 MTP 管理的重要部分。虽然各个医疗机构 MTPs 方案在血制品数量和时机上可能有所不同，但所有 MTPs 方案均包括输注 RBC、FFP 以及血小板。

2. 患者现在接受输注了 10 个单位 RBC，5 个单位 FFP，2 个单位血小板，目前仍然在出血。以下哪个措施最可能改善目前的状况？

A. 安排血红蛋白和血清钙水平 STAT

B. 提高血制品的比例到 1：1：1（RBC：FFP：血小板）

C. 输注冷沉淀

D. 输注重组活化因子Ⅶ

E. 以上均为合理的措施

正确答案：B。针对大出血的患者，应该谨慎对待单纯的血红蛋白水平测定值。血红蛋白浓度的解读应该考虑血流动力学状态、持续失血状态、终末器官灌注以及组织氧供。虽然血红蛋白水平能提供额外的信息，但不应该被用作单一的输血指征。例如，血红蛋白水平可由于机体脱水而假性升高；相反，如果患者水负荷过重，血红蛋白水平会假性下降。

由于大出血复苏的复杂性，以及相关前瞻性随机对照试验面临各种逻辑、临床应用以及伦理的挑战，因此最佳抢救方案仍然在持续改进中。因此，MTP 的许多内容都是基于经验性的而不是临床的证据。按照 1：1：1 的比例输注 RBC、FFP、血小板已被军事战斗创伤研究证实可降低死亡率。此外，最近一项多中心、前瞻性、观察性的重大创伤输血（Prospective Observation Multicenter Major Trauma Transfusion，PROMMTT）研究表明，1：1：1 甚至更高的输血比例降低了院内前 6 小时的死亡率。然而，除非充分探究可能出现的不良后果，国家咨询委员会不愿意采纳更高比例 FFP 和血小板的输血建议。例如，安置了冠状动脉内支架的患者或者有高凝状态的癌症患者接受输注更高比例的促凝血制品，可能增加不良后果发生的风险。

当纤维蛋白原水平较低时，冷沉淀是有用的。例如，神经外科手术以及心脏手术的研究发现，当纤维蛋白原水平低于 150 ～ 200 mg/dl 时出血的风险增加。军事创伤研究发现，纤维蛋白原：RBC 的输注比例增加可以降低出血风险，从而提高院内生存率。

虽然重组激活因子Ⅶ（recombinant activated factor Ⅶ，rFⅦa）被批准用于先天性因子Ⅶ缺乏症患者以及血友病 A 或 B 患者，但同时也被超说明书应用于多种临床情况。一些内科医生经验性地提倡，在手术止血以及促凝成分治疗等常规措施不能控制的严重出血情况，可以使用 rFⅦa。然而，在这种情况下应该考虑风险和获益的权衡，因为 rFⅦa 也与病理性血栓形成风险增加相关。

3. 以下所有情况都可能加重手术期间急性凝血功能障碍，**除了**：
   A. 尿毒症
   B. 输注血制品
   C. 输注晶体
   D. 体温过高
   E. 酸中毒

正确答案：D。严重失血常常导致重度贫血，并导致血小板丢失、消耗、黏附和聚集能力下降，从而影响原发性止血；然而，包括尿毒症在内的代谢紊乱可能导致血小板功能障碍，因此加重凝血功能障碍。输注过量的晶体或者胶体溶液可通过稀释血小板以及凝血因子从而导致凝血功能障碍。

同样，大量输血过程中，在没有额外给予凝血因子和（或）血小板的情况下，单纯给予 RBC 会通过血液稀释和代谢紊乱损害凝血功能。酸中毒以及低钙血症可能继发于 RBC 储存液中的柠檬酸盐。长时间输注库存 RBC 会导致高钾血症。在没有充分加热的情况下输注 RBC 可能导致低体温。潜在的致命三联征（难治性凝血障碍、低体温、代谢性酸中毒）可能导致凝血功能障碍逐步恶化的恶性循环。

4. 氨甲环酸（tranexamic acid，TXA）改善失血以及治疗出血的作用机制是什么？
   A. 通过激活凝血因子Ⅱ、Ⅶ、Ⅸ和Ⅹ
   B. 通过提高蛋白 C 和 S 的水平
   C. 通过竞争性抑制纤溶酶原的激活
   D. 通过降低内皮细胞通透性
   E. 通过提高血小板聚集功能

正确答案：C。抗纤维蛋白溶解剂，例如氨甲环酸，通过竞争性抑制纤溶酶原的激活，从而减少纤溶酶原向纤溶酶转化。纤溶酶是一种负责降解纤维蛋白凝块、纤维蛋白原和包括凝血因子Ⅴ和Ⅷ

在内的其他血浆蛋白的酶。此外，氨甲环酸也可直接抑制纤溶酶活性，但仅仅只在比减少纤溶酶形成所需浓度更高的情况下。氨甲环酸不影响血小板聚集或者内皮通透性。研究表明氨甲环酸通过降低死亡率，减少出血和（或）减少进展为严重产后出血的风险而发挥益处。

应知应会

- MTP 的基本组成部分。
- 大出血复苏的复杂性，以及进行 MTP 时麻醉实施者必须首先评估并持续监测。
- 导致围术期急性凝血功能障碍的因素。
- 氨甲环酸的作用机制以及其在控制出血中的作用。

推荐阅读

Butterworth IV JF, Mackey DC, Wasnick JD, eds. Fluid management & blood component therapy. In: *Morgan & Mikhail's Clinical Anesthesiology*, 6th ed. New York, NY: McGraw-Hill; 2018:1189-1212.

参考文献

Flint AWJ, McQuilten ZK, Wood EM. Massive transfusions for critical bleeding: Is everything old new again? *Transfus Med*. 2018;28(2):140-149.

Foster JC, Sappenfield JW, Smith RS, Kiley SP. Initiation and termination of massive transfusion protocols: Current strategies and future prospects. *Anesth Analg*. 2017;125(6):2045-2205.

Holcomb JB, del Junco DJ, Fox EE, et al. The prospective, observational, multicenter, major trauma transfusion (PROMMTT) study: Comparative effectiveness of a time-varying treatment with competing risks. *JAMA Surg*. 2013;148:127-136.

Maw G, Furyk C. Pediatric massive transfusion: A systematic review. *Pediatr Emerg Care*. 2018;34(8):594-598.

McQuilten ZK, Crighton G, Brunskill S, et al. Optimal dose, timing, and ratio of blood products in massive transfusion: Results from a systematic review. *Transfus Med Rev*. 2018;32(1):6-15.

第 42 章
围术期及危重症患者的营养

陈泓羊 译 周莉 校

病例 1 年轻烧伤患者的液体和营养管理

Christin Kim，MD

患者女性，26 岁，60 kg，因“65% 全身体表面积烧伤”送至急诊科，神志不清，既往史不详。入科查体：T 36.5℃，HR 113 次 / 分，BP 110/65 mmHg，R 19 次 / 分，SpO_2 100%（经鼻导管吸氧 2 L/min），鼻孔周围有煤烟。

1. 根据 Parkland 公式，在未来 24 小时内患者应输注多少液体？
   A. 0.9 生理盐水 15 L
   B. 乳酸林格液 15 L
   C. 0.9% 生理盐水 7.5 L
   D. 乳酸林格液 7.5 L
   E. 5% 白蛋白 3.8 L

正确答案：B。Parkland 公式用于指导严重烧伤患者的 24 小时内的液体复苏，输液量按照 4 ml/kg 乘以 TBSA 烧伤面积的百分比来计算，在 Parkland 公式计算中，晶体液尤其是乳酸林格液，优于胶体液。

2. 在复苏过程中，患者逐渐出现烦躁和反应迟钝。虽然经鼻导管吸氧 2 L/min，但动脉血气分析示 pH 7.19，PCO_2 51 mmHg，PO_2 94 mmHg，HCO_3^- 11 mEq/L。患者目前 SpO_2 100%，下一步最好的治疗方案是：

A. 无创正压通气（NIPPV）

B. 100% 非循环呼吸器

C. 气管插管进行机械通气

D. 高压氧治疗

E. 不干预

正确答案：C。反应迟钝和躁动是 NIPPV 的相对禁忌证，这也可能预示着发生了呼吸衰竭。因此，患者应进行气管插管并机械通气，特别是在体格检查中发现鼻孔周围有烟尘提示可能存在吸入性损伤的情况。如果发现患者的碳氧血红蛋白水平升高，则可以进行高压氧治疗。大量的碳氧血红蛋白可以解释脉搏血氧仪检测的假性氧饱和度升高。

3. 动脉血气分析提示哪种酸碱平衡紊乱？

A. 伴有代谢代偿的呼吸性酸中毒

B. 伴有呼吸代偿的代谢性酸中毒

C. 混合性酸中毒

D. 呼吸性酸中毒伴代谢性碱中毒

E. 代谢性酸中毒伴呼吸性碱中毒

正确答案：C。$PaCO_2$ 升高和碳酸氢盐水平降低提示患者有混合呼吸性和代谢性酸中毒。

4. 在一氧化碳血氧测定中，发现患者的碳氧血红蛋白浓度为 35%，以下哪项是高压氧疗法的绝对禁忌证？

A. 未经治疗的气胸

B. 心脏起搏器

C. 怀孕
D. 哮喘
E. 先天性球形红细胞增多症

正确答案：A。未经治疗的气胸是高压氧治疗的绝对禁忌证，因为它有发生张力性气胸、纵隔气肿和气栓的风险。高压氧治疗的另一个绝对禁忌证是博莱霉素治疗，因为它可能导致间质性肺炎。其他答案选项均是高压氧治疗的相对禁忌证。

5. 在住院第二天，患者被送至手术室进行烧伤部位清创，患者保持着气管插管并进行机械通气，她正在通过空肠营养管接受肠内营养，下列关于患者管饲管理的说法，哪一项是正确的？
A. 应在手术前 6 小时进行管饲，因为患者存在误吸的高风险
B. 由于烧伤会降低基础代谢率和每日所需热量，因此应在手术前 6 小时喂食
C. 只有当胃残留量小于 200 ml/d 时才应继续管词
D. 在手术前和手术期间都可以安全地继续管饲

正确答案：D。严重烧伤后，患者进入高代谢状态，代谢需求显著增加。建议摄入高热量［30 ～ 40 kcal/（kg · d）］。突然中断肠内营养的一个直接风险是低血糖的发生。长期营养不良可能出现感染和伤口愈合不良的风险，从而导致发病率和死亡率增加。

6. 术后第一天，患者发热 39℃，白细胞计数为 27 000，胸片示右肺中叶浸润影。假设诊断为肺炎，最可能的病原体是：
A. 铜绿假单胞菌
B. 费氏柠檬酸杆菌
C. 鲍曼不动杆菌
D. 白色念珠菌
E. 金黄色葡萄球菌

正确答案：E。胸部X线片发现新的浸润影、发热和白细胞计数升高提示患者有呼吸机相关性肺炎（VAP）。入院5天内出现的VAP通常是由非多重耐药（MDR）病原体引起的，如对甲氧西林敏感的金黄色葡萄球菌、流感嗜血杆菌和非耐甲氧西林β-内酰胺酶产生的大肠杆菌。念珠菌肺炎常发生于免疫功能严重受损的患者。其余答案选项为多重耐药病原体。

7. 在接下来的24小时内，患者出现了呼吸衰竭，胸片显示双肺毛玻璃样改变，尽管吸入100%氧气，但动脉血气分析示 PaO_2 61 mmHg。最合适的通气策略是：
   A. 基于实际体重的6 ml/kg潮气量
   B. 基于理想体重的6 ml/kg潮气量
   C. 基于实际体重的10 ml/kg潮气量
   D. 基于理想体重的10 ml/kg潮气量

正确答案：B。患者氧合指数（PaO_2/FiO_2）小于200，可能有急性呼吸窘迫综合征（ARDS）。且呼吸衰竭相对急性发病，影像学具有特征性表现。根据目前的推荐，患者应采用肺保护策略（基于理想体重的6 ml/kg潮气量）进行通气。理想体重（kg）计算公式：男性为50＋2.3［身高（英寸）－60］，女性为45.5＋2.3［身高（英寸）－60］。

应知应会

- 重度烧伤患者的液体复苏。
- NIPPV的禁忌证。
- 酸碱紊乱分析。
- 高压氧治疗的禁忌证。
- 危重患者的肠内营养管理。
- 与早期VAP相关的常见病原体。
- 肺保护性通气策略。

推荐阅读

Butterworth IV JF, Mackey DC, Wasnick JD, eds. Nutrition in perioperative & critical care. In: *Morgan & Mikhail's Clinical Anesthesiology*, 6th ed. New York, NY: McGraw-Hill; 2018:1223-1228.

参考文献

Butterworth IV JF, Mackey DC, Wasnick JD, eds. Inhalation therapy & mechanical ventilation in the PACU & ICU. In: *Morgan & Mikhail's Clinical Anesthesiology*, 6th ed. New York, NY: McGraw-Hill; 2018:1329-1352.

Cartotto R, Greenhalgh DG, Cancio C. Burn state of the science: Fluid resuscitation. *J Burn Care Res*. 2017;38(3):e596-e604.

Foster KN, Holmes JH 4th. Inhalation injury: State of the science 2016. *J Burn Care Res*. 2017;38(3):137-141.

Harrington DT. Complicated burn resuscitation. *Crit Care Clin*. 2016;32(4):577-586.

McGlinch BP. Anesthesia for trauma & emergency surgery. In: Butterworth IV JF, Mackey DC, Wasnick JD, eds. *Morgan & Mikhail's Clinical Anesthesiology*, 6th ed. New York, NY: McGraw-Hill; 2018:819-842.

第 43 章 麻醉后监测

孙佩佩 译 刘飞 校

病例 1 腹腔镜脾切除术后低血压

Shreyas Bhavsar，MD

你被呼叫至麻醉恢复室（postanesthesia care unit，PACU）评估患者情况。患者男性，69 岁，58 kg，腹腔镜脾切除术后。监护仪上显示：血压 83/51 mmHg，心率 111 次 / 分，氧流量 2 L/min 下鼻导管吸氧 SpO_2 为 94%。

1. 下一步最佳的处理方案是什么？
   A. 查全血细胞计数
   B. 输入 O^+型血
   C. 查看麻醉记录单
   D. 行快速、重点的病史回顾和体格检查

正确答案：D。当患者在 PACU 中出现低血压时，首先应该快速诊断和治疗可能的潜在疾病。在低血压的情况下，系统的查体应关注末梢器官的灌注。简单回顾患者的疾病史及手术史，还应了解患者的基础血压、在恢复室血压下降的速度、近期用药情况、过敏史。评估患者的意识水平及询问患者的症状；听诊双侧呼吸音有无湿啰音（表明可能充血性心力衰竭），心血管系统的检查应包括检查皮肤有无发绀、触诊脉搏、测定毛细血管再充盈时间和听诊心音；低血压的情况下，尿量是反映肾功能最重要的指标。床旁超声可以快速确定患者血容量是否不足和左心室功能是否正常。查看患者心律是否正常，有条件可以行 12 导联心电图检查。对于手术后低血压的处理，对患者初步评估后查看麻醉记录单、复查血红蛋白和（或）血细胞比容也很重要。如果存在未控制的出血导致的严重、进行性的低血压，且没有可用的特异型血时，应考虑输入 O^+型血。

2. 在术后恢复室中低血压最常见的原因是什么？
   A. 镇静药的残余作用
   B. 动脉血管过度扩张
   C. 低血容量
   D. 脓毒血症

正确答案：C。除了上述可能性之外，引起术后低血压的原因还包括冠状动脉疾病、过敏反应、心脏压塞和张力性气胸。虽然病因可能是多方面的，但鉴别诊断应结合临床实际情况，例如，贯通伤的患者出现低血压的原因不太可能是脓毒血症，在这种情况下，导致低血压最可能的原因是血容量不足，另一种原因可能是继发于心脏压塞或张力性气胸的心输出量降低。血容量不足可以从绝对或相对的角度考虑，绝对血容量不足是由于手术出血或伤口引流过多而液体补充不足所致。第三间隙即被组织隔离的密闭间隙，这是一个有争议的概念，尽管它可能导致血容量不足。相对血容量不足与血管的张力有关，患者在正常情况下血容量可能是足够的，但血管周围平滑肌松弛导致血管扩张，从而导致低血压，在硬膜外麻醉、蛛网膜下腔麻醉、使用血管扩张剂或 α 肾上腺素受体阻滞剂的情况下可能会出现。

你的评估提示患者对语言刺激反应缓慢，但能准确地告诉你他的名字，患者的术前基础血压是 105/69 mmHg，目前的血压是 82/47 mmHg，心率是 113 次 / 分，皮温正常，口渴，近一个小时的尿量为 20 ml。

3. 评估该患者的体液丢失量为多少？

A. < 5%

B. 10%

C. 20%

D. > 20%

正确答案：B。在术后恢复室中出现低血压，评估容量状态非常重要。该患者表现出轻度至中度血容量不足的临床症状。下表可帮助我们来估计体液丢失量。

患者体征和症状的严重程度可指导我们进一步诊断和治疗。例如，血压轻度下降可以观察或尝试静脉（IV）输液，而严重低血压则需要立即补液、使用升压药和（或）输入血液制品。每次处理后必须重新对患者进行评估，确认处理是否有效，才决定下一步的治疗措施。床旁超声检查是诊断血容量不足和评估患者对补液的反应的理想方法。

容量不足（低血压）的表现

	体液丢失量（表示为体重的百分比）		
表现	5%	10%	15%
口渴（黏膜）	口渴	很口渴	极度口渴
感觉中枢	正常	减退	迟钝
直立性低血压	无	有	明显
心率变化			> 15 次/分 ↑
血压变化			> 10 mm ↓（译者注：原文如此，应为 > 10 mmHg ↓）
尿量	轻度下降	下降	明显下降
脉率	正常或增快	增快，> 100 次/分	显著增快，> 120 次/分
血压	正常	随呼吸轻度降低	降低

Reproduced with permission from Butterworth JF, Mackey DC, Wasnick JD: Morgan and Mikhail's Clinical Anesthesiology, 6th ed. New York, NY: McGraw-Hill Education; 2018

患者最初对你的治疗有反应。72 小时后，再次因低血压呼叫你到床旁，目前伴有湿性咳嗽。静脉快速输注 500 ml 液体后，血压仍为 84/50 mmHg，心率 114 次 / 分，体温 38.8℃。

4. 该患者的诊断最有可能是以下哪一项？

A. 脾切除术后脓毒血症

B. 静脉空气栓塞

C. 过敏反应

D. 气胸

正确答案：A。患者术后的评估和治疗不仅需要监测血流动力学，还需要了解手术指征和手术过程——尤其是潜在的手术并发症。了解脾切除术的适应证是有帮助的，因为它们可能会导致术后并发症。例如，血液系统疾病的脾切除术可能会因血小板减少导致术后出血；脾切除术会增加细菌感染风险，脾功能亢进增加了血管结扎的难度，可能导致术后出血。腹腔镜手术本身可能出现的并发症包括气腹的二氧化碳引起的呼吸性酸中毒、穿刺部位腹壁血肿、大血管或肠道损伤、气胸、因气腹引起的肩痛。静脉空气栓塞通常表现为血压突然下降和呼气末二氧化碳测量值降低；轻微的过敏反应可表现为荨麻疹和瘙痒，而严重过敏反应可能导致呼吸和循环衰竭；PACU 中出现气胸通常表现为剧烈的胸膜型胸痛、气短和心动过速，如果情况严重的话，会出现低氧血症以及患侧呼吸音减弱或消失。

应知应会

- 恢复室低血压患者的初步诊断和治疗方法。
- 低血容量如何分类。
- 如何通过查体来评估体液丢失量。
- 床旁超声检查可即时、客观评估容量状态。
- 了解手术指征有助于对患者进行术后评估。

参考文献

Bhandarkar DS, Katara AN, Mittal G, Shah R, Udwadia TE. Prevention and management of complications of laparoscopic splenectomy. *Indian J Surg*. 2011;73(5):324-330.

Butterworth IV JF, Mackey DC, Wasnick JD, eds. Fluid management & blood component therapy. *Morgan & Mikhail's Clinical Anesthesiology*, 6th ed. New York, NY: McGraw-Hill; 2018: 1189-1212.

Misiakos EP, Bagias G, Liakakos T, Machairas A. Laparoscopic splenectomy: Current concepts. *World J Gastrointest Endosc*. 2017;9(9):428-437.

病例 2 膀胱镜检查后高血压

Benjamin Arnold，MD

你被呼叫到 PACU 评估患者情况。患者男，77 岁，83 kg，全身麻醉下行膀胱镜检查后出现高血压。患者意识清醒，对外界刺激能做出即时反应，正在安静休息。目前血压是 188/95 mmHg，心率是 78 次 / 分，氧流量 2 L/min 下鼻导管吸氧 SpO_2 为 99%。

1. 术后高血压的典型表现一般出现在患者入 PACU 后多久？
   A. 30 min 内
   B. 60 min 内
   C. 5 min 内
   D. 45 min 内

正确答案：A。术后高血压常常出现在抵达 PACU 后 30 min 内。术后高血压的鉴别诊断包括疼痛、膀胱扩张、低氧血症、高碳酸血症、气管插管和血容量过多。有高血压病史的患者经常在没有明确诱因的情况下出现血压升高。在 PACU 中出现高血压的患者中有一半以上既往合并高血压病，如果术前停用抗高血压药物，病情更为严重。显著的高血压可导致左心衰竭、心肌梗死、术后出血或颅内出血。

2. 该患者发生高血压最可能的原因是什么?

A. 切口疼痛

B. 膀胱扩张

C. 气管内插管

D. 静脉穿刺

正确答案：B。因为大多数膀胱镜检查为门诊手术，持续时间短（15～20分钟），通常选择全身麻醉，使用喉罩通气。手术过程中将冲洗液滴入膀胱充分检查膀胱壁，膀胱扩张是术后比较常见的。膀胱穿孔要少见得多（＜1%），但更严重的并发症，必须加以考虑。

3. 治疗的目标是什么?

A. 收缩压＜170 mmHg

B. 舒张压＜110 mmHg

C. 与患者平常血压一致的平均动脉压

D. 血压为120/80 mmHg

正确答案：C。高血压应个体化治疗，轻度高血压并不一定需要治疗。这个病例中，应根据现有可用的记录找到患者血压的正常范围；患者经常在家监测血压，能告知他们平时的血压范围。患者的病史和病历记录能了解患者可能服用哪些抗高血压药物以及术前是否停用。如果血压升高大于患者基础血压的20%～30%，或者有任何不良症状或者出现可能与高血压有关的表现，则需要治疗。

4. 你发现该患者三年前患了心肌梗死，因为这个病史，下列哪种降压药最不可取?

A. 拉贝洛尔

B. 肼屈嗪

C. 依那普利

D. 尼卡地平

正确答案：B。尽管大多数心肌梗死是由斑块破裂和血栓形成引起的，而与心肌本身的耗氧量增加无关，肼屈嗪可能引起反射性心动过速导致心肌缺血和梗死，这更可能发生在未使用 β 受体阻滞剂的患者身上。拉贝洛尔具有 α、β 受体拮抗作用，是一个不错的选择，常用于 PACU，它可以快速推注，给药后几分钟起效，治疗术后高血压主要是其 β 受体起作用。其他 β 受体阻滞剂（艾司洛尔和美托洛尔）、血管紧张素转换酶抑制剂（依那普利）和钙通道阻滞剂（尼卡地平）都可以较好地治疗轻中度高血压，我们应个体化地选择合适的药。重度高血压通常静脉输注硝普钠、硝酸甘油、尼卡地平、氯维地平或非诺多泮，对于心力储备有限的患者，这些药物应在有创动脉压监测下给予。

应知应会

- 术后高血压的临床管理。
- 术后高血压的最常见原因。
- 在 PACU 中恰当评估高血压。
- 选择合适的高血压治疗方案。

推荐阅读

Butterworth IV JF, Mackey DC, Wasnick JD, eds. Postanesthesia care. In: *Morgan & Mikhail's Clinical Anesthesiology*, 6th ed. New York, NY: McGraw-Hill; 2018:1285-1304.

参考文献

Butterworth IV JF, Mackey DC, Wasnick JD, eds. Anesthesia for genitourinary surgery. In: *Morgan & Mikhail's Clinical Anesthesiology*, 6th ed. New York, NY: McGraw-Hill; 2018:695-714.

Butterworth IV JF, Mackey DC, Wasnick JD, eds. Hypotensive agents. In: *Morgan & Mikhail's Clinical Anesthesiology*, 6th ed. New York, NY: McGraw-Hill; 2018:253-260.

Hartle A, McCormack T, Carlisle J, et al. The measurement of adult blood pressure and management of hypertension before elective surgery: Joint Guidelines from the Association of Anaesthetists of Great Britain and Ireland and the British Hypertension Society. *Anaesthesia.* 2016;71(3):326-337.

Plante A, Ro E, Rowbottom JR. Hemodynamic and related challenges: Monitoring and regulation in the postoperative period. *Anesthesiol Clin.* 2012;30(3):527-554.

第 44 章
危重症医学中常见的临床问题

周红玉 译 基鹏 校

病例 1 合并心脏传导阻滞的患者

John D. Wasnick，MD，MPH

患者男性，76 岁，左心室收缩和舒张功能受损（射血分数 18%），因“肠缺血”拟行急诊手术。术前查体：体温 39℃，心率 120 次 / 分，血压 85/55 mmHg，呼吸频率 30 次 / 分。患者呼吸窘迫，呈端坐呼吸。患者腹部僵硬。

麻醉诱导采用丙泊酚、琥珀胆碱、芬太尼行快速顺序诱导。患者血压降至 50/30 mmHg，心电图的节律如下图所示。

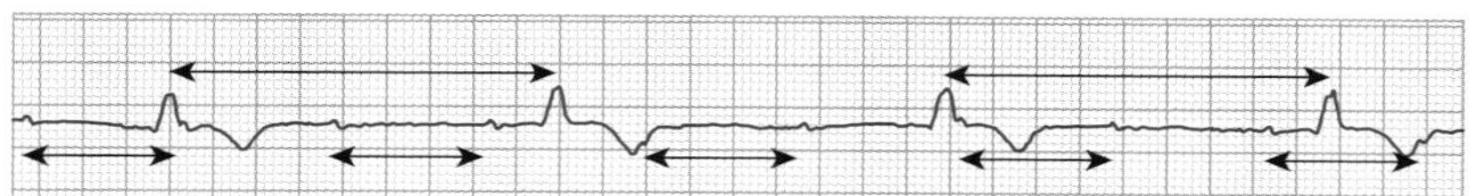

1. 此时心律失常的类型是？
   A. Ⅰ度房室传导阻滞
   B. Ⅱ度房室传导阻滞（莫氏Ⅰ型）
   C. Ⅱ度房室传导阻滞（莫氏Ⅱ型）
   D. Ⅲ度房室传导阻滞
   E. 室性心动过速

正确答案：D。患者术前心动过速，轻度低血压。心脏传导系统的损伤可能继发于缺血、电解质紊乱、手术或导管内操作。Ⅰ度房室传导阻滞是房室间隔延长大于200 ms，如下图所示。

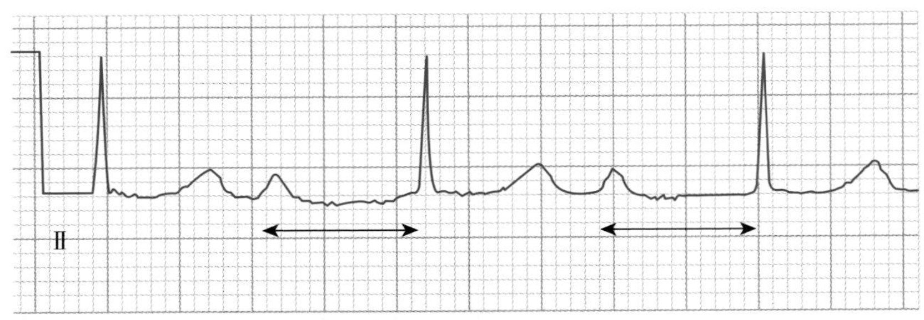

Ⅱ度房室传导阻滞指不是所有心房节律都能通过房室结传到心室，如下图所示。

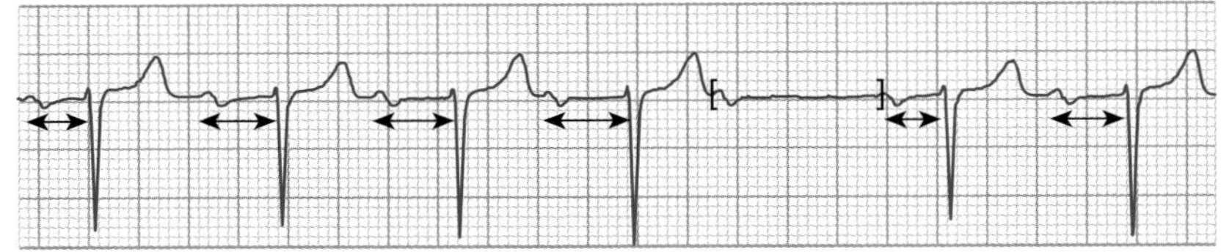

莫氏Ⅰ型传导阻滞，房室间隔逐渐延长，直至一个心室节律脱落。莫氏Ⅱ型传导阻滞有进展为Ⅲ度房室传导阻滞的倾向，如下图所示。

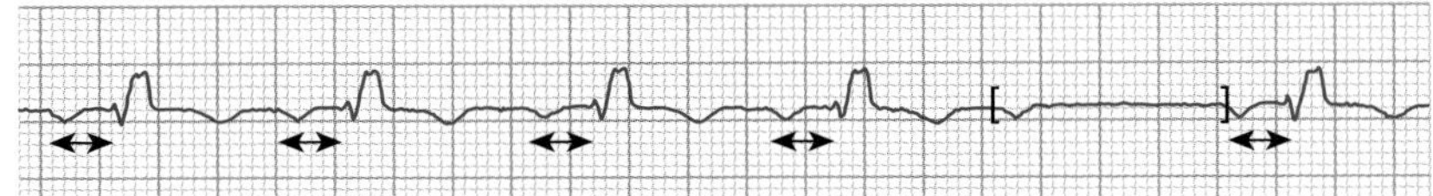

本例患者已发展为Ⅲ度房室传导阻滞。治疗措施包括纠正诱发因素，临时起搏器，注射阿托品和强心药（如肾上腺素）。

2. 麻醉诱导时已行血气分析，结合患者术前状态，可能的血气分析结果是？
   A. 代谢性酸中毒
   B. 呼吸性酸中毒
   C. 代谢性酸中毒，呼吸性代偿
   D. 呼吸性酸中毒，代谢性代偿
   E. pH 为 7.4

正确答案：C。肠缺血的患者合并有呼吸急促。缺血导致乳酸堆积，形成代谢性酸中毒。患者清醒时，通过过度通气代偿，产生部分代偿性呼吸性碱中毒。酸中毒还可能与麻醉诱导使用琥珀胆碱导致的高钾血症有关。电解质紊乱如高钾血症，会造成心脏传导抑制。本例老年患者术前存在心动过速、轻度低血压，也应考虑存在心肌缺血的可能。该患者的治疗包括恢复正常节律，纠正低血容量、电解质紊乱以及酸碱失衡。肠缺血的患者常有明显的乳酸堆积，需要大量的容量复苏。

3. 使用动脉波形的脉搏轮廓分析，每搏量（stroke volume，SV）45 ml。诱导前的心输出量是：
   A. 3 L/min
   B. 5.4 L/min
   C. 5 L/min
   D. 4.5 L/min
   E. 2.5 L/min

正确答案：B。心输出量是 SV 和心率的乘积。SV 受三个因素影响。首先是患者的容量状态。肠缺血的患者通常存在低血容量，导致 SV 下降。SV 是左心室舒张末期容量和左心室收缩末期容量的差值（正常 SV 每搏 60 ～ 100 ml）。除了低血容量（如出血、脱水）外，静脉回流受阻（如心脏压塞、正压通气、张力性气胸）也可降低 SV。

其次 SV 受体循环血管阻力的影响。当心脏泵血阻力异常增高，SV 下降。血管扩张时（如全身炎症反应综合征），SV 升高，而血压则继发于外周血管张力下降而降低。

最后 SV 受心肌收缩力的影响。心肌缺血、心肌梗死、心力衰竭、心脏瓣膜病均可影响心肌的收缩和舒张功能，可能降低 SV。

应知应会

- 房室传导阻滞的类型。
- 肠缺血患者的酸碱状况。
- SV 的影响因素。

推荐阅读

Butterworth IV JF, Mackey DC, Wasnick JD, eds. Common clinical concerns in critical care medicine. In: *Morgan & Mikhail's Clinical Anesthesiology*, 6th ed. New York, NY: McGraw-Hill; 2018:1305-1328.

参考文献

Butterworth IV JF, Mackey DC, Wasnick JD, eds. Anesthesia for patients with cardiovascular disease. *Morgan & Mikhail's Clinical Anesthesiology*, 6th ed. New York, NY: McGraw-Hill; 2018:381-440.

Butterworth IV JF, Mackey DC, Wasnick JD, eds. Cardiopulmonary resuscitation. *Morgan & Mikhail's Clinical Anesthesiology*, 6th ed. New York, NY: McGraw-Hill; 2018:1259-1284.

Butterworth IV JF, Mackey DC, Wasnick JD, eds. Cardiovascular monitoring. *Morgan & Mikhail's Clinical Anesthesiology*, 6th ed. New York, NY: McGraw-Hill; 2018:81-118.

第 45 章
吸入疗法与机械通气在 PACU 和 ICU 的应用

陈泓羊　译　基鹏　校

病例 1　缺血性心肌病并发呼吸窘迫

Christin Kim，MD

患者男性，64 岁，因“呼吸窘迫”收治重症监护室（ICU）。既往缺血性心肌病史，射血分数（EF）为 28%。入室查体：体温 37.0℃，血压 101/54 mmHg，心率 134 次 / 分（心律不齐），呼吸频率 31 次 / 分，氧饱和度 88%（经鼻导管吸氧 6 L/min）。听诊可闻及双肺湿啰音。胸片提示肺水肿。

1. 根据 Starling 方程式，以下哪项数值在该患者可能升高？
   A. K
   B. Pc′
   C. σ
   D. πc′

正确答案：B。Starling 方程式（$Q = K \times [(Pc' - Pi) - \sigma(\pi c' - \pi i)]$）描述了肺毛细血管里的液体流动。Q 是指通过毛细血管的净流量；Pc′ 和 Pi 分别表示肺毛细血管静水压和肺间质静水压；πc′ 和 πi 分别表示肺毛细血管和肺间质胶体渗透压；K 是滤过系数，与单位组织内的有效肺毛细血管膜面积有关；σ 是反射系数，反映毛细血管内皮细胞对白蛋白的通透性。该患者肺水肿的原因很可能是心源性的，这导致了跨毛细血管的净静水压增加。

2. 最有可能提供给患者的吸入氧浓度（FiO_2）是多少？

A. 0.21

B. 0.26

C. 0.30

D. 0.34

正确答案：D。使用鼻导管可输送的最大 FiO_2 为 0.44，下表说明了使用低流量装置的氧气输送情况。

氧气输送装置和系统

装置 / 系统	氧流量（L/min）	氧浓度范围
鼻导管	1	0.21 ～ 0.24
	2	0.23 ～ 0.28
	3	0.27 ～ 0.34
	4	0.31 ～ 0.38
	5 ～ 6	0.32 ～ 0.44
简易面罩	5 ～ 6	0.30 ～ 0.45
	7 ～ 8	0.40 ～ 0.60
储氧面罩	5	0.35 ～ 0.50
部分重复吸入面罩	7	0.35 ～ 0.75
	15	0.65 ～ 1.00
非重复吸入面罩	7 ～ 15	0.40 ～ 1.00
文丘里面罩和喷射雾化器	4 ～ 6（总流量＝ 15）	0.24
	4 ～ 6（总流量＝ 45）	0.28
	8 ～ 10（总流量＝ 45）	0.35
	8 ～ 10（总流量＝ 33）	0.40
	8 ～ 12（总流量＝ 33）	0.50

Reproduced with permission from Butterworth JF，Mackey DC，Wasnick JD：Morgan and Mikhail's Clinical Anesthesiology，6th ed. New York，NY：McGraw-Hill Education；2018

3. 患者无反应，随后进行了气管插管和机械通气。正压通气对心脏后负荷有以下哪些影响?

A. 后负荷因胸内压增加而增加

B. 后负荷因主动脉跨壁压升高而降低

C. 后负荷因静脉回流减少而减少

D. 后负荷因左心室跨壁压降低而降低

正确答案：D。正压通气通过降低左心室跨壁压（即心室内压和胸膜腔内压之间的压力差）来降低后负荷，这可能会导致左心室功能的改善。

4 ～ 11. 将下列气道压力波形与其相对应的呼吸机模式进行匹配。

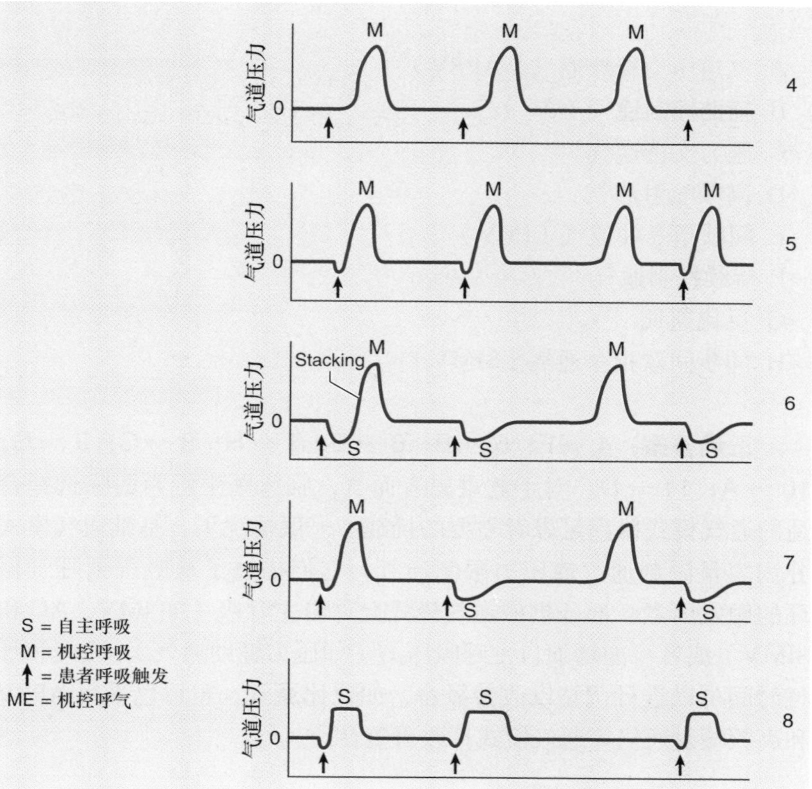

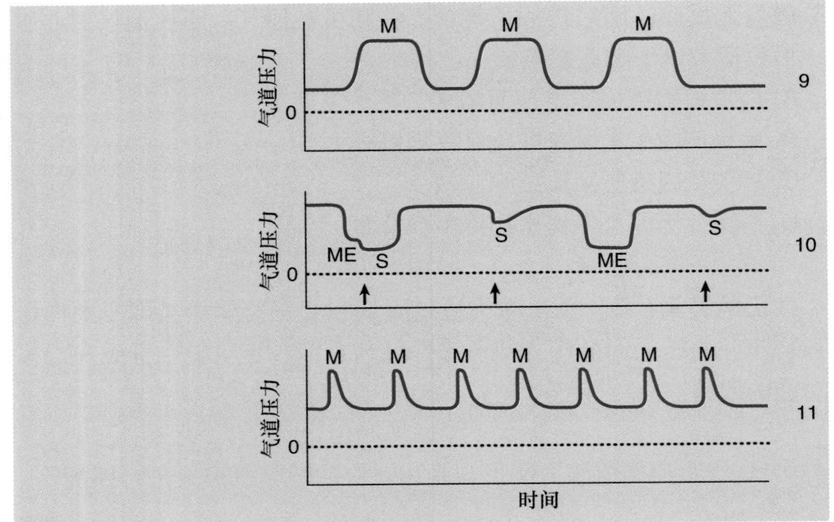

A. 气道压力释放通气（APRV）
B. 辅助控制通气（AC）
C. 压力支持通气
D. 高频喷射通气
E. 间歇指令性通气（IMV）
F. 持续控制通气
G. 反比通气
H. 同步间歇指令通气（SIMV）

正确答案：4→F；5→B；6→E；7→H；8→C；9→G；10→A；11→D。对于危重患者而言，临床医生经常面临选择合适的通气模式以满足患者需要的挑战。一般情况下，基础通气模式分为容量限制通气或压力限制通气，它们描述了从吸气到呼气循环的触发因素。部分机械通气模式允许自主呼吸（如 IMV、AC 和 SIMV）或者可能增加自主呼吸压力（如压力辅助通气）。吸气和呼气时间可以进行调整以改善氧合，如反比通气。也可以采用 APRV 和高频喷射通气等通气模式来改善氧合。

应知应会

- 将 Starling 方程式应用于肺水肿。
- 低流量装置的氧气支持。
- 正压通气对后负荷的影响。
- 识别不同机械通气模式的气道压力波形。

推荐阅读

Butterworth IV JF, Mackey DC, Wasnick JD, eds. Inhalation therapy & mechanical ventilation in the PACU & ICU. In: *Morgan & Mikhail's Clinical Anesthesiology*, 6th ed. New York, NY: McGraw-Hill; 2018:1329-1352.

参考文献

Pham T, Brochard LJ, Slutsky AS. Mechanical ventilation: State of the art. *Mayo Clin Proc.* 2017;92(9):1382-1400.

第 46 章
安全、质量和绩效改进

徐波 译 王儒蓉 校

病例 1 减少不必要的变化以提高质量

John F. Butterworth IV，MD

一名新的直肠外科医生因其精湛的专业知识和科研能力加入了你们医院的医疗团队。在准备她的第一次手术时，她的手术理念和治疗方法被提交至手术室管理层审核。审核发现，她的手术和治疗理念与医院其他直肠外科医生有很大区别。

1. 医院管理层处理不同外科医生的手术理念和治疗方式差异的最佳办法是什么?
   A. 由于外科医生个人的熟悉度和舒适度总能提供最佳结果，因此允许每位外科医生按照自己的喜好进行操作和指导围手术期治疗
   B. 要求新进外科医生采用最资深的外科医生的手术理念和治疗方法
   C. 要求现有外科医生采用新进外科医生的手术理念和治疗方法
   D. 邀请外科医生讨论不同方法的相同点和不同点，为每台手术制订治疗共识，而不是为每个外科医生建立一套手术方法 / 理念

正确答案：D。不同训练模式和不同个体对很多手术都有不同

理念，但减少不必要的差异可以减少错误的发生进而提升医疗质量。强迫一名医生僵化地采用另一名医生的理念将使团队失去达成共识和分享经验的机会。此外，年轻外科医生的技术和理念可能确实有助于建立以患者为导向的加速康复计划。

2. 在新进外科医生完成 6 个月的手术后，对科室内所有病例的回顾发现，手术部位感染增加了 3 倍。如何处理这一发现？
   A. 逐个回顾病例，寻找患者、手术、麻醉或术后团队的危险因素
   B. 归咎于之前的外科医生，因为新进的外科医生是因其专业能力招聘的
   C. 归咎于运气差，因为这种事经常发生。再观察 6 个月，然后看看这种趋势是否仍然存在
   D. 归咎于新的外科医生，因为她是现有系统中唯一的可变因素

正确答案：A。虽然把一系列的问题归咎于新医生、资深医生或者运气不好很简单，但是对团队、医院和患者来说，最佳答案是回顾病例，积极寻找导致问题的危险因素。

3. 在手术部位感染率恢复到可接受的低水平后，一名外科医生从全国会议学习回来后建议对医院已建立的临床路径进行重大改变。这应该如何处理？
   A. 迅速通过，因为这些建议是在全国会议上提出的
   B. 保持当前的方法，因为它在你的中心运行良好，改变具有风险
   C. 请不同的围术期专家对该方法进行评估，并考虑在 10 名患者身上测试，然后评估结果
   D. 在旧模式和新模式之间随机分配患者，然后比较结果

正确答案：C。盲目采纳任何新方案都是不明智的，拒绝采用新方案也是不明智的。所有的临床路径都应做持续的质量改进；因此，应当期待改变。然而，在新旧方案之间随机分配患者应被视为研究，需要公开宣布，并由机构审查委员会批准，需要正式的知情

同意程序。但是在没有随机化的情况下，使用公认的临床实践来改变治疗路径不被视为研究。这种改善临床方案的方式被认为是质量改进，是在更小、更快速的范围内评估变化的极好的方法。在任何提高质量或绩效的实践中，我们都鼓励采用计划-执行-研究-行动（PDSA）方法，这也反映了 W. Edwards Deming 博士对理论和实践改进方法的持续影响。

推荐阅读

Butterworth IV JF, Mackey DC, Wasnick JD, eds. Safety, quality, & performance improvement. In: *Morgan & Mikhail's Clinical Anesthesiology*, 6th ed. New York, NY: McGraw-Hill; 2018:1353-1359.